U0263929

广东省名中医符文彬

针灸学术精华与临证

符文彬 主编

SPM 南方传媒 广东科技出版社
全国优秀出版社
·广州·

图书在版编目（CIP）数据

广东省名中医符文彬针灸学术精华与临证 / 符文彬主编. —广州：
广东科技出版社，2023.8
ISBN 978-7-5359-8077-9

Ⅰ.①广…　Ⅱ.①符…　Ⅲ.①针灸疗法　Ⅳ.①R245

中国国家版本馆CIP数据核字（2023）第087342号

广东省名中医符文彬针灸学术精华与临证
Guangdong Sheng Mingzhongyi Fu Wenbin Zhenjiu Xueshu Jinghua yu Linzheng

出　版　人：严奉强
责任编辑：黎青青　贾亦非
装帧设计：友间设计
责任校对：李云柯
责任印制：彭海波
出版发行：广东科技出版社
　　　　　（广州市环市东路水荫路11号　邮政编码：510075）
销售热线：020-37607413
https://www.gdstp.com.cn
E-mail：gdkjbw@nfcb.com.cn
经　　销：广东新华发行集团股份有限公司
印　　刷：广州市彩源印刷有限公司
　　　　　（广州市黄埔区百合三路8号）
规　　格：787 mm×1 092 mm　1/16　印张25.5　字数510千
版　　次：2023年8月第1版
　　　　　2023年8月第1次印刷
定　　价：268.00元

如发现因印装质量问题影响阅读，请与广东科技出版社印制室联系调换（电话：020-37607272）。

荣 誉 证 书

符文彬 同志在中医药工作中做出显著成绩，特授予广东省名中医称号。

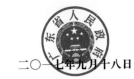

粤府证〔2017〕0066 号　　二〇一七年九月十八日

证 书
Certificate

符文彬

经评选，您被确定为广东省医学领军人才。特发此证。

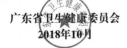

广东省卫生健康委员会

2018年10月

国家科学技术进步奖
证 书

为表彰国家科学技术进步奖获得者，
特颁发此证书。

项目名称：针刺治疗缺血性中风的理论创新
　　　　　与临床应用

奖励等级：二等

获 奖 者：符文彬

2019 年 12 月 18 日

证书号：2019-J-234-2-02-R02

广东省科技进步奖
证 书

为表彰 2019 年度广东省科技
进步奖获得者，特颁发此证书。

项目名称："疏肝调神"针灸治疗抑郁障碍的
　　　　　机制和推广应用

奖励等级：二等奖

获 奖 者：符文彬

粤府证【2020】1112 号
项目编号：J16-2-01-R01

广东省科技进步奖
证 书

为表彰 2021 年度广东省科技
进步奖获得者，特颁发此证书。

项目名称：针灸治疗颈椎病颈痛的临床研究与推
　　　　　广应用

奖励等级：二等奖

获 奖 者：符文彬

粤府证【2022】1207 号
项目编号：J16-2-02-R01

本书由以下工作室团队和项目资助出版：

1. 符文彬广东省名中医工作室

2. 广州中医药大学符文彬教授教学名师工作室

3. 岭南司徒铃针灸流派传承工作室

4. 广东省中医药高质量发展传承创新提升工程专项（粤财社
［2022］102号）

5. 深圳市政府"医疗卫生三名工程"广东省中医院符文彬教
授针灸学团队（SZSM201806077）

6. 广东省重点领域研发计划——岭南中医药现代化重点专项
（2020B1111100007）

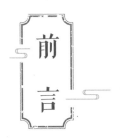

前言

　　中国针灸学会副会长、常务理事，广东省针灸学会会长，广东省中医院针灸大科主任符文彬教授从事针灸临床、教学、科研工作36年，是针灸传承创新的践行者。他传承针灸大师司徒铃教授、国医大师石学敏院士、国医大师张学文教授的学术精髓，精研医理典籍，创新岭南疏肝调神针灸理论，创立心胆论治针灸学说，创新从阳论治疑难脑病理论，重用灸法以温阳化痰治疗疑难病。符文彬教授是岭南针灸学科发展的先行先试者，针灸特色疗法推广应用的引领者之一，主编《针灸临床特色技术》教材等工作，极大推动了针灸特色技术的操作规范与安全应用；他是针灸临床思维的推动者，倡导整合针灸学，提出"一针二灸三巩固"的针灸阶梯临床治疗模式，促进了针灸学与其他学科的融合，对针灸治疗疑难脑病、痛症以及抑郁相关病症（包括睡眠障碍）临床和理论研究有较深的造诣；同时他也是针灸研究的笃行者，主持国家级课题10项、省部级课题35项；他已在海南省中医院、海口市中医院、东莞市中医院、深圳市宝安区中医院、中山大学附属第八医院、广西中医药大学第一附属医院、桂林市中医医院、新疆维吾尔自治区中医医院、广东药科大学附属第一医院、梅州市中医医院等多家三甲医院建立"符文彬教授名医工作室"或带徒。

2019年10月，习近平总书记对中医药工作作出重要指示，强调要遵循中医药发展规律，传承精华，守正创新，加快推进中医药现代化、产业化。同年10月20日，《中共中央 国务院关于促进中医药传承创新发展的意见》颁布实施，在促进中医药传承与开放创新发展中指出："挖掘和传承中医药宝库中的精华精髓。……加快推进活态传承，完善学术传承制度，加强名老中医学术经验、老药工传统技艺传承，实现数字化、影像化记录。"国务院印发关于《中医药发展战略规划纲要（2016—2030年）》的通知强调，"坚持继承创新、突出特色。……永葆中医药薪火相传"。为了继承、创新、发展中医药的目标任务，传承名医精髓，进一步整理符文彬教授的学术思想和临床经验，我们特编撰出版《广东省名中医符文彬针灸学术精华与临证》。我们深信，该书的出版将对针灸学科的临床指导起促进作用，必将对传承和发展针灸事业起积极推动作用。

本书的编撰出版得到广东省中医院和广东科技出版社的支持，各地"符文彬教授名医工作室"和符文彬徒弟的帮助，毕业和在校博士后、博士、硕士研究生的配合，在此表示衷心的感谢！不足之处，恳请读者指正。

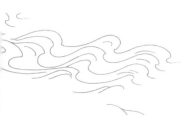

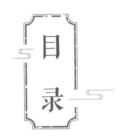

目 录

第六章　学术传承发展

附　录

后　记　/ 390

第一章

创新学术思想

第一节　创新岭南疏肝调神针灸理论

岭南疏肝调神针灸思想是符文彬教授在传承大师学术思想基础上，精研医理典籍，形成具有岭南特色、理论创新，治疗以"肝失疏泄、脑（心）神失调"为主要病机的一类病症的思想。

一、岭南疏肝调神针灸学术思想的传承

（一）传承大师精髓

符文彬教授传承岭南现代针灸奠基人司徒铃教授对经典的重视，认为针灸临床应该多学习经典，如《黄帝内经》《针灸甲乙经》《针灸大成》等著作。国医大师、中国工程院院士石学敏教授从中医角度对"神"进行了诠释，认为神是指人体精神活动、思维意识、感知闻嗅、躯体运动等功能活动的能力，也是脏腑功能盛衰、气血津液盈亏的外露征象。神指自然界物质运动变化的本能和规律，指主宰人体生命活动的能力，也指人的精神、意识、思维活动。神由先天之精化生而来，赖后天水谷之精营养，舍于五脏，集于脑海，布于气血，依附于身形，从而主持人的生命活动。神的功能包括神对阴阳变化的调节，神对形体的协调平衡，以及神对内脏的协调平衡（《中风病与醒脑开窍针刺法》，石学敏主编，天津科学技术出版社，1998年5月第1版）。国医大师张学文教授认为《医学衷中参西录》明确了"人之元神在脑，识神在心，心脑息息相关"。因此，符文彬教授认为调神就是调心脑的神明。

（二）精研医理典籍

《黄帝内经》不仅有针刺肝经穴位治疗肝胆病的记载，还记载了用肝经穴位治疗厥心痛、腰痛、小便不利、疟疾、厥头痛、痿证、耳聋等疾病，如《灵枢·厥病》指出"厥心痛，色苍苍如死状，终日不得太息，肝心痛也，取之行间、太冲"，此论肝气乘心之心痛，刺太冲、行间可疏肝气，泻盛逆而止痛。《灵枢·杂病》说："心痛引小腹满，上下无常处，便溲难，刺足厥阴。"这就是肝气盛逆冲心及犯三焦，故取足厥阴肝经之穴调治而病自愈。《灵枢·厥病》言"厥头痛，头脉痛，

心悲善泣，视头脉动反盛者，刺尽去血，后调足厥阴。"厥头痛乃因肝气上逆冲头，故刺足厥阴可降逆去痛。

《伤寒论》论及针灸治病条文31条，而其中涉及疏肝治病者就有6条。如《伤寒论》第143条指出"妇人中风，发热恶寒，经水适来，得之七八日，热除而脉迟身凉，胸胁下满如结胸状，谵语者，此为热入血室也，当刺期门，随其实而取之"。此乃妇女当月经期时伤寒，以致热入血室，形成结胸之证，刺期门以疏肝理气，泻血室之热。《伤寒论》第216条指出"阳明病，下血谵语者，此为热入血室，但头汗出者，刺期门，随其实而泻之"。此论阳明热盛，热在血分，侵入血室之证，刺期门以泻肝经之血热，使热邪从血室外泻。

《针灸甲乙经》载有"少腹中满，热闭不得溺，足五里主之"的针灸调肝临床实例；《备急千金要方》对针灸疏肝治病有许多论述，如"小便失禁，灸大敦七壮，又灸行间七壮""肝心痛，取行间、太冲""行间主面苍黑，太冲主面尘黑""章门主心痛而呕……四肢懈惰喜怒""行间主短气呕血，胸背痛""太冲主面唇色白，时时呕血，女子漏血"等。《铜人腧穴针灸图经》有"阴廉治妇人绝产，若未经产者，灸三壮即有子"。元代王国瑞《针灸歌》汇有"咳逆期门中指长""太冲腹痛须勤诵""膝肿目疾行间求"等针灸疏肝治病的内容。

《针灸大成》收集了"阴挺出，灸曲泉、照海、大敦""小便赤如血，灸大敦、关元"等从肝论治处方。《针灸大全》的"大便闭涩大敦烧"，《通玄指要赋》的"且如行步难移，太冲最奇"，《标幽赋》的"心胀，咽痛，针太冲必除""寒热痛痹开四关而已之"等皆是疏肝治病的典范。

《读医随笔》指出"凡脏腑十二经之气化，皆必藉肝胆之气化以鼓舞之，始能调畅而不病。凡病之气结、血凝、痰饮、浮肿、臌胀、痉厥、癫狂、积聚、痞满、眩晕、呕吐、哕呃、咳嗽、哮喘、血痹、虚损，皆肝气之不能舒畅所致"，又指出"医者善于调肝，乃善治百病"。《石室秘录》认为"诸痛者皆属于肝"，又说："论此症（痛症）满身上、下、中央俱病矣，当先治肝为主，肝气一舒则诸症自愈。"《读医随笔》明确了"医者善于调肝，乃善治百病"。

以上均属调肝治病精华，可见针灸治病亦应如此，善于调肝才能随手见功，应针取效。

二、岭南疏肝调神针灸学术思想的形成

岭南疏肝调神针灸的学术思想形成经历了三个阶段。

1990—1999年，疏肝初始。针灸治疗重在疏肝，以调气为先，针灸以四关穴（合谷、太冲）为主。

2000—2009年，岭南疏肝调神针灸理论的形成。创造性地提出"脑神失调，肝失疏泄"的理论，针灸以百会、印堂、四关穴为主。

2010—2019年，岭南疏肝调神针灸整合思想的形成。由于疾病的复杂性和疾病症状的多样性，单一的针刺技术只能解决疾病的某一阶段或简单的病症。因此，在整合针灸思维的指导下，形成"一针二灸三巩固"的整合针灸治疗模式，确立了岭南疏肝调神针灸的整合治疗模式。该模式已在国内外推广应用，包括治疗抑郁相关病症、脑病、痛症、妇产科疾病等。针灸整合方案为针刺百会、印堂、头维、四关穴、引气归元（中脘、下脘、气海、关元）；精灸四花穴（胆俞、膈俞）、涌泉；以皮内针在心俞、肝俞进针或在耳穴心、肝、脑行耳针。

三、岭南疏肝调神针灸学术思想的创新诠释

"疏肝"是疏调肝的气机，以调气为先；"调神"是调心脑的神明。符文彬教授认为，疏肝是调神的基础，调神能更好疏肝，二者不可分割。疏肝的本质为调气，通过改善肝的疏泄功能，帮助一身气机恢复正常运行，从而保护心脑之神不再继续受扰，得以正常完成意识与思维活动。调神的重点在心脑，因脑为神明之府，心为五脏六腑之大主，心脑能调节脏腑功能，处理情志变化，协调形体平衡。故调心脑之神是为进一步协调五脏六腑，使机体维系正常生命活动。心脑之神受护则肝主疏泄功能更加完善，进而实现良性循环。疏肝调神即从整体观出发，调节整个机体，使机体保持统一性和完整性。"神动则气行，气畅则神安"。

四、岭南疏肝调神针灸学术思想的传承、研究创新应用

围绕岭南疏肝调神针灸学术思想的传承，符文彬教授已在国内建立30个"符文彬教授名医工作室"，加强对创新理论和技术的传承，已带徒157人；开展岭南疏肝调神针灸干预阈下抑郁、轻度抑郁障碍、中度抑郁障碍、药物延迟效应和抑郁共病的研究，主持国家级课题10项、省部

级及厅局级课题25项，证实岭南疏肝调神整合针灸方案对阈下抑郁、轻中度抑郁障碍及其合病的有效性与安全性，具有快速抗抑郁作用；根据病症不同时期、病情轻重、疾病缓急等，制订"一针二灸三巩固"的岭南疏肝调神针灸整合方案和临床操作规范，拓展其治疗脑病、痛症、妇科病、男科病、皮肤病、五官科疾病等病症范围。"岭南疏肝调神针灸治疗抑郁障碍的机制与推广应用"获广东省科技进步奖二等奖、三等奖各1项，中国针灸学会科技进步奖二等奖2项。

第二节　创立心胆论治针灸学说

符文彬教授为解决重点专科主攻疾病的疑难点，在学习前辈针灸"治神"基础上，精研经典著作，创立了心胆论治针灸学说。

一、理论基础

（一）心胆沟通于经脉

足少阳胆经经别"循胸里，属胆，散之肝，上贯心"，足少阳胆经"是动则病，口苦，善太息，心胁痛"，而手少阴心经"是主心所生病者，目黄，胁痛，臑臂内后廉痛厥，掌中热痛"。另外，《医贯·内经十二官论》言"脾、胃、肝、胆、两肾、膀胱各有一系，系于包络之旁，以通于心"，说明心胆有经脉相通的物质基础。

（二）心胆发病于君相之火

胆腑内藏相火，其气上通于心。心为君火，胆寄相火，相火上扰，引动君火，君相二火互腾，消铄心液，则心病加重。正如《类经》所云："心为君火，而相火上炎，则同气相求，邪归于心。"然而心病重则心胆俱病，触事易惊而虚烦不眠。

（三）心胆统一于神志

心为"五脏六腑之大主"，可驾驭调控各脏腑的功能活动。同时心主神明，主宰精神意识、思维及情志活动，如《灵枢·本神》云"所以任物者谓之心"，《素问·六节藏象论》云"凡十一藏，取决于胆也"。

（四）心胆之气相通

《素问·至真要大论》中病机十九条有"诸痛痒疮，皆属于心"。

《灵枢·经脉》指出"胆经主骨所生病者"。《素问·灵兰秘典论》云："心者，君主之官，神明出焉。"并提出"胆气通于心"。《医学入门·脏腑》中"五脏穿凿论"明确"心与胆相通"。

二、应用拓展

（一）心胆论治针灸术治痹

骨关节等疼痛性疾病如颈椎病、腰椎间盘突出症、膝骨关节炎、痛风性关节炎、类风湿关节炎等，属中医"痹证"之范畴。医家多采用祛风散寒胜湿、活血通络、补益肝肾或气血双补等治法，疗效肯定但常反复发作，不易巩固。因此类疾病与骨关节有关，《灵枢·经脉》记载胆经"是主骨所生病者"，明代张景岳《类经·十二经之厥》有"少阳厥逆，机关不利，机关不利者，腰不可以行，项不可以顾。足之少阳，胆经也；机关者，筋骨要会之所也；胆者筋其应，少阳厥逆则筋不利，故为此机关腰项之病"，说明少阳胆经有调节骨关节筋脉的功能。

（二）心胆论治针灸术治神

《灵枢·邪气脏腑病形》所说"胆病者，善太息，口苦，呕宿汁，心下澹澹，恐人将捕之"就是胆病及心的最好例证。一方面，胆主决断功能的正常发挥是在心主神明的统率下进行的，否则会出现"主不明则十二官危"的病变；另一方面，胆属木，心属火，木火相生，故心的任物功能又需要胆的决断作用才能正常行使。由此可见心胆统一于神志，故临床上选用心胆论治针灸术可治疗神经精神类疾病，如抑郁症、强迫症、焦虑症、脑卒中、帕金森综合征、面瘫等。

（三）心胆论治针灸术治风

哮喘、过敏性鼻炎、荨麻疹、湿疹等过敏性疾病，发病机制较为复杂，但均存在过敏原及先天禀赋不足两方面因素，过敏原通常具有明显的季节性和地域性，发作前常有鼻、咽、肺、肌肤瘙痒等症状，具有急性发作与缓解交替进行的发病过程，与中医所谓"风"之表现相类似。中医认为治风先治血、血行风自灭，选与心相关的穴位有行血祛风之功，《素问·至真要大论》云"诸痛痒疮，皆属于心"。另外，过敏性疾病之所以反复发作，多由于痰饮瘀血内停，归根结底则是由气机运行不畅引起，故疏调气机为根本治法之一。因肝主疏泄，肝胆相表里，且少阳主枢，针灸与胆相关的穴位可疏调气机，故心胆论治针灸术可治疗过敏性疾病。

（四）心胆论治针灸术治疗其他疾病

耳鸣、耳聋也可从心胆论治，《素问·金匮真言论》指出"南方色赤，入通于心，开窍于耳"，《灵枢·邪气脏腑病形》有"心脉微涩为耳鸣"，《济生方·耳门》认为"忧愁思虑得之于内，系乎心。心气不平，上逆于耳，亦致聋聩、耳鸣、耳痛、耳痒、耳内生疮"，说明心与听力密切相关，心血不足、心血瘀阻、心气不足、心火亢盛、心肾不交等可致心神失聪，导致耳鸣、耳聋。此外，胆足少阳之脉"从耳后入耳中，出走耳前"，所以取心胆相关的腧穴可治疗耳疾。

第三节　倡导整合针灸学

整合医学（holistic integrated medicine，HIM）是代表人类健康和疾病认识的集大成者，是将从整体及其各因素之间发现的理论整体与人体整体、自然和社会环境各因素之间疾病诊断预防中的经验整体进行相互对比、相互分析，两个整体共同作用、相互整合，从中找出最符合、最适合人体健康及疾病诊疗的最佳状态和最佳方案，从而达到最佳效果。中国工程院院士、中国人民解放军空军军医（原第四军医大学）校长樊代明教授指出：整合医学是将医学各领域最先进的知识理论和临床各专科最有效的实践经验分别加以有机整合，并根据社会、环境、心理的现实进行修整、调整，使之成为更加符合、更加适合人体健康和疾病治疗的新的医学体系。整，即整理，是方法，是手段，是过程；合，即适合，是要求，是标准，是结果。这样做是顺应历史潮流、顺乎科学规律、顺合社会民意的，有历史和哲学的根据。

符文彬教授在针灸临床反思中提出：针灸临床体系有待完善，如经脉诊断规范问题，针灸的评估和评价，治疗手段、服务模式单一，解决疑难重症能力有待加强；针灸效应规律有待明确，如疾病的选穴规律、技术整合模式、针灸量化规律（包括针灸的量效、时效关系）；如何形成针灸优化方案，整合针灸治疗疾病的应用规律；针灸临床的评价体系有待深化，缺乏针灸评估学；针灸机制阐述不明，研究成果的转化有待加强；针灸与其他学科融合定位不清晰等。

符文彬教授倡导整合针灸学是以提高临床疗效为目的，进而阐明针灸效应及机制规律，构建完整针灸理论体系。对整合针灸学的概念明确定义为：整合针灸学是在针灸理论基础上，与各学科最先进的理论、工具及实践经验有机结合，形成针灸学新的理论体系，具有指导临床、提高疗效、阐明机制的现代学科。整合针灸学的内涵，不仅包括理论、治疗技术的整合，还应当包括针灸学科与其他学科的整合，只有这样，才能解决针灸临床上出现的难点，为突破瓶颈提供新的思路。

符文彬教授对整合针灸学的构建设想包括：理论构建、临床构建、研究构建、人才构建和文化构建。为了解决针灸治疗疾病的难点，他提出了"一针二灸三巩固"的阶梯治疗模式，为针灸临床的发展添砖加瓦。

一、理论构建

包括针灸理论（经脉腧穴与生理学、病理学等整合）、针灸诊断（与影像学、细胞学、基因学等整合）、针灸评估（生理学、心理学、康复学等）、针灸治疗（针灸疗法之间、方案制订、生物效应规律）、针灸预防、针灸评价（数理化、人工智能技术）、进一步制定针灸治疗策略（疾病的管理）。

二、临床构建

包括针灸诊断中心、针灸评估中心、针灸治疗中心（痛症、脑病、内脏病症、妇科病等）、针灸评价中心、针灸预防中心。

三、研究构建

包括理论研究中心、针灸临床研究中心、多学科研究平台、大数据中心。

四、人才构建

包括整合针灸教材的编写、整合针灸教育的开展、整合针灸人才的培养、整合针灸人才团队的支撑。

五、文化构建

包括整合针灸文化的推广、整合针灸养生的研究、整合针灸推广平台的建设。

六、"一针二灸三巩固"阶梯治疗模式构建

研究表明，许多地方针灸的治疗模式过于简单，大多是单纯用毫针技术、三棱针技术、灸法技术、眼针技术、埋线技术等，单一的技术只能解决疾病的某一阶段或简单的病症，或较轻的疾病。如复杂的病症或病情较重的病症，往往难以达到理想的治疗效果。符文彬教授在整合针灸学的指导下，提出"一针二灸三巩固"的阶梯治疗模式，为解决复杂病症、疑难病、病情较重的疾病提供了有效的治疗思路。如轻度疼痛性疾病，使用单一的针灸技术即可解决；对中、重度疼痛，使用单一的针灸技术只能缓解部分疼痛，且容易复发，若采用针刺毫针技术、灸法技术、耳针技术等"一针二灸三巩固"的治疗模式整合治疗，往往能达到较好的疗效。"一针二灸三巩固"的治疗模式不是单指毫针技术、灸法技术、耳针技术或皮内针技术的结合，而是根据病症、病情、辨证来选择合适技术的整合，形成治疗模式的创新。相关阶梯治疗模式还包括：①"一针二灸三巩固"的针灸治疗模式；②"一针二灸三推拿"的针推结合治疗模式；③"一针二灸三药物"的针药并用治疗模式；④"一针二灸三康复"的针灸康复结合治疗模式；⑤针灸阶梯治疗模式。

七、构建整合针灸学应注意的问题

主次要分明，应以针灸为主，其他学科为我所用；处理好整合与独立的关系，注意整合与保持针灸学独立性的关系，不要盲目整合，自我设定从属关系；注意整合的目的与重点。

第四节　临证注重病症结合

符文彬教授"师古而不泥古，参西而不背中"，他在临证中注重"病症结合"的诊疗模式。他认为"病症结合"的诊疗模式应该是辨病治疗、辨证治疗和对症治疗的有机融合。辨病治疗就整体而言，指明确疾病的诊断、病因、病理、转归和预后；辨证治疗就个体而言，指判断疾病当前阶段的病位、病性、归经、病势等证候特点，并最终达到根据病机处置的目的；对症治疗指针对兼夹症进行治疗。每个疾病的发生、

发展及转化，皆具有"病"、"证"与"症"的相互融合和演变，着眼于贯穿疾病全过程基本矛盾的辨病论治和整体认识指导下的辨证论治的结合，对疾病诊治更清晰，针灸治疗更有效。

符文彬教授认为，现代医学对疾病的研究已经非常深入，其优势主要体现在以下几个方面：①诊断方面，随着分子生物学的飞速发展，人们能够在分子水平上认识人类的遗传与变异的本质，已经可以从基因水平上对疾病进行诊断和分类。而理化检验和影像学的发展，已经超越了中医四诊对疾病的认知范畴，使对疾病的诊断依据更加直接、准确，临床治疗和疗效评价更加规范和易于推广。②病因方面，现代医学在引起疾病发生、发展的病原微生物研究上已经取得了很大的成就，此外，现代医学非常注重遗传、环境、心理等综合因素对疾病发展转归的影响。③病理方面，逐渐建立细胞水平上生物化学、免疫学的发展与应用，在分子水平上揭示病因病理的基本规律。④转归和预后方面，现代医学以疾病本身为研究对象，对疾病发展历程进行揭示，疾病的三级预防体系的逐渐建立，对疾病的防治有着深远的影响。现代医学对疾病的深入研究为精准针灸治疗提供了依据。

同时，他认为不同的患者虽罹患同一种疾病，但由于性别、年龄、体质以及内、外环境等方面的不同，临床表现可以有所差异，由此也导致中医辨证的不同。临床辨证是患病个体个性特征的充分体现，既是对患病个体某个阶段或某个时期特定临床症状、体征的高度归纳，也是对疾病个体间差异的高度总结。同一疾病在不同的患者身上可以表现为不同的中医证候类型，当然也会导致治疗上的差异，两者有机结合才能准确反映疾病及患者的状态，才能为医者提供预测疾病预后和正确评判疗效的可能。

符文彬教授重视对症治疗，他认为对症治疗能够消除或改善疾病的兼夹症状，可以迅速缓解患者的不适，也可防止疾病的进一步发展。

以四肢无力的病症为例。四肢无力是以四肢软弱无力，经脉弛缓，甚则肌肉萎缩或瘫痪为主要表现，中医诊断为"痿证"，现代医学诊断为"瘫痪"，针灸治疗有一定疗效。符文彬教授重视辨病治疗，首先，根据体格检查、血清酶学、乙酰胆碱受体抗体、肌电图、脑脊液、肌肉活组织、计算机断层扫描术（CT）、磁共振成像（MRI）等检验、检查鉴别是神经源性瘫痪、神经肌肉接头性瘫痪，还是肌源性瘫痪。如神经源性瘫痪有上运动神经元病变的脑血管疾病、多系统萎缩、多发性硬化、放射性脑病、脊髓炎、原发性侧索硬化、脊髓型颈椎病等疾病，下运动神经元病变有运动神经元病、格林-巴利综合征、周围神经损伤、腰椎间盘突出等疾病，神经肌肉接头性瘫痪有重症肌无力、周期性瘫痪等疾病，肌源性瘫痪有多发性肌炎、肌营养不良等疾病，还有肿瘤和癔症性瘫痪等疾病。明确疾病的诊断，对疾病进行评估和治疗，如多系统萎缩、多发性硬化，其病位在脑，重点应用头皮针和石氏醒脑开窍针法予以治疗；如脊髓炎、脊髓型颈椎病，病位在脊髓，重点治疗督脉；如格林-巴利综合征病位在神经根，重点应用华佗夹脊穴治疗；如周围神经病变，重点应用毫针治疗。其次，运用经脉、脏腑、八纲辨证，确定病症属何经、何脏腑，并辨明疾病的性质，属寒、热、虚、实中的哪一类，以作出辨证治疗。如肾虚督寒证重用灸法，瘀血证重用刺络放血等。符文彬教授还会根据症状分清标本缓急，抓住主要矛盾，确定治疗方案。如合并吞咽、言语障碍应用舌针治疗，合并二便障碍应用八髎穴及下腹部穴位治疗等。通过病症结合诊疗模式制订诊疗方案，往往能收到满意的临床疗效。

第五节　强调整体观，巧用经脉诊察

　　针灸治病是根据中医基本理论——脏腑、经络、阴阳、五行为指导的。古人云："治病不明脏腑经络，开口动手便错。"临床上必须运用四诊八纲进行分析，找出疾病的关键，辨别疾病的性质，确定病变属于哪一经脉、哪一脏腑，辨明它是属于寒、热、虚、实的哪一类型，以作出辨证，然后结合经络腧穴功能和针灸特性，进行临床取穴治疗。《灵枢·海论》曰："夫十二经脉者，内属于腑脏，外络于肢节。"《灵枢·经筋》等篇章记载的内容，均表明经脉系统将人体的脏腑身形都联系了起来，从而使人体形成一个有机的整体。

　　符文彬教授强调，针灸要在整体观念的指导下，根据患者的体质、年龄、生活环境等，进行全面的诊断、分析，综合辨证施治。在疾病诊断上既要借用现代医学的手段，利用CT、MRI、肌电图、心电图、B超和理化检查等来充实临床针灸的诊断，也要考虑中医基础理论和针灸学的特点，在脏腑、气血、八纲等辨证的基础上，加强经脉诊察，有利于指导临床决策。

经络是人体运行气血的通路，人体脏腑都有各自所属的经脉，而且有一定的循行路径，每一经分布着一定数目的腧穴，腧穴是人体经络、脏腑之气输注于体表的部位。从起点到终点，每一经都络属脏腑；经脉病症主要表现为本经所属脏腑病症和经脉所过病变，每经的"是动病"和"所生病"描述了经脉病变的具体症状，每经的虚实病症所出现的脉象亦不同。因而首先从整体观出发，通过观局部与整体、循经脉、明阴阳、知病所、识病情、知标本、察形气、诊脉象等进行脏腑、经脉辨证，然后在相应的腧穴上进行针刺或艾灸，就可能发挥相应经脉的作用，以调节脏腑、气血，发挥机体内在的抗病能力，达到防治疾病的目的。

在针灸整体辨治中，经脉诊察起了重要作用。经脉诊察是以中医的脏腑、气血、八纲理论为指导，以经脉系统为核心，以人体的解剖、体相常态为依据，采用望、闻、问、切等基本方法，观察分析人体经脉及其附属系统的气血、经气及组织结构的变化，判断疾病定位，为针灸临床提供针对性强的诊断依据。符文彬教授在临证中，灵活运用经脉诊察辨证，对疾病的诊断与评估、治疗方案的确立起到极为重要的作用。

《素问·异法方宜论》曰："圣人杂合以治，各得其所宜，故治所以异而病皆愈者，得病之情，知治之大体也。"符文彬教授认为，在深化研究、以科学的手段诠释针灸学的同时，仍应注重整体，确定其经脉之寒、热、虚、实等，从而提高临床疗效。符文彬教授熟读经典书籍，并在其从业过程中不断学习新的方法和理论，如舌针技术、眼针技术、腹针技术等新型针灸技术，并将经典书籍和新型技术中关于经脉与脏腑身形的相关内容烂熟于心，在临证中信手拈来，灵巧运用。如腰痛有足太阳经腰痛、督脉腰痛、足厥阴经腰痛、足少阳经腰痛、足少阴经腰痛、带脉腰痛等多种经脉分型，临证时除病史的采集外，可在患者背俞穴、腰痛对应点、腹部全息点上对经脉气血变化、组织结构进行观察或切诊，如有反应点则可辅助诊断与治疗；可应用眼针技术，在眼部进行观察，在对应区域（如肾区、膀胱区等）观察血管和颜色的变化，以判断是何经、何脏腑的病变；还可以通过督脉、膀胱经、腹部经脉上的特定穴、背俞穴、募穴等进行切诊，结合脉诊辨别腰痛的病变经脉或脏腑，最后再进行临床决策，以取得满意的疗效。

第六节　善用灸法疗痼疾

痼疾指临床上疑难、时间长、根深蒂固、难以治愈的疾病，如强直性脊柱炎、帕金森病、阿尔茨海默病、多系统萎缩、哮喘、肿瘤等。不少患有痼疾者四处求医，即使用上好药，也长期坚持治疗，却疗效甚微。《灵枢·官针》云："病在经络痼痹者，取以锋针……病在五脏固居者，取以锋针，泻于井荥分输，取以四时。"符文彬教授指出：《黄帝内经》虽有"锋针"以解痼疾，但此类病患者大多阳微阴盛，以致痼疾难去，必须"从阳论治"，善用灸法，方能治病求本，扶正祛邪。他还强调人靠元气而生，而元气本于阳。阳虚是疑难痼疾的本质，以致痰瘀互结，虚实夹杂，用灸法温阳与中药补阳不同，灸法"补阳"和"通阳"可同时进行，若选穴灸量合理，可主动大胆地用，却不会像中药一样被冠以"伤阴动血""滋腻碍胃""壅塞三焦"之名。

一、"阳气虚衰"是痼疾久居之因，应"匡扶阳气"以治本

中医认为，阳气是人类生存之本，故"失其所则折寿而不彰"。阳气既是人体功能活动的本身，又是维持功能活动的动力，对机体生长、发育、脏腑及组织器官功能活动等，具有温煦、固摄、推动、化生等重要作用。符文彬教授强调阳气的重要性，正如《景岳全书·传忠录》所言"难得而易失者惟此阳气，既失而难复者惟此阳气"，道出了疑难痼疾治疗难点在于匡扶阳气。

（一）疑难脑病多因"阳微阴盛"，治以"扶阳抑阴"

疑难脑病极大地威胁着人类健康及生存质量，也是当今社会、医学界关注的问题之一，如痴呆、帕金森病、多系统萎缩、共济失调等，在人类疾病中占据重要地位。脑在人体中具有至高、至清、至阳以及其与神志关系的密切性的中医生理特性，《素问·五脏别论》有"或以脑髓为脏"，可见中医对脑的重视。

阳虚为本。脏腑阳气的温煦作用能促进精、气、血的化生，从而得以濡养脑部。若阳气虚衰，温煦功能不足，心虚则神机颓废，肺虚则少气，肝虚则筋软、体懒，脾虚则纳呆、便溏、中焦不运，肾虚则代谢减

缓、命门火衰。五脏藏五志，脏虚则志衰，意味着人体之脑神失去其产生的物质基础，脑神失养，从而表现为"人五十以上阳气日衰，损与日至，心力渐退，忘前失后，兴居怠惰"（《千金翼方》）等症状。

痰瘀为标。瘀血和痰浊是疑难脑病的重要标证病机，且此二者都属于"阴"物。《伤寒论》曰："本久有瘀血，故令喜忘。"《石室秘录》曰："痰势最盛，呆气最深。"符文彬教授认为痰和瘀的产生，最终还是归咎于阳气的不足。当肾阳气不足，"肾虚不能制水，则水泛滥而为痰"（《医贯》）；"脾为生痰之源"，当脾阳不足，痰湿自生；"心主血脉"，当心阳不足，血脉推动无力，脑脉痹阻从而产生脑病。

综上所述，脑病多为（肾、心、脾）阳气虚弱、（痰湿、血瘀）阴寒内盛所致，治疗上以"扶阳"为主，同时"抑阴"为基本治法。

（二）疑难骨病多因"肾虚督弱"，治以"益肾强督"

疑难骨病，如西医学的强直性脊柱炎、类风湿关节炎、痛风性关节炎等疾病，均属于中医学的"痹证"，是目前医学中难治疾病之一。《类经·脏象类》载有"肾藏精，骨藏髓，精髓同类，故肾合骨"，肾荣精充，髓满骨强。髓又为肾之精气所生，骨的生长、发育和骨折后的修复靠肾中阳气的滋养，肾阳充足，骨才能保持其刚劲之性。《素问·痹论》曰："风寒湿三气杂至，合而为痹也。"指出痹证与风邪、寒气及湿气有关。宋代严用和在《济生方·痹》中也强调"皆因体虚，腠理空疏，受风寒湿气而成痹也"。符文彬教授强调此皆肾弱髓虚，使肾阳气受阻，气血鼓动无力，不得温煦四肢及腰背部，发而为病。因疑难骨病本在肾督，标在络脉，明确归咎于督脉阳虚。督脉为病常表现为脊柱病症，"督脉为病，脊强反折"（《素问·骨空论》）。可见，疑难骨病与督脉阳气及先天肾气不足密切相关，因而治疗原则应为"益肾强督"。

符文彬教授认为，久痹阳必衰，除痹应以温阳方得疗效。痹证阳气不足，患者通过针刺调气可修复部分正气，提高抵抗力，然其功杯水车薪，应多结合督脉、任脉、阳经上的腧穴进行艾灸来温阳祛邪，才能标本同治。

（三）疑难肺病多因"阳虚邪恋"，治以"助阳祛邪"

肺为"娇脏"，亦称"华盖"，《素问·生气通天论》曰："阳者卫外而为固也。"肺主气，司呼吸，朝百脉，主治节，为宰相之官，肺气推动五脏气血津液运行，推动阳气温煦机体、护卫正气。若肺卫不足，不耐寒热，则易受邪气侵袭，内耗阳气，痰湿内生，出现临床上常见的各种疑难肺病，如久咳、哮喘、肺胀等。以肺胀为例，阳虚水泛的病机多以久病阳气虚衰为基础，复而感受外邪，形成本虚标实之证，由阳虚与水泛共同组成，其影响脏腑首起于肺，继而至脾、胃、肝、肠，最后累及心、肾。

《素问遗篇·刺法论》曰："正气存内，邪不可干。"人体阳气充沛，卫阳通达，可温煦肌肤、驱邪外出。《灵枢·邪气脏腑病形》云"形寒寒饮则伤肺""重寒伤肺"。现代人少晒太阳，喜吹空调，多饮冷，这些都是阴寒之邪，容易损伤肺脏，当肺阳不足、"卫阳不足"时，"寒饮内侵"是肺病的重要机制，疑难肺病更是如此。

《素问遗篇·刺法论》曰："邪之所凑，其气必虚。"当阳气亏虚于内，风、寒、暑、湿、燥、火六邪将乘虚而入。肺位最高，主气，为娇脏，主宣发与肃降，最易受邪气侵袭，耗伤气阴。若素体气虚，卫表不固，无法抗邪外出，邪气内恋，则病程迁延不愈；若引发旧疾，则易发生哮喘，为旧病复发；若脾胃虚弱，土不生金，则痰湿内生，咳痰不止……

疑难肺病以"阳虚邪恋"为主要病机，一方面正气虚损，阴阳失调；另一方面邪毒内恋，以致津液不行，聚津为痰，又令气机不畅，血脉瘀滞；甚者痰瘀交阻，日久成积。治疗上只要令阳气恢复，内停之寒湿、痰饮则可自消。

符文彬教授提出"扶阳祛邪"的治疗原则，其中"助阳"是"祛邪"的前提和关键，针灸治疗也要关注扶助阳气，只有匡扶阳气，方能令邪无所留。一旦阳气未能恢复，仍有邪气再侵或者邪恋不去之忧，诚如《景岳全书》所言"寒气在脏者，以阳气虚也"。阳气和邪气，一里一外，一正一邪，一去一留，全凭医者治病时心中之权衡。

（四）肿瘤多因"阳衰阴聚"，治以"温阳消阴"

肿瘤是临床最常见的重大难治性疾病，极其危害人类身心健康，其发病率呈逐年上升趋势。肿瘤，古谓之"积聚""癥瘕""岩""失荣""石疽"等。

符文彬教授指出肿瘤全因"阳不化气、阴已成形"，肿瘤产生是机体阳气不足、寒凝不化所致。若"阳化气"作用不足，则"得寒乃生，厥乃成积矣"（《灵枢·百病始生》），"正气虚则成岩"（《外证医案汇编》）。阳虚体质的人因"阳化气"的功能衰退，"阴成形"的功能过盛而易得肿瘤。

消除肿瘤，需用"温阳消阴"之法。《内经知要》言"火者，阳气也，天非此火不能发育万物，人非此火不能生养命根，是以物生必本于阳"，《素问·生气通天论》有"无阳则阴无以化"，可见治疗肿瘤，应温补阳气、驱寒消阴，方能令气血流通顺畅，阴积肿块才有可能消失。

二、重灸扶阳

符文彬教授强调"灸法扶阳"，认为艾火虽微，却犹如苍天之道，日月造化之理，非其他药石所能及也，并提倡"百病宜灸""难病必灸""大病需灸"。《说文解字》言"灸，灼也"，即用艾火烧灼之意。艾灸不是单纯用"火"治病的，艾性属木，木燃烧能生火，火温土生万物，火化气能伐水，这是艾灸本有的自然天性。艾炷连续燃烧，使温热之气由肌表透达经脉，又因经脉和脏腑相互联系、络属之关系，致使通达五脏六腑十二经脉，循环全身。因此《扁鹊心书》提出温阳之法"灼艾第一，丹药第二，附子第三"，可见艾灸为扶阳的最佳选择。

（一）百病宜灸

有人会问，阴虚或非阳虚者也要灸吗？符文彬教授认为灸法不仅拥有"温阳"之功，更有"通阳"之效。因此，强调"阳气宜通"，让体内阳气始终保持通畅的状态。很多疾病的病因病机，并非机体阳气的虚损而是郁结导致的。阳气之郁结比阳虚更为棘手，因此临床中很多"虚不受补"的患者，表现出各种阳虚的症状，却耐受不了温阳之品，原因就在于其为"阳郁于内"，不达四末，而非本质的虚损。艾灸通过温通来通阳，比温阳药物更为有效。许多医家未能辨证清晰，误投温药，只会引发燥火，患者再继续误用寒凉之品以降火，以此反复，阳郁更甚，阴寒内生，病情更为复杂难愈。

（二）难病必灸

从病程来看，难病必日久；从病情来看，患者必多方治疗未效，方来求治，或病在五脏、膏肓，病深而难拔根。艾灸温阳扶正，通阳祛邪，只要能及早治疗，不令真气虚脱，正气旺则形渐复；若病情拖延，则会真气渐失，酿成大病。《扁鹊心书》强调："灸迟，真气已脱，虽灸亦无用矣；若能早灸，自然阳气不绝，性命坚牢。"另外，在治疗过程中强调灸量要足，比如顽固性面瘫患者，多因正气虚损而迁延难愈，在临床中极为棘手。符文彬教授选用精灸的重度灸以增加灸量来治疗，效如桴鼓。

（三）大病需灸

大病多因病入血络、膏肓、骨髓。五脏六腑大多受累，阴阳气血必然紊乱失调，因此，不能只在局部一脏一经下功夫，必须"从阳论治"，因为只要阳一旺，五脏都旺，六腑能通，气血自行，有"回阳救逆"一说。符文彬教授常用大灸技术等来救治重病，以及提倡艾灸任脉神阙以通阳的重要性，而灸量也是大病当前必须强调的内容。《铜人腧穴针灸图经》云："凡大病宜灸脐下五百壮。补接真气，即此法也。若去风邪四肢小疾，不过三、五、七壮而已。"指出灸量若不足，则只能治疗小病小痛，大病之前，灸量是关键。

三、扶阳灸法创新

在灸法方面，符文彬教授循古不泥古，独创多种灸法应用于临床，以达"扶阳""养阳""通阳""引阳"之目的。

（一）精灸扶阳

精灸技术是符文彬教授在传承针灸大师司徒铃灸法的基础上，深刻挖掘中医理论精髓，不断发展、完善的直接灸类技术。因其具有艾绒精细、艾炷精小（2 mm×3 mm）、取穴精妙、壮数精少（1～3壮）、时间精短（5～7秒）、热力精准且渗透力强、疗效精确等技术特点，故称其为精灸。精灸借其热力渗透力强的特点，增强体内的阳气以治疗疑难痼疾。此直接灸法较传统灸法耗材更少，用时更短，烟雾更少，灸度更易控，因此更易于推广。其灸度一般分为3度：①轻度灸，艾炷燃到1/2，灸至穴位皮肤红晕为度；②中度灸，艾炷燃到2/3，灸至穴位皮肤潮红为度；③重度灸，艾炷燃尽，穴位皮肤发白或轻微发泡。

（二）天灸养阳

天灸技术，灸法之一，又称"自然灸""冷灸""药物灸""穴位敷贴"。天灸多选用具有刺激性的药物，如白芥子、细辛、延胡索、甘遂、大蒜、五倍子等，通过敷贴药物对穴位或患处皮肤的刺激，产生持续性的温热刺激，使其自然充血、潮红甚则发泡，进而刺激穴位，激发体内阳气，调整气血，以治疗疑难痼疾。

天灸的敷贴时间选择三伏天和三九天，这是一年当中阴阳转化的关键时期。《素问·四气调神大论》载"圣人春夏养阳，秋冬养阴，以从其根"。春夏应顺其生长之气以补阳，秋冬顺其收藏之气以滋阴。符文彬教授认为自然界夏季阳旺阳升，人体阳气也有随之欲升欲旺的趋势，可利用天灸以养阳祛寒，除了防治支气管哮喘、过敏性鼻炎、慢性胃肠炎、类风湿关节炎等疑难病外，还将天灸推广应用于内、外、妇、儿各科病症，并根据病因病机定下各伏的处方，先后著有《岭南传统天灸疗法》《岭南传统天灸大全》《岭南天灸疗法精要》等著作，以示后人。

（三）大灸通阳

大灸，又称大艾条灸，是指运用直径8～10 cm的特大艾条，在督脉、阳经、任脉上选取穴位区域施以温和持久艾灸的一种灸类技术。

督脉"总统一身之阳气"，与六条经脉交会于大椎，为"阳脉之海"总摄诸阳经。膀胱经位于背部，其背俞穴居于督脉两旁，两者经气相互交会，为脏腑之气输注出入之处，《类经》谓"十二俞，皆通于脏气"。艾灸背部膀胱经可直接温补调摄诸脏腑。任脉，为"阴脉之海"，可通过脐部通督脉和冲脉，大灸任脉同样可有温补肾阳、祛寒通络的作用。另外大灸有从阴引阳之功，在治疗多系统萎缩、帕金森病、痴呆、放射性脑病等疑难脑病中疗效显著；治疗强直性脊柱炎、类风湿关节炎、肿瘤阳虚体质等疑难痼疾更是深得患者认可。

（四）大接经灸通经引阳

大接经技术是按经脉流注次序逐经选取井穴针刺治病的一种特色针灸技术。大接经法首载于《卫生宝鉴》，原意专治中风偏枯，有"从阳引阴"和"从阴引阳"二法。《灵枢·终始》言："凡刺之道，毕于终始，明知终始，五脏为纪，阴阳定矣。阴者主脏，阳者主腑，阳受气于四末，阴受气于五脏。"符文彬教授受其启发，在临床上对大接经法进行发挥，易针刺为灸法，将点灸与大接经法糅合，形成独具特色的大接经灸法。点灸各经原穴，增强体内阳气，调节全身经络大循环中气血的运行功能，以接气通经、调和阴阳，除中风外，更用以治疗郁病、不寐、多种兼夹体质等疑难痼疾。较大接经针法而言，大接经灸法操作耗时较短，疼痛较小，患者接受度高，更适合体质虚弱者使用。

第七节 因材施教分层培养人才

针灸是重要的中医治疗手段，针灸临床教学是培养针灸人才的重要环节。针灸学是中医类专业教学的主要课程，既是理论课，也是临床技能课程，因此，提升中医药高等院校教育质量，培养中医基础理论扎实和临床动手能力强的复合型高质量针灸临床特色人才是教学实践和改革的重点。在以往的传统临床教学中，不同层级的学生均被看成同一水平，常常出现本科生临床学习跟不上，研究生却认为知识浅易的情况，影响教学质量。由于本科生和研究生的医学基础、学习能力和培养目标不同，为使每个学生得到适合自身条件和方向的充分培养与发展，符文彬教授笃行"因材施教"的教育理念，针对不同发展方向的学生，实施因材施教分层培养方案。他致力于教学理论与实践的改革创新，深入贯彻精准施教理念，开展高水平教育教学研究，担任教育部高等学校中医学类专业核心课程"针灸治疗学"课程联盟副理事长，荣获南粤优秀教师称号和新南方优秀教师称号，先后承担省部级教学课题8项、校级教学课题12项，发表教学课题14篇，荣获广东省教育厅第三批本科高校在线教学优秀案例（课程类）二等奖、广州中医药大学第十届教育教学成果奖特等奖、广州中医药大学教育教学成果一等奖和广州中医药大学教育教学成果二等奖等奖励。

"因材施教"是教学中一项重要的教学方法和教学原则，在教学中根据学生的知识水平、学习能力及自身素质，选择适合学生特点的学习方法进行针对性教学，发挥其长处，弥补其不足，激发其兴趣，树立学习的信心，从而促进学生全面发展，让"因材施教"具有了丰富的现代内涵。在符文彬教授的带领下，广州中医药大学第二临床医学院针灸教研室通过践行广州中医药大学"重经典、强临床"的高素质中医人才培养模式，秉承"以学生为中心，建立临床思维，提高临床能力，基于不同层次学生的精准施教"的教学培养理念，构建特色针灸临床教学分层培养教学模式，精准施教。

一、立德树人，厚植医德医风

习近平总书记强调，培养什么人，是教育的首要问题。符文彬教授在教学工作中坚持党对教育事业的全面领导，注重加强自身品德修养，治学严谨，带领教研室坚持"立德树人，德育为先"的工作方针，把思想政治教育融合到培养针灸特色人才的全过程。在课堂教学与临床带教中以文化育人、以德育人，厚植"大医精诚"的医德医风，培养胸怀"大爱大德大情怀"的妙手仁医。

二、深化教改，丰富教学资源

（一）开展教改研究，创新教学平台

积极开展基于国家标准化的特色针灸网络教学改革，建设了"以问题为导向"（problem-based learning，PBL）的针灸学网络教学平台和针灸学Blackboard网络教学平台。通过PBL网络教学平台，形成"课前教师提出问题—学生查找资料—分组讨论—教师总结"教学模式，改变了传统的"我讲你听，我做你看""预习—听课—复习—考试"四段式教学方法，提供更充分的时间与自主性，以问题为导向，综合交叉学科的专业知识，延伸学科理论至临床实践。操作考试是针灸学见习教学考评中重要的一环，腧穴定位、针刺技术、灸法、各种针法等是针灸学操作的根基。通过在Blackboard平台中加入相关的操作视频，上传腧穴定位、针刺技术、灸法、各种针法的图片以及一些较为生动和详细的PPT资源，克服了传统教学学时数、空间受限的缺点，为学生提供个性化的学习环境、轻松的学习氛围和丰富的学习资源，延伸实践教学，提高动手能力，调动学生学习的主动性和积极性，激发学生对该学科的学习热情和兴趣，提高教学效果。符文彬教授通过线上线下混合式教学，延伸实践教学，引导学生的针灸思维，激发求知欲望，提高针灸技能。以"提高学生临床实践能力、培养针灸学创新人才"为目标，符文彬教授立足学科优势，整合学科资源，将裸眼3D虚拟现实（Virtual reality，VR）引入针灸学教学改革中，主持了广东省教育厅和广州中医药大学的教学改革课题，开展"开放化、信息化"的裸眼3D虚拟现实针灸实验教学工作，逼真、生动地展示了针灸临床特色技术操作，为学生提供沉浸式学习环境，深入完善平台的构建，创新针灸实验教学模式，提高实验教学质量，为培养针灸学创新型人才提供了丰富的教学资源。

（二）建设标准化教材，丰富教学资源

符文彬教授非常注重教学内容的更新，秉承"继承与创新"的理念，倡行"先思而后行""教材为临床服务"，突出针灸临床诊治思维，坚持体现"三基""五性"的原则，为培养各层次针灸人才，编写了一系列基于国家标准化的特色针灸学教材及参考书，更新教材内容，担任6部教材主编，7部教材副主编。如广州中医药大学特色本科教材《临床针灸学》，首次从明确疾病的诊断、加强病症的评估、重视经脉辨证、明确针灸治疗策略、治疗方案的制订等方面论述针灸临床诊治思维；广州中医药大学特色创新教材《针灸临床特色技术教材》，系统、全面地介绍了80种针灸临床特色技术的概述、理论基础、穴位（穴区）定位和主治、取穴原则、操作规范、技术要点、适应证、临床应用、注意事项和禁忌证，率先引入针灸标准化的理念，创新性地在教材移动端融入增强现实（augmented reality，AR）、VR、人工智能等新技术，使学生直观了解、系统学习各类针灸特色技术，快速掌握并应用于临床，充分感受针灸临床的魅力和价值。符文彬教授充分利用流派、名医工作室资源，总结岭南司徒铃针灸流派传承工作室、国医大师石学敏学术思想传承工作室等流派、名医学术思想，定期举办针灸特色疗法演示及培训，传承名中医学术思想。在课堂教学中，以名医名家经典针灸医案为教学题材，讲解名家诊疗思路和针法特点；在临床教学中，每周由高年资医生进行针灸技能讲座和示范，内容涵盖针灸科常见病种的诊断、治疗、鉴别诊断、预后康复，以及针灸临床特色技术，如岭南疏肝调神针灸技术、岭南传统天灸技术、石氏醒脑开窍技术、靳三针技术和精灸技术等，开阔学生的针灸临床视野。

三、精准施教，分层培养人才

符文彬教授遵循"立德树人、精准施教、分层培养"的教育理念，结合本科生、硕士研究生和博士研究生的教学目标和毕业要求，因材施教，开展特色针灸临床教学分层培养。培养方案从临床和科研技能两个方面出发，分别对临床基础知识、临床技能、科研方法和科研思维等进行全方位培养。临床技能培养方面，采用多手段临床技能培训，如日常病房管理、跟师门诊学习、小讲课、临床针灸技能培训与考核、教学查房等。针对研究生科研技能培养需求，开展文献阅读小组会、专科知识小讲课、对外交流学习等形式的科研技能训练。本科生以夯实针灸理论

与临床基础为目标，培训着重于中医经典古籍与临床基本知识、基本技能，同时进行针灸临床特色疗法培训。对专业型硕士研究生在扎实理论与临床知识的基础上，着重于专科技能、临床辨证思维、循证医学方法和基本科研技能的培养。对专业型博士研究生重点加强科研能力和创新思维的培养。详细培养模式见图1-1。符文彬教授依托广东省质量工程项目，开展"特色针灸临床教学的分层培养方法试验"的前瞻性研究，试验组针对本科生、硕士研究生和博士研究生实施分层培养方案；对照组的学生不进行分层，采用相同的临床带教模式进行临床基本知识和临床技能的培训。结果发现，采用分层培养教学模式能有效提高学生理论考核、技能考核成绩。

此外，针对师带徒学生以解决疑难疾病能力需求为目标，通过定期开展疑难病例讨论、临床查房和门诊跟师教学等方式，着重培养针灸临床思维和临床能力。

以上特色针灸临床教学分层培养教学模式，使学生在临床学习结束时都能掌握本学历阶段该掌握的理论和实践知识，成为具有扎实的中医学理论功底、独特针灸技能和一定循证医学知识与科研能力的高素质针灸人才。

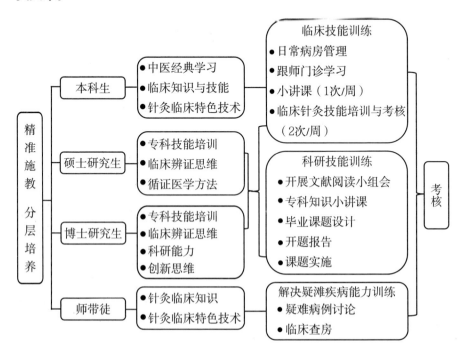

图1-1　特色针灸临床教学分层培养的教学模式

第二章

创立特色技术

第一节　岭南疏肝调神针灸技术

一、概述

岭南疏肝调神针灸技术是符文彬教授在传承大师学术思想基础上，精研医理典籍，形成具有岭南特色、理论创新，治疗以"肝失疏泄、脑（心）神失调"为主要病机一类病症的针灸技术。

二、理论基础

人体的功能活动，如肺气的宣发与肃降、肝气的升发与疏泄、脾气的升清和胃气的降浊、心火的下降与肾水的上升等，都是脏腑气机升降运行的具体表现。肝处中焦，其气疏畅发泄，能上通下达，旁调中州，疏畅内外，无处不至，为三焦一身气机升降出入之枢纽。《血证论》曰："三焦之原……上连肝胆之气。"《读医随笔》认为"凡脏腑十二经之气化，皆必藉肝胆之气化以鼓舞之，始能调畅而不病。凡病之气结、血凝、痰饮、浮肿、臌胀、疼厥、癫狂、积聚、痞满、眩晕、呕吐、哕呃、咳嗽、哮喘、血痹、虚损，皆肝气之不能舒畅所致也"。《医碥》有"百病皆生于郁。而木郁是五郁之首，气郁乃六郁之始，肝郁为诸郁之主"。《石室秘录》认为"论此症（痛症）满身上下、中央俱病矣，当先治肝为主，肝气一舒则诸症自愈"。说明肝气不舒会引起抑郁、痰饮、血瘀、疼痛、积聚等病症。

符文彬教授认为，疏肝是调神的基础，调神能更好地疏肝，二者不可分割。疏肝的本质为调气，通过改善肝的疏泄功能，帮助一身气机恢复正常运行，从而保护脑（心）神不再继续受扰，得以正常完成意识与思维活动。调神的重点在心和脑，正如《黄帝内经》指出"心者，君主之官，神明出焉"。《医学衷中参西录》明确"人之元神在脑，识神在心，心脑息息相通"，"调神"是调心脑的神明。因脑为神明之府，心为五脏六腑之大主，心、脑能调节脏腑功能，处理情志变化，协调形体平衡。故调心脑之神是为进一步协调五脏六腑，使机体维系正常生命活动。心脑之神受护则肝主疏泄功能更加完善，进而实现良性循环。疏肝调神即从整体观出发，调节整个机体，使机体保持统一性和完整性，"神动则气行，气畅则神安"。

经脉学说认为"督脉入络脑"，因此，通过疏调督脉可调脑神。《灵枢·海论》说："脑为髓之海，其输上在于其盖。"已明确指出通过针刺百会、印堂等督脉穴位可直接调理脑神；四关穴是合谷与太冲的合称，二者分别为手阳明大肠经和足厥阴肝经原穴，善调五脏六腑失和之气血、机体升降失常之气机。心俞、肝俞能更好地疏肝气、调心神；百会、印堂、四关穴、心俞、肝俞合用能更好地调节心脑之神，疏肝畅气，以治疗"肝失疏泄、脑（心）神失调"一类病症。

三、常用穴位及基础治疗方案

（一）常用穴位

百会、印堂、水沟、承浆、廉泉、合谷、太冲、心俞、厥阴俞、肝俞、神堂、魂门、魄户、期门、大敦、行间、神门、大陵等，耳穴心、肝、胆、神门、脑等。

（二）基础治疗方案

1. 针刺

百会、印堂、头维、四关穴、引气归元。

2. 精灸

膈俞、胆俞、涌泉。

3. 埋针或刺络

心俞、肝俞或神堂、魂门，耳穴心、肝。

四、操作规范

详见图2-1。

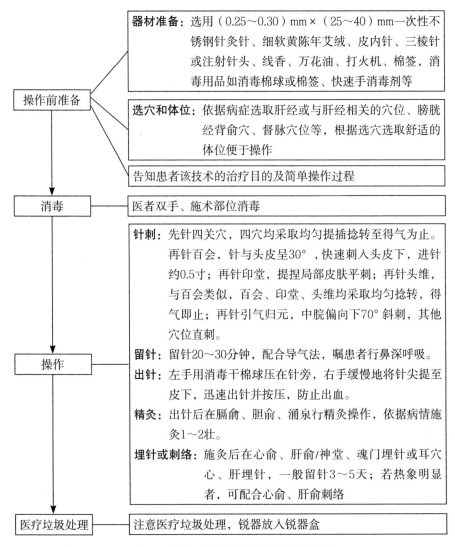

图2-1 岭南疏肝调神针灸技术操作规范

器材准备：选用（0.25～0.30）mm×（25～40）mm一次性不锈钢针灸针、细软黄陈年艾绒、皮内针、三棱针或注射针头、线香、万花油、打火机、棉签，消毒用品如消毒棉球或棉签、快速手消毒剂等

选穴和体位：依据病症选取肝经或与肝经相关的穴位、膀胱经背俞穴、督脉穴位等，根据选穴选取舒适的体位便于操作

告知患者该技术的治疗目的及简单操作过程

操作前准备

消毒

医者双手、施术部位消毒

针刺：先针四关穴，四穴均采取均匀提插捻转至得气为止。再针百会，针与头皮呈30°，快速刺入头皮下，进针约0.5寸；再针印堂，提捏局部皮肤平刺；再针头维，与百会类似，百会、印堂、头维均采取均匀捻转，得气即止；再针引气归元，中脘偏向下70°斜刺，其他穴位直刺。

留针：留针20～30分钟，配合导气法，嘱患者行鼻深呼吸。

出针：左手用消毒干棉球压在针旁，右手缓慢地将针尖提至皮下，迅速出针并按压，防止出血。

精灸：出针后在膈俞、胆俞、涌泉行精灸操作，依据病情施灸1～2壮。

埋针或刺络：施灸后在心俞、肝俞/神堂、魂门埋针或耳穴心、肝埋针，一般留针3～5天；若热象明显者，可配合心俞、肝俞刺络

操作

医疗垃圾处理

注意医疗垃圾处理，锐器放入锐器盒

五、技术要点

（1）严格按照针刺次序。

（2）行针至有针感后行导气法。

（3）把握灸度灸量。

（4）巧用背俞穴，可埋针或刺络。

六、适应证

（一）抑郁相关病症

阈下抑郁、抑郁障碍、焦虑障碍、睡眠障碍、双相障碍、慢性疲劳综合征、经前期紧张综合征、产后抑郁、围绝经期综合征、肠易激综合征、神经性厌食等。

（二）疼痛类病症

紧张性头痛、慢性胃炎、肋间神经痛、胸痛、原发性痛经、癌性疼痛等。

（三）心脑病症

高血压、帕金森综合征、脑卒中、周围性面瘫、面肌痉挛等。

（四）其他病症

血糖不稳定、月经不调等。

七、临床应用

（一）阈下抑郁

主穴：针刺百会、印堂、四关穴，或心俞、肝俞埋针，或耳穴心、肝埋针。

配穴：肝气郁结证加膻中、期门，气郁化火证加行间，痰气郁结证加列缺，心脾两虚证加心俞、脾俞，心肾不交证加心俞、肾俞，失眠明显者加照海、申脉。

操作方法：按操作规范执行。

（二）抑郁障碍

适应证：轻中度抑郁障碍。

主穴：百会、印堂、头维、四关穴、鸠尾、中脘、气海、三阴交、四花穴、涌泉、心俞、肝俞、耳穴心、肝。

配穴：肝气郁结证加膻中、期门，气郁化火证加心俞、肝俞刺络，痰气郁结证加列缺、天突，心脾两虚证加脾俞，心肾不交证加肾俞，伴有焦虑证加列缺、照海，伴有强迫症状证加丘墟、命门，失眠明显证加照海、申脉。

操作方法：按操作规范执行。

（三）睡眠障碍

适应证：轻中度原发性失眠。

主穴：百会、印堂、四关穴、照海、申脉、引气归元、四花穴、涌泉、神堂、魂门，耳穴心、肾。

配穴：心脾两虚证加脾俞、足三里，阴虚火旺证加肾俞、命门，心虚胆怯证加神门、丘墟，痰热内扰证加丰隆、胃俞，肝郁化火证加心俞、肝俞刺络，难入睡者加肾俞、命门，易早醒者加肝俞、肺俞。

操作方法：按操作规范执行。

（四）慢性疲劳综合征

适应证：慢性疲劳综合征。

主穴：百会、印堂、四关穴、引气归元、四花穴、涌泉，耳穴心、肝。

配穴：肝气郁结证加膻中、期门，心肾不交证加神门、太溪，脾气虚弱证加大包、章门，眠差者加照海、申脉，心悸、焦虑者加列缺、照海，健忘者加悬钟、水沟，头晕、注意力不集中者加四神聪、悬钟，咽痛者加列缺、照海，肌肉酸痛者加地机、大包。

操作方法：按操作规范执行。

（五）围绝经期综合征

适应证：围绝经期综合征。

主穴：百会、印堂、头维、四关穴、引气归元、公孙、子宫、四花穴、次髎、涌泉，耳穴心、肝、肾。

配穴：肝肾阴虚证加照海、列缺，肾阳虚证加关元、命门、大椎，肾阴阳俱虚证加关元、命门、照海、列缺，胸闷者加膻中，烘热者加厥阴俞、三焦俞，怕热、怕冷者加肺俞、身柱，心慌者加心俞，焦虑、紧张者加心俞、阳纲，尿频、尿急者加膀胱俞。

操作方法：按操作规范执行。

（六）肠易激综合征

适应证：肠易激综合征。

主穴：百会、印堂、四关穴、引气归元、大横、四花穴、足三里，耳穴心、肝、脾。

配穴：寒滞胃肠证加胃俞、小肠俞，食滞胃肠证加滑肉门、胃俞，肝气郁结证加期门，脾肾阳虚证加脾俞、肾俞、关元。

操作方法：按操作规范执行。

（七）帕金森综合征

适应证：帕金森综合征。

主穴：百会、印堂、头维、水沟、廉泉、四关穴、引气归元、四花穴、悬钟、涌泉，耳穴心、胆、脑干。

配穴：阴虚风动证加肝俞、肾俞，痰热动风证加丰隆、胃俞，气血不足证加足三里，阳虚风动证加大椎、肾俞，震颤甚者加后溪、申脉、风府，强直明显者加肺俞、脾俞、肾俞，运动迟缓者加悬钟、大椎、命门，姿势平衡障碍者加外关、足临泣，汗多者加肺俞，便秘者加天枢、腹结，吞咽困难者加廉泉、风池、翳风。

操作方法：按操作规范执行。

（八）纤维肌痛综合征

适应证：纤维肌痛综合征各期。

主穴：百会、印堂、头维、水沟、廉泉、四关穴、引气归元、脾俞、四花穴、涌泉、中渚、心俞、肝俞，耳穴心、肝、脑。

配穴：气血两虚证加足三里、气海，肝肾不足证加肝俞、肾俞，瘀血痹阻证加血海、章门，肝气郁结证加璇玑、期门，疼痛在枕部、下颈部、斜方肌、冈上肌、肘关节部位属手三阳经者，加三间、外关、后溪，疼痛在臀部、股骨大粗隆、膝部属足三阳经者，加束骨、足临泣、陷谷，疼痛在腰背部者，加肺俞、肾俞、心俞。

操作方法：按操作规范执行。

八、注意事项

（1）针刺过程中注意调气。

（2）注意防止晕针，防止损伤内脏及神经。

（3）严格消毒，埋针时注意针刺方向，勿影响运动，注意留针时间。

（4）颜面及大动脉处、关节部位注意控制灸度。

（5）热象明显者只灸1壮。

九、禁忌证

（1）皮肤感染溃烂、凝血障碍及有出血倾向者。

（2）孕妇的腹部、腰骶部，以及合谷、三阴交等穴位。

（3）患精神病等不能配合者。

第二节　大灸技术

一、概述

大灸，又称大艾条灸，是指运用直径8～10 cm的特大艾条，在督脉、阳经、任脉等选取穴位区域施以温和灸、雀啄灸、回旋灸操作，因其灸量大、作用强且持久而得名。广泛应用于脑病、骨病、肺病、胃肠病、肿瘤等疑难杂症，也可用于养生保健、美容抗衰老等。治疗上，根据患者体质及病症特点选取相应经脉及温阳组穴，以求达到温阳、扶阳、通阳之效。

二、理论基础

阳气是人身的根本，人的生老病死与阳气盛衰有关，人体所患的许多难治疾病更是与阳气的急速衰减关系密切。所谓疑难病，疑在病机复杂、阴阳难辨，难则在于阳气衰退、难以养复。诚如张介宾在《景岳全书·传忠录》中强调的"难得而易失者，惟此阳气，既失而难复者，亦惟此阳气"。《医学入门》云："药之不及、针之不到，必须灸之。"大灸比起其他灸法以其艾条粗大、艾灸面积广、热力强、灸量足为优势，临床中常结合督脉穴、背俞穴、阳经穴、任脉穴共同施用，尽显温阳、扶阳、通阳之功效。

（一）督脉穴通阳

督脉，奇经八脉之一，为"阳经之海"，与六阳经交会于大椎，有统领全身诸阳之气的作用。其经脉纵行脊里，贯脊属肾，其络脉挟膂上项，通过经脉循行与肾、脑、脊髓等脏腑紧密联系，在生理功能上互为辅佐。大灸督脉穴有升举阳气、温通阳气的作用，通过推动阳气通行温煦脊柱、头部和脑髓。若督阳痹阻，不能引领六阳经阳气上行，运行失畅，阳气不能上荣下达，则会出现脊柱强直疼痛、转侧受限、四肢不灵、共济失调、头晕等症状。

（二）背俞穴养阳

背俞穴包括从大椎至尾闾骨长强的一切背部经穴及经外奇穴。背部循行正中是督脉，正中旁开0.5寸是华佗夹脊穴，正中旁开1.5寸和3寸是足太阳膀胱经。另外，经过背部的经脉还有手少阳三焦经、足少阳胆经、手太阳小肠经。背俞穴主要是脏腑之气输注于背腰部的穴位，故可养各脏腑之阳气，通调各脏腑之功能。《素问·长刺节论》云："迫藏刺背，背俞也。"《难经·六十七难》云："阴病行阳，……俞在阳。"这些均说明艾灸背俞穴可达到养护脏腑阳气之效。

（三）阳经穴温阳

阳经穴包括十二正经的六条阳经（手三阳、足三阳）以及奇经八脉的阳维脉、阳跷脉上的许多具有温阳功效的穴位，如手少阳三焦经的阳池、手阳明大肠经的阳溪、手太阳小肠经通督脉的后溪、足少阳胆经的丘墟、足阳明胃经的冲阳、足太阳膀胱经通阳跷脉的申脉等。

（四）任脉穴引阳

任脉为"阴脉之海"，但可通过大灸神阙通督脉和冲脉，大灸任脉的气海、关元同样可有益气强壮、温补肾阳、祛寒通络的作用。所以，《素问·阴阳应象大论》有"故善用针者，从阴引阳，从阳引阴"。大灸任脉还可达到从阴引阳之功。在治疗各种疑难脑病、关节痼痹、肿瘤阳虚体质时，除了大灸督脉、阳经以外，还可适当配合腹部任脉的大灸，甚为重要。

三、常用穴位及基础治疗方案

（一）常用穴位

督脉穴位：长强、腰俞、腰阳关、命门、悬枢、脊中、中枢、筋缩、至阳、灵台、神道、身柱、陶道、大椎、哑门、风府、脑户、强间、后顶、百会、前顶、囟会、上星、神庭、素髎、水沟、印堂。

任脉穴位：中极、关元、气海、阴交、神阙、水分、下脘、中脘、上脘、巨阙、鸠尾、中庭、膻中、玉堂、紫宫、华盖、璇玑、天突、廉泉、承浆。

背俞穴：华佗夹脊穴、五脏六腑背俞穴、大杼、厥阴俞、督俞、气海俞、关元俞、八髎穴、会阳、委阳、附分、魄户、膏肓、神堂、譩譆、魂门、阳纲、意舍、胃仓、志室。

阳经穴：各经原穴、井穴、募穴，阳溪、温溜、大巨、足三里、冲阳、后溪、阳谷、合阳、跗阳、申脉、阳池、三阳络、阳白、日月、京门、膝阳关、阳陵泉、阳交、光明、阳辅。

阴经穴：各经原穴、井穴、募穴。

（二）基础治疗方案

督脉处方：腰阳关、命门、中枢、神道、至阳、大椎、风府。

任脉处方：关元、气海、神阙、下脘、中脘、上脘、膻中。

背俞穴处方：五脏俞。

原穴处方：各经原穴。

四、操作规范

详见图2-2。

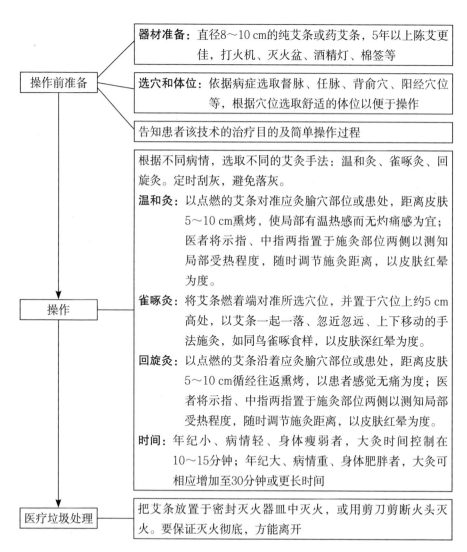

操作前准备
- **器材准备：** 直径8～10 cm的纯艾条或药艾条，5年以上陈艾更佳，打火机、灭火盆、酒精灯、棉签等
- **选穴和体位：** 依据病症选取督脉、任脉、背俞穴、阳经穴位等，根据穴位选取舒适的体位以便于操作
- 告知患者该技术的治疗目的及简单操作过程

操作

根据不同病情，选取不同的艾灸手法：温和灸、雀啄灸、回旋灸。定时刮灰，避免落灰。

温和灸： 以点燃的艾条对准应灸腧穴部位或患处，距离皮肤5～10 cm熏烤，使局部有温热感而无灼痛感为宜；医者将示指、中指两指置于施灸部位两侧以测知局部受热程度，随时调节施灸距离，以皮肤红晕为度。

雀啄灸： 将艾条燃着端对准所选穴位，并置于穴位上约5 cm高处，以艾条一起一落、忽近忽远、上下移动的手法施灸，如同鸟雀啄食样，以皮肤深红晕为度。

回旋灸： 以点燃的艾条沿着应灸腧穴部位或患处，距离皮肤5～10 cm循经往返熏烤，以患者感觉无痛为度；医者将示指、中指两指置于施灸部位两侧以测知局部受热程度，随时调节施灸距离，以皮肤红晕为度。

时间： 年纪小、病情轻、身体瘦弱者，大灸时间控制在10～15分钟；年纪大、病情重、身体肥胖者，大灸可相应增加至30分钟或更长时间

医疗垃圾处理
- 把艾条放置于密封灭火器皿中灭火，或用剪刀剪断火头灭火。要保证灭火彻底，方能离开

图2-2 大灸技术操作规范

五、技术要点

（1）严格按照艾条悬灸操作，手法柔和、和缓。

（2）右手持艾条，做到稳、准。

（3）左手辅助，感应患者局部皮肤温度，避免烫伤，并循经点叩。

（4）把握好灸度、灸量和时间。

六、适应证

（一）痛症

类风湿关节炎、颈椎病、腰椎间盘突出症、痉挛性斜颈、纤维肌痛综合征、肩袖损伤等。

（二）心脑病症

帕金森综合征、血管性痴呆、多系统萎缩、肌张力障碍、运动神经元病、小脑共济失调、多发性神经病、糖尿病周围神经病变、周围神经损伤、中风后遗症、小儿脑瘫、截瘫等。

（三）肺系病症

肺小结节、慢性阻塞性肺疾病、肺纤维化、慢性间质性肺炎、体虚等。

（四）肝胆脾胃病症

慢性结肠炎、肠易激综合征、功能性腹胀、功能性腹泻、胃轻瘫、贲门失弛缓症、功能性消化不良、吸收不良综合征、胃肠道动力性疾病、脂肪肝。

（五）肾膀胱病症

神经源性膀胱、压力性尿失禁、前列腺增生、不育症、肾阳虚性尿。

（六）妇科病症

子宫肌瘤、子宫内膜异位症、卵巢早衰、宫寒不孕、慢性盆腔炎、痰湿型多囊卵巢综合征等。

（七）其他病症

痰湿型、阳虚型肥胖症，骨髓抑制等。

七、临床应用

（一）帕金森综合征

适应证： 帕金森综合征各期。

主穴：腰阳关、命门、中枢、至阳、身柱、大椎、风府、肾俞、脾俞、心俞、风池、中脘、神阙、气海、关元、足三里、悬钟、手足三阳经原穴。

配穴：痰多流涎者加天突、丰隆，便秘者加腹结、大肠俞、上巨虚，尿频者加关元俞、八髎穴。

操作方法：按操作规范执行。

（二）脊髓损伤

适应证：各个阶段的脊髓损伤。

主穴：腰阳关-命门-中枢-至阳-身柱-大椎、脾俞、肾俞、悬钟，脊柱损伤处局部阿是穴。

配穴：马鞍区麻痹者加八髎穴，小便失禁者加气海、关元、中极，下肢麻木者加腰眼、环跳、涌泉。

操作方法：按操作规范执行。

（三）多系统萎缩

适应证：多系统萎缩。

主穴：长强-腰阳关-命门-中枢-至阳-身柱-大椎-风府、风池、完骨、翳风、关元、气海、神阙、建里、中脘、各经原穴。

配穴：肌肉萎缩者加足三里、手三里，睡眠障碍者加内关、三阴交、安眠，便秘者加腹结、大肠俞、上巨虚，尿频者加八髎穴、肾俞。

操作方法：按操作规范执行。

（四）痉挛性瘫痪

适应证：痉挛性瘫痪中的偏瘫、截瘫、四肢瘫。

主穴：循经大灸背部督脉、膀胱经，患肢阳经、阳跷脉，引气归元、悬钟、涌泉。

配穴：便秘者加腹结、大肠俞、上巨虚，言语不利者加风池、风府、完骨，关节拘急者加局部大灸。

操作方法：按操作规范执行。

（五）肺小结节

适应证：直径5 mm以下的肺小结节。

主穴：肺俞、膏肓、四花穴、中府、脾俞、痞根、身柱、至阳、中脘、建里、滑肉门、气海、足三里、孔最。

配穴：气虚痰阻证加列缺、丰隆，气郁痰阻证加肝俞、章门，肺脾两虚证加太白、章门。

操作方法：按操作规范执行。

（六）类风湿关节炎

适应证：间歇期类风湿关节炎。

主穴：长强-腰阳关-命门-中枢-至阳-身柱-大椎、引气归元、水分、神阙、外陵、滑肉门、心俞、胆俞、脾俞、肾俞、局部关节。

配穴：手指关节肿胀变形者加局部阿是穴、阳池，心烦失眠伴头疼者加内关、阳陵泉，风湿者加风池、风市、阴陵泉，疼痛固定伴有血瘀者加膈俞、章门。

操作方法：按操作规范执行。

八、注意事项

（1）患者在过于饥饿、疲劳、精神过度紧张时，不宜立即进行大灸。

（2）对于身体瘦弱、气虚血亏的患者，大灸时间减少到15分钟以内。

（3）大灸时注意控制温度，避免烫伤；若烫伤应及时处理。

（4）大灸后可服用淡盐水，避免上火，或者在大椎、耳尖刺络。

九、禁忌证

（1）高血压危象者。

（2）高热者。

（3）局部有金属植入者。

（4）患精神病不能配合者。

（5）孕妇的腹部、腰骶部。

第三节　心胆论治针灸技术

一、概述

心胆论治针灸技术是选用心经、心包经、胆经相关的腧穴或心经、胆经、心包经的背俞穴、募穴配合，并运用整合针灸思维即"一针二灸三巩固"的模式治疗疾病的针灸技术，是符文彬教授为解决临床疑难病症及疾病的难点，通过多年的临床研究和归纳所形成的针灸技术。

二、理论基础

李梴《医学入门·脏腑》在"五脏穿凿论"中指出"心与胆相通，肝与大肠相通，脾与小肠相通，肺与膀胱相通，肾与三焦相通，肾与命门相通。此合一之妙也"。足少阳胆经经别"循胸里，属胆，散之上肝，贯心"；足少阳胆经"是动则病，口苦，善太息，心胁痛"；手少阴心经"是主心所生病者，目黄，胁痛，臑臂内后廉痛厥，掌中热痛"。说明心胆有经脉相通的物质基础，其经脉脏腑相关、病候相应。

三、常用取穴及基础方

（一）常用取穴

心及心包经腧穴：神门、少海、内关、郄门等。

胆经腧穴：阳陵泉、丘墟、足窍阴、足临泣等。

背部腧穴：心俞、胆俞、厥阴俞、阳纲、膏肓、神堂。

募穴：日月、巨阙、膻中。

（二）基础方

一针：内关、阳陵泉、百会、印堂。

二灸：四花穴、悬钟、涌泉。

三巩固：①埋针心俞、胆俞或②埋针厥阴俞、阳纲，耳穴心、胆。

四、操作规范

详见图2-3。

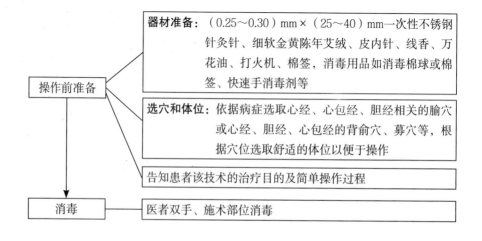

一针

进针：根据穴位采取不同的进针手法（单手进针法、双手进针法、针管进针法），不同的进针方向，不同的进针角度（直刺、斜刺、平刺），不同的进针深度。

行针：行针的基本手法有提插法及捻转法，辅助手法有循法、弹法、刮法、摇法、飞法、震颤法，以得气为度，可采取不同的补泻手法。

留针及出针：留针20～30分钟；左手用消毒干棉球压在针旁，右手缓慢地将针尖提至皮下，迅速出针并按压，防止出血。

二灸（精灸）

定穴：选穴定位后，以棉签蘸取万花油标记穴位。

施灸：将制作好的精灸艾灸炷置放于穴位上以线香点燃，按照所需灸度，在不同时间点使用押手去除灰烬，继续易炷再灸，一般施灸1～3壮。

除灰：灸毕，轻轻擦拭去除艾灰，熄灭线香。

三巩固（皮内针）

进针：麦粒形者，用左手拇指、示指将穴位处皮肤向外绷紧，右手用镊子夹住针柄，将针身平刺在穴位处真皮内，针身埋入皮内5 mm左右，一般多与穴位所在的经络方向呈十字交叉。图钉形者，用镊子夹住针柄，将针尖对准穴位垂直刺入，使环状针柄平整地留在皮肤上。

固定留针：将皮内针埋入后，用胶布固定。一般留针3～5天。

出针：用镊子夹住皮肤表面的胶面，连同皮内针一起取出，起针后对局部皮肤消毒，用干棉球轻压针孔片刻

操作（流程框）

医疗垃圾处理——注意医疗垃圾处理，锐器放入锐器盒，及时熄灭线香和艾灰

图2-3　心胆论治针灸技术操作规范

五、技术要点

（1）心胆相关穴位的选取。

（2）针刺注重调气调神。

（3）把握艾炷的大小，掌握艾灸的时间，注意控制灸量、灸度。

（4）注意皮内针的针刺方向。

六、适应证

（一）痛症

颈椎病、腰椎间盘突出症、膝骨关节炎、痛风性关节炎、类风湿关节炎等关节痛症。

（二）心脑疾病

抑郁障碍、强迫障碍、焦虑障碍、中风偏瘫、中风后抑郁、帕金森病、面瘫等。

（三）过敏性疾病

哮喘、过敏性鼻炎、荨麻疹、过敏性湿疹等。

（四）耳疾

耳鸣、突发性耳聋、中耳炎等。

七、临床应用

（一）骨质疏松症

适应证：原发性骨质疏松症各证型。

主穴：内关、阳陵泉、心俞、胆俞、悬钟。

配穴：行痹加风池、郄门，痛痹加中脘、肾俞，着痹加水分、脾俞，风湿热证加大椎、曲泽，瘀血痹阻证加膈俞、血海，肾精亏损证加关元、肾俞。

操作方法：四肢穴位按照毫针操作规范，背俞穴、腹部穴位可使用精灸、刺络或埋针治疗。依照操作规范执行。

（二）颈椎病

适应证：除脊髓型颈椎病外的各型颈椎病。

主穴：风池、颈百劳、完骨、肩井、内关、阳陵泉。

配穴：足少阳经加足临泣，督脉加水沟，足阳明经加足三里，手阳明经加合谷，足少阴经加太溪，足厥阴经加太冲，风寒湿证加天柱，气滞血瘀证加膈俞，痰湿阻络证加中脘，湿热痹阻证加液门、大椎。

操作方法：水沟及四肢穴位按照毫针操作规范；风池、颈百劳、完骨、天柱、中脘可针刺或精灸；膈俞、大椎可使用精灸、刺络或埋针治疗，均依照操作规范执行。

（三）焦虑障碍

适应证：轻中度焦虑障碍。

主穴：百会、印堂、神门、心俞、胆俞、丘墟。

配穴：气郁化火证加行间、侠溪，心脾两虚证加脾俞，心肾不交证加肾俞、命门。

操作方法：头面、四肢穴位按照毫针操作规范；背俞穴可使用精灸、刺络或埋针治疗，均依照操作规范执行。

（四）荨麻疹

适应证：慢性荨麻疹反复发作。

主穴：内关、阳陵泉、血海、心俞、膈俞。

配穴：风热犯表证加大椎、风池，风寒束表证加风门、肺俞，肠胃积热证加天枢、大肠俞，气血两虚证加肺俞、脾俞，冲任失调证加公孙、气海。

操作方法：四肢穴位按照毫针操作规范；背俞穴、腹部穴位可使用精灸、刺络或埋针治疗，均依照操作规范执行。

（五）帕金森病

适应证：帕金森病。

主穴：百会、印堂、外关、足临泣、心俞、胆俞、悬钟。

配穴：阴虚风动证加风池、肾俞，痰热动风证加风池、中脘，气血不足证加气海、足三里，阳虚风动证加大椎、肾俞，精神焦虑者加厥阴俞、阳纲。

操作方法：四肢穴位按照毫针操作规范；背俞穴、腹部穴位可使用精灸、刺络或埋针治疗，均依照操作规范执行。

（六）强迫障碍

适应证：单纯型强迫障碍及抑郁障碍伴强迫为主症。

主穴：内关、阳陵泉、心俞、胆俞、百会、印堂、水沟。

配穴：肝气郁结证加肝俞、太冲，肝郁化火证加肝俞、行间，心肾不交证加神门、肾俞。

操作方法：四肢穴位按照毫针操作规范；背俞穴、腹部穴位可使用精灸、刺络或埋针治疗，均依照操作规范执行。

八、注意事项

（1）防止晕针，防止损伤内脏及神经。

（2）埋针严格消毒，注意针刺方向，勿影响运动，注意留针时间。

（3）颜面及大动脉处、关节部位注意控制灸度。

（4）阴虚内热或阴虚阳亢者只灸1壮，选穴应尽量少。

（5）糖尿病血糖控制欠佳者避免灸井穴。

九、禁忌证

（1）皮肤感染溃烂、凝血障碍及出血倾向者。

（2）孕妇的腹部、腰骶部。

（3）患精神病等不能配合者。

（4）炎症性疾病高热、脑出血急性期烦躁属肝阳暴亢者。

第四节　精灸技术

一、概述

精灸技术是采用小米粒大小的艾灸炷于穴位上燃烧，以治疗全身疾病的灸类技术。它是符文彬教授在继承岭南针灸大师司徒铃灸法的基础上，对艾草选用、艾绒加工、艾炷制作等进行深入研究，不断完善精灸的理论和技术操作规范，创新发展而形成的。因其热力集中、透热迅速、耗时短、刺激量强，1壮可达到普通麦粒灸2～3壮之效，取其精而效验，故得其名。"符氏精灸"入选广东省中医院首批以人才名义命名诊疗项目。

二、理论基础

精灸属于灸类技术，具有温经散寒、扶阳固脱、消瘀散结、防病保健的功能，对神经、代谢、内分泌、免疫、呼吸、消化、循环等系统有良性调节作用，且有较好的镇痛、安神、抗抑郁作用。《黄帝内经》强调"针所不为，灸之所宜"；《医学入门》指出"药之不及、针之不到，必须灸之"，体现了灸法的重要性。但国内重针轻灸或只针不灸、国外有针无灸的现状，迫切需要灸类技术进行革新。精灸技术就是符文彬教授在传承司徒铃灸法的基础上，避免了传统艾灸壮数多、烟雾大、耗时久、灸量难以控制等缺点

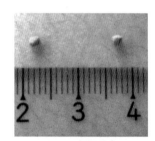

图2-4　精灸艾炷

改良发展而成。一般认为影响灸量的关键因素有艾炷（图2-4）的大小、壮数和时间等。

（一）艾炷的大小

艾炷的大小是灸量控制的重要方面，其底面积大小除了影响艾炷的重量，还影响艾灸的刺激量。《小品方》《扁鹊心书》中认为"灸不三分，是谓徒冤""此为作炷，欲令根下广三分为适也""减此为不覆孔穴上，不中经络，火气则不能远达"，艾炷的底面积不能太小，否则影响热力的传入而疗效不佳。而《外台秘要》详述"黄帝曰：灸不过三分，是谓从穴，此言作艾炷，欲令根下阔三分也。若减此，则不覆孔穴，不中经络，火气不行，不能除病也。若江东、岭南，寒气既少，当二分为准"，提出应根据情况灵活使用，不可拘泥于"三分"这个范围。唐代孙思邈指出了"炷务大也"，但需要根据患者个体情况决定艾炷大小，"小弱，炷乃小作之，以意商量"。日本透热灸派的米粒灸强调用高质量的灸材制作艾炷，在压痛点、硬结处、经穴部施灸，使皮肤出现发白或水泡来治疗疾病；精灸技术使用小米粒大小的艾炷进行艾灸，具有迅速透热、热力集中等特点，艾炷虽小，但也能达到治病目的。

（二）艾灸壮数

壮数的多少往往受多方面因素的影响，如病情的轻重、疾病的性质、患者的耐受性、地域等。病情轻重是重要的参考因素之一，如《扁鹊心书》中"大病灸百壮……小病不过三五七壮"。病位在卫分、上焦、经络等位置轻浅者，不需要太多壮数的灸治；而随着疾病的深入，涉及血分、中下焦等位置较深者，则需要增加艾灸的壮数。另外，选穴部位、患者体质不同，艾灸壮数也有所区别，如《医学入门》有"针灸穴治大同，但头面诸阳之会，胸膈二火之地，不宜多灸。背腹阴虚有火者，亦不宜灸。惟四肢穴最妙，凡上体及当骨处，针入浅而灸宜少；凡下肢及肉厚处，针可入深，灸多无害"。此外，地域不同对壮数的要求也不同，北方寒冷地区艾灸壮数可多，南方湿热地区壮数可少。

精灸技术壮数虽少，但一般只需1～3壮也能祛病，所以简单地把"灸量=艾炷大小+壮数+时间"是不科学的，应该考虑病情轻重、病程长短、证候不同、体质敏感度、穴位的功能、穴位多少、热力作用点大小、透热集中程度、灸度等因素。

三、操作规范

详见图2-5。

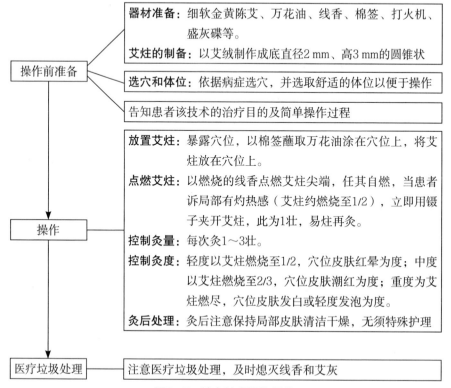

操作前准备
- **器材准备**：细软金黄陈艾、万花油、线香、棉签、打火机、盛灰碟等。
- **艾炷的制备**：以艾绒制作成底直径2 mm、高3 mm的圆锥状
- **选穴和体位**：依据病症选穴，并选取舒适的体位以便于操作
- 告知患者该技术的治疗目的及简单操作过程

操作
- **放置艾炷**：暴露穴位，以棉签蘸取万花油涂在穴位上，将艾炷放在穴位上。
- **点燃艾炷**：以燃烧的线香点燃艾炷尖端，任其自燃，当患者诉局部有灼热感（艾炷约燃烧至1/2），立即用镊子夹开艾炷，此为1壮，易炷再灸。
- **控制灸量**：每次灸1～3壮。
- **控制灸度**：轻度以艾炷燃烧至1/2，穴位皮肤红晕为度；中度以艾炷燃烧至2/3，穴位皮肤潮红为度；重度为艾炷燃尽，穴位皮肤发白或轻度发泡为度。
- **灸后处理**：灸后注意保持局部皮肤清洁干燥，无须特殊护理

医疗垃圾处理
- 注意医疗垃圾处理，及时熄灭线香和艾灰

图2-5　精灸技术操作规范

四、技术要点

（1）选取精细的艾绒，推荐使用80∶1的黄金艾绒，即每80 g艾叶经加工制成1 g的精细艾绒。

（2）艾炷精小，为底面直径2 mm、高3 mm的圆锥状艾炷。

（3）取穴精准，因艾炷细小，取穴要准确。

（4）壮数精少，一般1～3壮。

（5）耗时以秒算，3～5秒。

（6）注意控制壮数、灸度，参见图2-6。

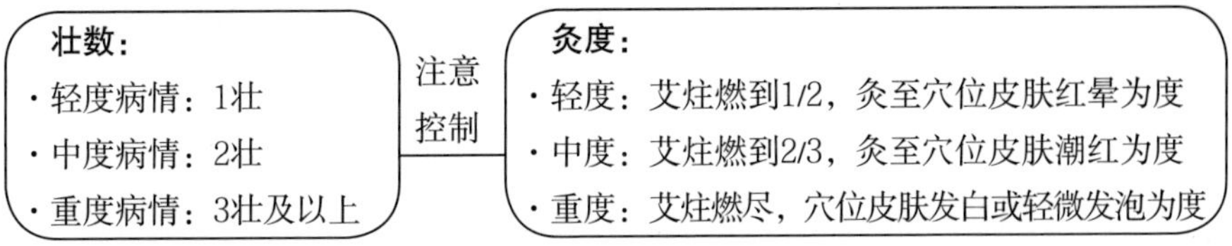

壮数：		灸度：
·轻度病情：1壮	注意控制	·轻度：艾炷燃到1/2，灸至穴位皮肤红晕为度
·中度病情：2壮		·中度：艾炷燃到2/3，灸至穴位皮肤潮红为度
·重度病情：3壮及以上		·重度：艾炷燃尽，穴位皮肤发白或轻微发泡为度

图2-6　艾灸的壮数、灸度

五、适应证

（一）痛症

头痛、颈痛、面痛、肩痛、腕管综合征、腰椎间盘突出症、膝骨关节炎、痛风性关节炎、痛经、产后身痛等。

（二）脑病

中风、眩晕、面瘫、面肌痉挛、失眠症、抑郁障碍、焦虑障碍、帕金森综合征、小脑共济失调、慢性疲劳综合征等。

（三）肝胆脾胃病症

呕吐、呃逆、消化不良、肠易激综合征、慢性胃炎等。

（四）肺系及过敏病症

哮喘、支气管炎、过敏性咳嗽、过敏性鼻炎、荨麻疹等。

（五）气血津液病症

肥胖症、高脂血症、高尿酸血症、糖耐量异常等。

（六）妇儿病症

月经病、围绝经期综合征、子宫肌瘤、多囊卵巢综合征、妇科恶性肿瘤术后或放化疗后调理、小儿抽动障碍、小儿遗尿、小儿发育不良等。

（七）养生保健

预防中风、调节血压、美容等。

六、临床应用

（一）抑郁障碍

适应证：轻中度抑郁障碍。

主穴：膻中、期门、滑肉门、肺俞、膈俞、胆俞、引气归元、涌泉。

配穴：肝气郁结证加气海，肝郁脾虚证加脾俞、足三里，肝郁痰阻证加中脘、丰隆，心脾两虚证加巨阙、脾俞，气滞血瘀证加章门，心肾不交证加肾俞、神门，心虚胆怯证加神门、丘墟，肾虚肝郁证加肾俞、命门，伴有焦虑者加神门、丘墟、太溪，伴有强迫症状者加阳纲、丘墟，气郁化火证可加心俞、肝俞刺络。

操作方法： 按操作规范执行，灸度为轻度到中度，1～2壮。

（二）睡眠障碍

适应证： 各种原因引起的睡眠障碍。

主穴： 安眠、膈俞、胆俞、引气归元、三阴交、涌泉。

配穴： 心脾两虚证加脾俞、巨阙，阴虚火旺证加肾俞、命门、足三里，心虚胆怯证加神门、丘墟，痰热内扰证加心俞、胃俞刺络，难入睡者加肾俞、章门，易早醒者加肝俞、肺俞，肝郁化火证加心俞、肝俞刺络。

操作方法： 按操作规范执行，灸度为轻度到中度，1～2壮。

（三）过敏性咳嗽

适应证： 因过敏等导致的刺激性干咳或流行性病毒感冒后咳嗽。

主穴： 定喘、肺俞、心俞、胆俞、天突、中脘、悬钟。

配穴： 风寒袭肺证加风门，痰湿蕴肺证加丰隆，燥邪伤肺证加足三里，心咳者加巨阙，肝咳者加期门，脾咳者加脾俞，肾咳者加肾俞，膀胱咳者加膀胱俞、中极，夜晚咳甚者加至阳、身柱，白天咳甚者加孔最，过敏体质者加内关。

操作方法： 按操作规范执行，灸度为中度到重度，2～3壮。

（四）面瘫

适应证： 周围性面瘫。

主穴： 风池、颈百劳、肺俞、心俞、胆俞、胃俞、中脘、大骨空、小骨空、阳陵泉、足三里、涌泉，患侧阳白、四白、太阳、地仓、颊车、牵正、翳风。

配穴： 风寒证加大椎、合谷，风热证加曲池，风痰证加丰隆，气血不足证加气海，鼻唇沟歪斜者加承浆，眼裂变小者加申脉。

操作方法： 按操作规范执行，面部穴位灸度为轻度，其他部位灸度为轻度到中度，1～2壮。

（五）异常子宫出血

适应证： 异常子宫出血（功能失调性子宫出血）。

主穴： 列缺、气海、关元、子宫、脾俞、次髎、地机、隐白。

配穴： 心脾两虚证加足三里、公孙，脾肾阳虚证加肾俞、命门、腰阳关，肝郁化火证加肝俞刺络，气滞血瘀证加血海、章门。

操作方法：按操作规范执行，灸度为轻度到中度，2～3壮。

（六）预防中风

适应证：预防中风（热证表现不明显者）。

主穴：风池、翳风、肾俞、中脘、足三里、悬钟、内关、涌泉。

配穴：血糖偏高者加脾俞、胃脘下俞、关元俞、关元，血压异常者加肾俞、命门，血脂偏高者加脾俞、阴陵泉、章门、内关，肥胖者加天枢、丰隆、曲池，动脉斑块者加太渊、膻中、胆俞，血液黏度高者加膈俞、胆俞。

操作方法：按操作规范执行，灸度为轻度到中度，1～2壮。

（七）预防颈椎病复发

适应证：颈椎病反复发作。

主穴：风池、颈百劳、大杼、肾俞、中脘、关元、内关、涌泉。

配穴：寒湿证加脾俞、阴陵泉，气滞血瘀证加膈俞、胆俞，痰湿证加脾俞、阴陵泉，肝肾不足者加肝俞，气血虚弱者加足三里、胃俞，头晕者加悬钟，上肢麻木者加心俞，失眠者加安眠、列缺。

操作方法：按操作规范执行，灸度为轻度到中度，1～2壮。

七、注意事项

（1）颜面及大动脉处、关节部位应注意控制灸度。

（2）阴虚内热或阴虚阳亢者只灸1壮，选穴应尽量少。

八、禁忌证

（1）炎症性疾病高热或局部疮疡、溃烂者。

（2）脑出血急性期烦躁属肝阳暴亢者。

（3）糖尿病患者的四肢末端。

（4）孕妇的腰骶部、下腹部。

第五节 岭南传统天灸技术

一、概述

岭南传统天灸技术是在岭南地区自然和历史文化条件下发展起来的，是以经络腧穴理论及中医时间治疗学为基础，在特定时间将有一定刺激性的中药涂敷于穴位或患处，促使局部皮肤潮红或发泡以治疗全身疾病的灸类技术。

将天灸技术融入岭南文化的古代名医，当先数晋代葛洪、鲍姑夫妇。葛洪精通针术，据说三元宫内的针灸经络图碑刻就是他留下的。他的妻子鲍姑精通灸术，发现了越秀山所产的红脚艾的功效，用灸疗治疗赘疣，是岭南地区灸法体系的创始人。文献记载二人在岭南居住修道期间，用药物敷贴疗法为当地百姓治病，并著书记录。葛洪所著的《肘后备急方》中就记载了多个使用药物敷贴穴位使之发泡以治疗疾病的验方验案，后世也流传许多二人行医的佳话。两位著名医学家为天灸技术在岭南地区的传承和推广作出了卓越贡献，也推动了岭南针灸的发展。

宋代《针灸资生经》系统阐释了"天灸"技术概念；明代《本草纲目》和清代《张氏医通》《理瀹骈文》等发展了天灸技术内涵；民国岭南名医、第一代传承人周仲房通过创建中医学校、编写教材等方式传承发展岭南传统天灸技术；近代岭南名医、第二代传承人司徒铃结合"时间医学""冬病夏治""夏病冬治"理论发展了岭南传统天灸技术；广东省名中医、第三代传承人刘炳权、符文彬率领团队通过开展科学研究、拓展适宜病种、创新药物剂型、完善传承体系等方式，制定岭南天灸行业技术标准，使岭南传统天灸技术成为广东省、广州市非物质文化遗产代表性项目、国家中医药管理局适宜推广项目，相关成果获中华中医药学会科技进步奖。岭南传统天灸技术以广东为核心已辐射到我国广西、海南等23个省市，马来西亚、新加坡、澳大利亚、智利等49个国家及地区。

二、理论基础

岭南传统天灸技术采用对皮肤有刺激性的药物敷贴于穴位或患处（图2-7），以达到以下作用。

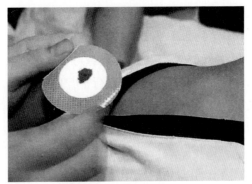

图2-7　天灸敷贴图

（一）药物的发泡作用

药物敷贴对局部产生的强烈刺激，使皮肤充血、潮红，达到活血化瘀、化痰散结之效；此外，发泡产生的灼热感起到温肺化痰、温经散寒、除湿止痛之效。

（二）药物的治疗作用

岭南天灸技术多选用黄芥子、细辛、甘遂、延胡索等辛香走窜药物，这些药物本身具有治疗作用。如《神农本草经疏》记载"白芥子味极辛，气温。能搜剔内外痰结及胸膈寒痰，冷涎壅塞者殊效"。其他诸如附子、生姜等药，性亦多温，具有温经化痰通络的作用。

（三）药物的引经作用

根据药物的归经属性，通过"引经药"使药物直达病所。如《理瀹骈文》强调："膏中用药味，必得通经走络，开窍透骨，拔病外出之品为引。"如黄芥子性温，味辛，归肺经，具有温肺化痰利气、散结通络止痛的功效，主治寒痰咳嗽、胸胁胀痛、痰滞经络、关节麻木疼痛、痰湿流注、阴疽肿毒等病症；细辛性温，味辛，归心经、肺经、肾经，具有祛风散寒、通窍止痛、温肺化饮的功用，《神农本草经疏》言"细辛，辛则横走，温则发散，故主咳逆……百节拘挛，风湿痹痛"。

（四）经脉腧穴的作用

《灵枢·海论》载："夫十二经脉者，内属于腑脏，外络于肢节。"经脉是沟通人体体表与内脏的联系通道。《素问·皮部论》载："凡十二经络脉者，皮之部也。是故百病之始生也，必先于皮毛。"十二皮部与人体经络、脏腑联系密切。皮部、腧穴不仅是气血输注的部位，也是邪气所客之处所，是天灸防治病邪的关键所在。岭南传统天灸技术正是通过药物对腧穴的刺激作用以通经脉、调气血，使阴阳归于平衡，脏腑趋于和调，达到扶正祛邪、防病保健的目的。

三伏天是全年中气候最炎热、阳气最旺盛的时段，为温煦肺经阳气、驱散内伏寒邪的最佳时机。它在五行中与肺同属金，就是说肺部疾病在庚日治疗效果最佳，而且在这一阶段人体肌肤腠理开泄，经络气血流通，人体之阳气可充分得天阳之助，使天灸膏更易透皮吸收，通过对穴位的刺激放大效应，增强经络的传导作用，从而对肺、脾、肾等脏腑功能起到良好的调节作用，达到祛寒、逐痰、补肺、健脾、益肾、平喘功用，增强机体免疫功能，抑制机体过敏状态，达到预防和减少疾病发作的目的。研究表明，三伏天通过药物对穴位的刺激，使药物透皮吸收产生对肺系疾病、痛症、胃肠疾病、抑郁相关病症等的治疗作用。

三、常用药物、取穴及时间的选择

（一）常用的药物

1. 蒜

性味归经：辛，温；归脾经、胃经、肺经。

功效主治：解毒杀虫，消肿，止痢，辟邪温经，健脾开胃。主治霍乱吐泻，胃痛，腹痛，消化不良。

2. 生姜

性味归经：辛，微温；归肺经、脾经、胃经。

功效主治：解表散寒，温中止呕，化痰止咳。主治风寒感冒，胃寒呕吐，寒痰咳嗽。

3. 葱白

性味归经：辛，温；归肺经、胃经。

功效主治：发汗解表，散寒通阳。主治风寒感冒，阴寒腹痛，二便不通，痢疾，疮痈肿痛，虫积腹痛。

4. 胡椒

性味归经：辛，热；归胃经、大肠经。

功效主治：温中散寒，下气，消痰。主治胃寒呕吐，腹痛泄泻，食欲不振，癫痫痰多。

5. 醋

性味归经：酸、苦，温；归肝经、胃经。

功效主治：散瘀，止血，解毒，杀虫。主治产后血晕，症瘕癥瘕，黄疸，黄汗，吐血，衄血，大便下血，阴部瘙痒，痈疽疮肿。解鱼肉菜毒。

6. 黄芥子

性味归经：辛，温；归肺经。

功效主治：温肺化痰，利气散结，通络止痛。主治咳喘痰多，胸满胁痛，胃寒吐食，肢体麻木，寒湿痹痛，瘰疬，湿痰流注，阴疽肿毒。

7. 延胡索

性味归经：辛、苦，温；归心经、肝经、脾经。

功效主治：活血行气，止痛。主治胸痹心痛，胁肋、脘腹诸痛，痛经，闭经，产后瘀血腹痛，跌打损伤。

8. 鹅不食草

性味归经：辛，温；归肺经、肝经。

功效主治：通鼻窍，止咳。主治风寒头痛，咳嗽痰多，鼻塞不通，鼻渊流涕。

9. 墨旱莲

性味归经：甘、酸，寒；归肝经、肾经。

功效主治：补肝肾阴虚，凉血止血。主治偏正头痛，疟疾，尿血，风火牙痛。

10. 大黄

性味归经：苦，寒；归胃经、大肠经、肝经。

功效主治：泻热毒，破积滞，行瘀血。主治实热便秘，谵语发狂，食积痞满，痢疾初起，里急后重，瘀血闭经，癥瘕积聚，时行热疫，暴眼赤痛，吐血，衄血，阳黄，水肿，痈疡肿毒，疔疮，烫火伤。

11. 威灵仙

性味归经：辛、咸，温；归膀胱经。

功效主治：祛风湿，通经络，消痰水，治骨鲠。主治痛风，风湿痹痛，肢体麻木，腰膝冷痛，筋脉拘挛，屈伸不利，脚气，癥瘕积聚，破伤风，扁桃体炎，骨鲠。

12. 丁香

性味归经：辛，温；归脾经、胃经、肾经。

功效主治：温中降逆，散寒止呕，温肾助阳。主治胃寒痛胀，呃逆，吐泻，痹痛，疝气，口臭，牙痛。

13. 肉桂

性味归经：辛、甘，热；归肾经、脾经、心经、肝经。

功效主治：补火助阳，散寒止痛，温经通脉。主治阳痿，宫冷，心腹冷痛，虚寒吐泻，闭经，痛经。

14. 细辛

性味归经：辛，温，有小毒；归肺经、肾经、心经。

功效主治：祛风解表，散寒止痛，温肺化饮，通窍。主治外感风寒，头痛，牙痛，风寒湿痛，痰饮咳喘，鼻塞鼻渊。

15. 吴茱萸

性味归经：辛、苦，热，有小毒；归肝经、脾经、胃经、肾经。

功效主治：散寒止痛，疏肝降逆，助阳止泻。主治头痛，寒疝腹痛，寒湿脚气，痛经，脘腹胀痛，呕吐吞酸，五更泄泻。

16. 天南星

性味归经：苦、辛，温，有毒；归肺经、肝经、脾经。

功效主治：燥湿化痰，祛风止痉，散结消肿。主治顽痰咳嗽，风痰眩晕，中风痰壅，口眼㖞斜，半身不遂，癫痫，惊风，破伤风。生用外治痈肿，蛇虫咬伤。

17. 甘遂

性味归经：苦，寒，有毒；归肺经、肾经、大肠经。

功效主治：泻下逐饮，消肿散结。主治水肿，腹水，支饮，喘咳，大小便不通。

（二）药物的加工

药物的加工流程为配药—清洗—粉碎—过筛—混合。依照处方配药，清水清洗后晾干，续将药物粉碎成细末，然后以60～80目的细筛筛过，混合拌匀而成。使用时取药散适量，以姜汁调和成药饼后置于胶布上敷贴于穴位或患处。

（三）选穴原则

按照辨证一般选取背部膀胱经、督脉，腹部任脉、胃经、脾经穴位为主，必要时配合四肢穴位，一般选8～12个穴位。

（四）时间的选择

时间选择一般以三伏天及三九天为多，根据需要，可平时贴药治疗。

三伏天：分为初伏、中伏、末伏。夏至后第三个庚日为初伏，第四个庚日为中伏，立秋后第一个庚日为末伏，三日均为庚日。

三九天：冬至这一天为"一九"，又称"初九"；相隔九天为"二九"；再隔九天为"三九"。

三九天灸技术是三伏天灸技术的补充。两者相互配合，相得益彰。

四、操作规范

详见图2-8。

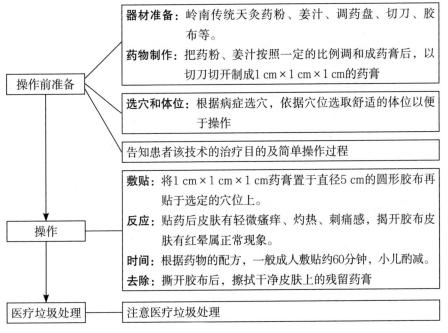

图2-8　岭南传统天灸技术操作规范

五、技术要点

（1）穴位配伍、定位准确是疗效的关键。

（2）药物配伍的合适比例是疗效的保证。

（3）药物的精细加工是疗效的基础。

（4）皮肤渗透剂的选择会影响药效。

（5）敷贴时间的把握是治疗安全的保障。

六、适应证

（一）肺系相关病症

慢性支气管炎、支气管哮喘、过敏性鼻炎、虚人感冒、慢性肺气肿、慢性咳嗽等。

（二）胃肠病症

慢性结肠炎、功能性腹胀、慢性胃炎、反流性胃炎、胃肠动力性疾病、便秘等。

（三）痛症

颈椎病、腰椎间盘突出症、腰肌劳损、膝骨关节炎、肱骨外上髁炎（网球肘）、肩周炎等。

（四）抑郁相关病症

抑郁障碍、焦虑障碍、睡眠障碍、阈下抑郁、慢性疲劳综合征、产后抑郁等。

（五）其他

肥胖症、遗尿、慢性盆腔炎、乳腺增生等。

七、临床应用

（一）支气管哮喘

适应证：哮喘发作期的辅助治疗或缓解期。

主穴：定喘、肺俞、心俞、天突、中脘、脾俞。

配穴：风寒外袭证加风门，痰浊阻肺证加滑肉门，肺气不足证加气海、足三里，肺肾气虚证加肾俞、关元，脾气亏虚证加大横。

操作方法：按操作规范执行。

（二）过敏性鼻炎

适应证：鼻炎发作期及缓解期。

主穴：大椎、肺俞、心俞、胆俞、中脘、肾俞。

配穴：肺虚感寒证加风门，脾气虚弱证加足三里，肾阳亏虚证加关元。

操作方法：按操作规范执行。

（三）膝骨关节炎

适应证：各证型的膝骨关节炎。

主穴：内膝眼、外膝眼、阴陵泉、阳陵泉、水分、脾俞、膀胱俞。

配穴：气滞血瘀证加血海，风寒湿痹证加风门，痰湿阻络证加大横，肝肾不足证加肾俞。

操作方法：按操作规范执行。

（四）抑郁障碍

适应证：轻中度抑郁障碍。

主穴：肺俞、膈俞、肝俞、胆俞、鸠尾、中脘、气海。

配穴：肝气郁结证加期门，气郁化火证加曲池，痰气郁结证加脾俞，心脾两虚证加心俞、脾俞，心肾不交证加心俞、肾俞，心虚胆怯证加心俞。

操作方法：按操作规范执行。

（五）消化不良

适应证：消化不良。

主穴：膈俞、胃俞、中脘、大横、足三里。

配穴：脾虚气滞证加脾俞、气海，肝胃不和证加肝俞，脾胃湿热证加阴陵泉，脾胃虚寒证加脾俞，胃胀明显者加建里、滑肉门，恶心呕吐者加内关。

操作方法：按操作规范执行。

（六）颈椎病颈痛

适应证：颈椎病颈痛。

主穴：颈百劳、大椎、肩中俞、中脘、心俞、胆俞。

配穴：风寒湿证加风门，气滞血瘀证加膈俞，痰湿阻络证加脾俞，肝肾不足证加肾俞、肝俞，气血亏虚证加足三里。

操作方法：按操作规范执行。

（七）不寐

适应证：不寐。

主穴：魄户、神堂、魂门、中脘、下脘、气海、关元、命门。

配穴：心脾两虚证加心俞、脾俞，心肾不交证加心俞、肾俞，心胆气虚证加心俞、胆俞，痰湿证加足三里，焦虑症状者加肾俞，围绝经期综合征者加次髎、子宫。

操作方法：按操作规范执行。

（八）阈下抑郁

适应证：阈下抑郁。

主穴：四花穴、脾俞、肝俞、中脘。

配穴：脾气虚证加章门，心气虚证加心俞，肾气虚证加肾俞，肺气虚证加肺俞，肝气虚证加期门。

操作方法：按操作规范执行。

八、注意事项

（1）贴药时皮肤应保持干燥，贴药后不宜剧烈活动，以免出汗致药膏脱落。

（2）贴药后局部皮肤出现红晕属正常现象，部分可出现较小的皮肤水泡，无明显不适可不予处理。

（3）贴药后若出现瘙痒、灼热、刺痛等症状且难以忍受，应尽快去除膏药，避免搔抓致皮肤破损。

（4）若局部皮肤出现较大水泡溃破，应保护创面，必要时进行外科处理。

（5）贴药当天戒酒、海鲜、牛肉、芋头、花生等食物，并避免进食生冷、辛辣食品。

九、禁忌证

（1）局部皮肤溃疡者。

（2）对药物刺激皮肤过敏明显者。

（3）发热者。

（4）孕妇。

（5）严重的肝肾功能不全、糖尿病血糖高控制不佳者。

第六节　大接经技术

一、概述

大接经技术是按经脉流注次序逐经选取井穴针刺治病的一种特色针灸技术。最早见于《卫生宝鉴》，载有"真定府临济寺赵僧判……患中风，半身不遂，精神昏愦，面红颊赤，耳聋鼻塞，语言不出，诊其两手，六脉弦数……先以三化汤一两，内疏三两……次与至宝丹……又刺十二经之井穴，以接经络，翌日不用绳络，能行步"。这是大接经法临床应用治疗中风偏瘫的例证的最早记载。符文彬教授在大接经针法基础上拓展了大接经灸、原穴接经、络穴接经、首尾接经与原络接经技术，为扩大大接经技术治疗病种提供了保障。

二、理论基础

（一）阳受气于四末，阴受气于五脏

《灵枢·终始》言："凡刺之道，毕于终始，明知终始，五脏为纪，阴阳定矣。阴者主脏，阳者主腑，阳受气于四末，阴受气于五脏。"因为中风病变涉及三阴三阳经，所以依次针刺各经之井穴，调节受于四末的阳气和五脏，则能增强全身经脉大循环和脏腑气血的运行功能，从而达到接气通经、调和阴阳的目的，治疗中风。

（二）气血流转，如环无端

十二经脉的气血流注从肺经开始逐经相传，至肝经而终，再由肝经复传于肺经，流注不已，从而构成了周而复始、如环无端的循环传注系统。十二经脉将气血周流全身，使人体不断地得到精微物质而维持各脏腑组织器官的功能活动（图2-9）。

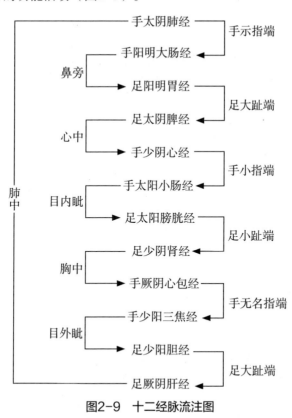

图2-9 十二经脉流注图

三、常用取穴及基础方

（一）取穴方法

大接经法依证候不同有"从阳引阴"和"从阴引阳"二法。符文彬教授在临床实践中认为证型属偏热证者应按"从阳引阴法"取穴，证型属偏寒或热证不明显者按"从阴引阳法"取穴。

从阳引阴法是从足太阳经井穴至阴开始，依次按十二经流注顺序针刺，即为足少阴经涌泉、手厥阴经中冲、手少阳经关冲、足少阳经足窍阴、足厥阴经大敦、手太阴经少商、手阳明经商阳、足阳明经厉兑、足太阴经隐白、手少阴经少冲、手太阳经少泽。

从阴引阳法则是从手太阴井穴少商开始，依次按十二经流注顺序针刺，即取手阳明经商阳、足阳明经厉兑、足太阴经隐白、手少阴经少冲、手太阳经少泽、足太阳经至阴、足少阴经涌泉、手厥阴经中冲、手少阳经关冲、足少阳经足窍阴、足厥阴经大敦。

按男左女右进行取穴，如针刺男性患者的至阴从左边至阴穴开始，再到右侧至阴穴，依次为左涌泉、右涌泉，如此类推；女性则相反；也可以两侧同时针刺。

（二）常用处方

1. 大接经针法

适应证：中风重症、四肢瘫痪或合并智力障碍、意识障碍，血管性痴呆，其他如久治不愈的郁病、癫痫、周身疼痛等。

主穴：十二经井穴。

操作方法：毫针针刺，按证型属偏热证者按"从阳引阴法"、证型属偏寒或热证不明显者按"从阴引阳法"取穴顺序针刺，男左女右，或双侧同时进针，行捻转泻法或平补平泻法。

2. 大接经点灸

适应证：体质虚弱或偏阳虚。

主穴：十二经井穴。

操作方法：穴位的选择是按"从阴引阳"进行，选好穴位后，先用万花油涂在穴位表面，用药线点灸或艾绒点灸。从手太阴井穴少商开始，依次按十二经流注顺序点灸，即取手阳明经商阳、足阳明经厉兑、足太阴经隐白、手少阴经少冲、手太阳经少泽、足太阳经至阴、足少阴经涌泉、手厥阴经中冲、手少阳经关冲、足少阳经足窍阴、足厥阴经大敦。

药线点灸中的药线是将苎麻搓成线，然后经特定药水浸泡加工而成，每根长约30 cm，直径0.7 mm。药线点灸技术操作：以右手拇指、示指夹持药线的一端，并露出线头1～2 cm，将露出的线端点燃，然后吹灭明火，只留线珠火，将线端珠火对准穴位，迅速点按在穴位上，一按火灭即起，此为1壮，一般每个穴位只灸1壮。操作时必须掌握火候，以线头呈"珠火"时效果最佳，切忌明火点灸，灸后有蚁咬感或灼热感，不要用手抓，以防感染。

艾绒点灸是将艾绒搓成线条状，点燃艾绒灸，然后吹灭明火，只留珠火，将艾绒端珠火对准穴位，迅速点按在穴位上。注意事项同药线点灸。

点灸法刺激量的大小以点灸壮数及点灸手法轻重为准，应根据病情轻重、患者年龄、体质强弱而定。施灸手法的轻重是以施灸时珠火接触穴位时间短者为轻，珠火接触穴位时间长者为重。因此，对于年老体弱及儿童患者、病情较轻者，应用快速扣压，珠火接触穴位即灭的轻手法；相反，对于年轻、体质壮实而病情较重者则用缓慢扣压，珠火较长时间接触穴位的重手法。

3. 原穴接经

适应证：疾病治疗后巩固疗效，慢性病久治不愈，体弱。

主穴：十二经原穴。

操作方法：按"从阴引阳法"取原穴按次序接经针刺，得气后不留针，依次为肺经（太渊）、大肠经（合谷）、胃经（冲阳）、脾经（太白）、心经（神门）、小肠经（腕骨）、膀胱经（京骨）、肾经（太溪）、心包经（大陵）、三焦经（阳池）、胆经（丘墟）、肝经（太冲）。也可原穴接经点灸，原穴接经点灸参考大接经点灸操作。

4. 络穴接经

适应证：慢性病久治不愈且体质壮实，也用于井穴接经治疗后巩固疗效。

主穴：十二经络穴。

操作方法：按"从阳引阴法"进行络穴接经针刺，得气后不留针，依次是膀胱经（飞扬）、肾经（大钟）、心包经（内关）、三焦经（外关）、胆经（光明）、肝经（蠡沟）、肺经（列缺）、大肠经（偏历）、胃经（丰隆）、脾经（公孙）、心经（通里）、小肠经（支正）。

5. 首尾接经

适应证：疼痛性疾病或其他感觉障碍。

主穴：十二经每条经脉的首穴和尾穴。

操作方法：首尾接经法是选取每条经络的首、尾穴依次按十二经流注顺序用毫针针刺。热证、实证用泻法，虚证、寒证用平补平泻法。证型偏热证者按"从阳引阴法"，证型偏寒或热证不明显者按"从阴引阳法"取穴。

从阳引阴法是从足太阳经至阴、睛明开始，依次按十二经流注顺序针刺，即为足少阴经（俞府、涌泉）、手厥阴经（中冲、天池）、手少阳经（关冲、丝竹空）、足少阳经（瞳子髎、足窍阴）、足厥阴经（大敦、期门）、手太阴经（中府、少商）、手阳明经（商阳、迎香）、足阳明经（承泣、厉兑）、足太阴经（隐白、大包）、手少阴经（极泉、少冲）、手太阳经（少泽、听宫）。

从阴引阳法则是从手太阴经中府、少商开始，依次按十二经流注顺序针刺，即为手阳明经（商阳、迎香）、足阳明经（承泣、厉兑）、足太阴经（隐白、大包）、手少阴经（极泉、少冲）、手太阳经（少泽、听宫）、足太阳经（睛明、至阴）、足少阴经（涌泉、俞府）、手厥阴经（天池、中冲）、手少阳经（关冲、丝竹空）、足少阳经（瞳子髎、足窍阴）、足厥阴经（大敦、期门）。

6. 原络接经

适应证：多次针灸治疗无效，重病后康复，预防保健。

主穴：十二经原穴和络穴。

操作方法：依照经脉循行的顺序针刺十二经的原穴和络穴，以得气为度，不留针。久病则由原穴到络穴，新病则由络穴到原穴；重病后康复和预防保健由原穴到络穴。

由原穴到络穴接经次序为肺经原穴（太渊）、大肠经络穴（偏历）、胃经原穴（冲阳）、脾经络穴（公孙）、心经原穴（神门）、小肠经络穴（支正）、膀胱经原穴（京骨）、肾经络穴（大钟）、心包经络穴（大陵）、三焦经络穴（外关）、胆经原穴（丘墟）、肝经络穴（蠡沟）。

由络穴到原穴接经次序为肺经络穴（列缺）、大肠经原穴（合谷）、胃经络穴（丰隆）、脾经原穴（太白）、心经络穴（通里）、小肠经原穴（腕骨）、膀胱经络穴（飞扬）、肾经原穴（太溪）、心包经络穴（内关）、三焦经原穴（阳池）、胆经络穴（光明）、肝经原穴（太冲）。

四、操作规范

详见图2-10。

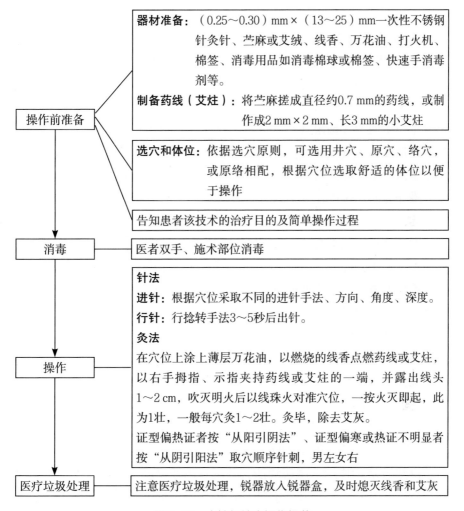

图2-10　大接经技术操作规范

五、技术要点

（1）掌握"从阴引阳""从阳引阴"的应用。

（2）入针要快，捻转手法要娴熟。

（3）点灸要做到"精、准、快"。

六、适应证

（1）中风重症、四肢瘫痪或合并智力障碍、意识障碍者。

（2）血管性痴呆者。

（3）慢性病久治不愈如郁病、不寐、癫痫、周身疼痛者等。

（4）体质虚弱者。

七、临床应用

（一）血管性痴呆

适应证： 血管性痴呆。

主穴： 十二经井穴。

操作方法： 按操作规范执行。

（二）闭锁综合征

适应证： 闭锁综合征。

主穴： 十二经井穴。

操作方法： 按操作规范执行。

（三）昏迷

适应证： 各证型的昏迷。

主穴： 十二经井穴。

操作方法： 按操作规范执行。

（四）截瘫

适应证： 截瘫或其他感觉障碍。

主穴： 十二经每条经脉的首穴和尾穴。

操作方法： 使用首尾接经法，选取每条经络的首尾穴依次按十二经流注顺序用毫针针刺，热证、实证用泻法，虚证、寒证用平补平泻法。证型偏热证者按"从阳引阴法"、证型偏寒或热证不明显者按"从阴引阳法"取穴。

（五）纤维肌痛综合征

适应证： 纤维肌痛综合征。

主穴： 十二经每条经脉的首穴和尾穴。

操作方法： 使用首尾接经法，操作同"截瘫"。

（六）慢性病久治不愈

适应证： 慢性病久治不愈。

主穴：十二经原穴或十二经络穴。

操作方法：体质虚弱者，按原穴接经，"从阴引阳法"接经针刺，得气后不留针，也可点灸操作；体质壮实者，按络穴接经，"从阳引阴法"进行接经针刺，得气后不留针。

八、注意事项

（1）血压高于200/100 mmHg者需慎用。

（2）脑血管病急性期躁动者手法要轻。

（3）针法、灸法操作手法要熟练。

（4）治疗时要观察患者的血压、心率、呼吸。

九、禁忌证

（1）有出血倾向者。

（2）局部皮肤溃疡、感染者。

（3）糖尿病患者血糖控制不良时，禁灸井穴。

第七节　相应取穴针灸技术

一、概述

相应取穴针灸技术是左病取右、右病取左、前病取后、后病取前、上病取下、下病取上的针灸技术，由符文彬教授在传承《黄帝内经》巨刺和缪刺的基础上发展而来。巨刺是左侧病取右侧经穴、右侧病取左侧经穴来治疗。由于邪气侵犯经脉进而连及脏腑，表现为左侧邪气盛则右病，右侧邪气盛则左病，或"左痛未已，而右脉先病"等现象，治疗当巨刺。缪刺也是左侧病取右侧，右侧病取左侧，但巨刺是刺经而缪刺是刺络，两者有病位经与络之别。由于邪气从皮毛侵入，进入并留止于孙络，其邪气留而不去，则络脉闭塞不通，邪气不能传入经脉，就流溢于大络，而发生异常疾病。凡邪气侵入大络，可从左侧流注到右侧，从右侧流注到左侧，邪气上下左右流注，与经脉相干，并循大络流布于四肢。但由于邪气的流注没有一定部位，也不入于经脉之内，见身形有痛而九候莫病等现象，治疗当缪刺。巨刺与缪刺异同详见表2-1。

表2-1　巨刺与缪刺异同表

刺法名	区别			相同
	适应证	针刺部位	取穴	
巨刺	身形有痛而脉病	经脉	经穴	左病刺右，右病刺左治痛症
缪刺	身形有痛、九候莫病、病在大络，不入经	络脉	井穴、血络或非经穴	

二、理论基础

相应取穴以经络循行为依据，是建立在人体左右两侧经络通过多种形式进行连接、沟通理论基础上的一种取穴方法。

左右两侧的经脉通过脏腑相互连接、沟通。十二经中每一经都有两条经脉呈对称性地循行分布于人体左右两侧，而这两条经脉又络属同一脏腑。如《灵枢·海论》所指出"夫十二经脉者，内属于脏腑，外络于肢节"，也就是人体左右两侧之经脉通过脏腑相互连接、沟通起来。

左右两侧经脉通过督脉、任脉连接、沟通。手足阳经皆交会在督脉的大椎，足的三阴经都交会于任脉的关元、中极，加上同名经经气相通，所以左右两侧经络通过督脉、任脉而沟通。

经脉的左右交叉循行。同一经的左右两条经脉在循行过程中除与其他经交叉、相会外，有的还左右交叉循行，把人体左右两侧连接成一个有机的整体，如手阳明大肠经"交人中左之右，右之左"。

左右两侧的经脉通过带脉连接、沟通。由于带脉横于腰腹，环身一周，故带脉把循行经腰腹的足三阳经、足三阴经的左右连接、沟通。

综上所述，循行分布于人体左右两侧的经脉通过脏腑、任脉、督脉、带脉、交叉循行等直接或间接地连接在一起，使两侧经气相通，相互影响。相应取穴是建立在此种经络关系之上而产生的一种取穴法。

三、常用取穴及基础方

相应取穴由于左右、上下、前后的不同，分为左右对应取穴法、上下交叉取穴法和前后对应取穴法三种。

（一）左右对应取穴法

左右对应取穴法是选取与病位对应的健侧腧穴或对应点来针刺以治疗疾病的一种方法。如俗称的网球肘肱骨外上髁压痛明显，选对侧肱骨外上髁来治疗；踝关节扭伤，足少阳胆经丘墟压痛明显，取对侧丘墟治疗；偏头痛取健侧对应点治疗。这种治疗方法，常能立竿见影，迅速显效。另外，也可根据病变部位属何经，选对侧本经的原穴来治疗，如右坐骨神经痛，病在足太阳经，取左侧足太阳经原穴京骨治疗。

阴阳表里经是通过络穴联络的。因络穴沟通两经，阴经病变可取相表里的对侧阳经络穴治疗，阳经病变可取相表里的对侧阴经络穴治疗。如肺经病，取对侧手阳明经络穴偏历治疗；手阳明经病变，取对侧手太阴肺经络穴列缺穴治疗。十二经脉的原穴、络穴详见表2-2。

表2-2　十二经脉原穴、络穴表

经脉	原穴	络穴	经脉	原穴	络穴
肺经	太渊	列缺	大肠经	合谷	偏历
心经	神门	通里	小肠经	腕骨	支正
心包经	大陵	内关	三焦经	阳池	外关
脾经	太白	公孙	胃经	冲阳	丰隆
肾经	太溪	大钟	膀胱经	京骨	飞扬
肝经	太冲	蠡沟	胆经	丘墟	光明

（二）上下交叉取穴法

上下交叉取穴法是上肢病变取对侧下肢穴位或者下肢病变取对侧上肢穴位来治疗。依取穴是否对应又分为以下几种。

1. 上下交叉不对应取穴法

主要用于痛症。根据《难经·六十八难》"输主体重节痛"，上肢疼痛选对侧下肢同名经输穴治疗，下肢疼痛选对侧上肢同名经输穴治疗。如肩前痛属手阳明经痛，取对侧足阳明经输穴陷谷治疗；坐骨神经痛属膀胱经型，取对侧手太阳小肠经输穴后溪治疗。依此类推。十二经脉输穴见表2-3。

表2-3　十二经脉输穴表

经脉	输穴	经脉	输穴	经脉	输穴
肺经	太渊	心经	神门	心包经	大陵
大肠经	三间	小肠经	后溪	三焦经	中渚
胃经	陷谷	膀胱经	束骨	胆经	足临泣
脾经	太白	肾经	太溪	肝经	太冲

2. 上下交叉对应取穴法

病在上肢取对侧下肢同名经对应穴治疗，病在下肢取对侧上肢同名经对应穴治疗。如肩周炎在肩髃压痛明显，取对侧足阳明胃经髀关治疗；左踝关节扭伤，足阳明胃经解溪有压痛，取右手阳明大肠经阳溪治疗；右腕关节扭伤，阳池压痛明显，取左足少阳胆经丘墟治疗。

十二经脉上下交叉对应穴多为五输穴对五输穴，原穴对原穴，但部分穴位有非同名经上下交叉对应，如涌泉、劳宫、内关、三阴交等，也有部分穴位与解剖部位相对应。手足阳明经常见对应穴见表2-4。

表2-4 手足阳明经常见对应穴表

经脉	对应穴	经脉
手阳明大肠经	商阳←→厉兑 二间←→内庭 三间←→陷谷 合谷←→冲阳 阳溪←→解溪 手三里←→足三里 曲池←→犊鼻 肘髎←→梁丘 肩髃←→髀关	足阳明胃经

手足太阳经常见对应穴见表2-5。

表2-5 手足太阳经常见对应穴表

经脉	对应穴	经脉
手太阳小肠经	少泽←→至阴 前谷←→通谷 后溪←→束骨 腕骨←→金门 阳谷←→申脉 养老←→昆仑 支正←→飞扬 小海←→委中 肩贞←→承扶	足太阳膀胱经

手足少阳经常见对应穴见表2-6。

表2-6　手足少阳经常见对应穴表

经脉	对应穴	经脉
手少阳三焦经	关冲←→足窍阴 液门←→侠溪 中渚←→足临泣 阳池←→丘墟 外关←→悬钟 支沟←→阳辅 三阳络←→光明 天井←→阳陵泉 肩髎←→环跳	足少阳胆经

手足太阴经常见对应穴见表2-7。

表2-7　手足太阴经常见对应穴表

经脉	对应穴	经脉
手太阴肺经	少商←→隐白 鱼际←→太白 太渊←→商丘 尺泽←→阴陵泉	足太阴脾经

手足少阴经常见对应穴见表2-8。

表2-8　手足少阴经常见对应穴表

经脉	对应穴	经脉
手少阴心经	通里←→照海 神门←→太溪 灵道←→复溜 少海←→阴谷	足少阴肾经

手足厥阴经常见对应穴见表2-9。

表2-9　手足厥阴经常见对应穴表

经脉	对应穴	经脉
手厥阴心包经	大陵←→中封 郄门←→蠡沟 曲泽←→曲泉 天泉←→足五里	足厥阴肝经

非同名经上下交叉对应穴，有足少阴肾经涌泉与手厥阴心包经劳宫相对应，手厥阴心包经内关与足太阴脾经三阴交相对应，经外奇穴八邪穴与八风穴相对应。

经穴与解剖部位上下交叉对应见表2-10。

表2-10　经穴与解剖部位对应表

经穴	解剖部位
少冲	第5趾内侧趾甲旁0.1寸
少府	足底第1、第2跖骨小头之间凹陷中
中冲	第3趾端
膝阳关	肱骨外上髁
大敦	拇指尺侧指甲旁0.1寸

由于一些病症不在经脉，位于四肢某些特定部位的解剖标志，可以选取解剖标志上下交叉对应点来治疗。

四肢常见解剖标志对应见表2-11。

表2-11　四肢常见解剖标志对应表

解剖标志	对应点
髌骨	尺骨鹰嘴
内踝尖	桡骨茎突
外踝尖	尺骨茎突
掌骨	跖骨
掌指关节	跖趾关节
肱骨内上髁	股骨内上髁

3. 前后对应取穴法

前后对应取穴法是《黄帝内经》"从阴引阳，从阳引阴"及《难经》"阴病行阳，阳病行阴"的应用发展，是一种较常用的相应取穴法。《扁鹊神应针灸玉龙经》指出"承浆主偏项难举"，便是前后对应取穴的临床实例。

任脉、督脉常见对应穴见表2-12。

表2-12　任脉、督脉常见对应穴表

经脉	对应穴	经脉
任脉	承浆←→风府	督脉
	天突←→大椎	
	璇玑←→陶道	
	华盖←→身柱	
	紫宫←→神道	
	玉堂←→灵台	
	膻中←→至阳	
	鸠尾←→筋缩	
	巨阙←→中枢	
	上脘←→脊中	
	中脘←→T_{12}棘突下	
	建里←→悬枢	
	神阙←→腰阳关	
	曲骨←→长强	

足太阳膀胱经背部第1侧线与足阳明胃经腹部对应穴见表2-13。

表2-13　足太阳膀胱经背部第1侧线与足阳明胃经腹部对应穴表

经脉	对应穴	经脉
足阳明胃经	不容←→胆俞	足太阳膀胱经
	承满←→脾俞	
	梁门←→胃俞	
	关门←→三焦俞	
	滑肉门←→气海俞	
	天枢←→大肠俞	
	外陵←→关元俞	
	大巨←→小肠俞	

续表

经脉	对应穴	经脉
足阳明 胃经	水道←→膀胱俞 归来←→中膂俞 气冲←→白环俞	足太阳 膀胱经

足太阳膀胱经背部第2侧线与足阳明胃经胸部对应穴见表2-14。

表2-14　足太阳膀胱经背部第2侧线与足阳明胃经胸部对应穴表

经脉	对应穴	经脉
足 阳 明 胃 经	乳中←→膈关 膺窗←→譩譆 屋翳←→神堂 库房←→膏肓 气户←→魂门	足 太 阳 膀 胱 经

足太阳膀胱经背部第2侧线与足太阴脾经对应穴见表2-15。

表2-15　足太阳膀胱经背部第2侧线与足太阴脾经对应穴表

经脉	对应穴	经脉
足太阴 脾经	腹哀←→肓门 府舍←→秩边	足太阳 膀胱经

足太阳膀胱经背部第1侧线与足少阴肾经胸部对应穴见表2-16。

表2-16　足太阳膀胱经背部第1侧线与足少阴肾经胸部对应穴表

经脉	对应穴	经脉
足少阴 肾经	俞府←→肺俞 彧中←→厥阴俞 神藏←→心俞 灵墟←→督俞 神封←→膈俞	足太阳 膀胱经

足少阴肾经腹部与华佗夹脊穴对应穴见表2-17。

表2-17 足少阴肾经腹部与华佗夹脊穴对应穴表

经脉	对应穴	经外奇穴
足 少 阴 肾 经	幽门⟷T$_{10}$ 腹通谷⟷T$_{11}$ 阴都⟷T$_{12}$ 石关⟷L$_1$ 商曲⟷L$_2$ 肓俞⟷L$_4$ 中注⟷L$_5$ 四满⟷S$_1$ 气穴⟷S$_2$ 大赫⟷S$_3$ 横骨⟷S$_4$	华 佗 夹 脊 穴

其他前后对应穴，尚有胃经缺盆与小肠经肩中俞相对应，脾经天溪与小肠经天宗相对应，肺经云门与小肠经臑会相对应。

四、操作规范

详见图2-11。

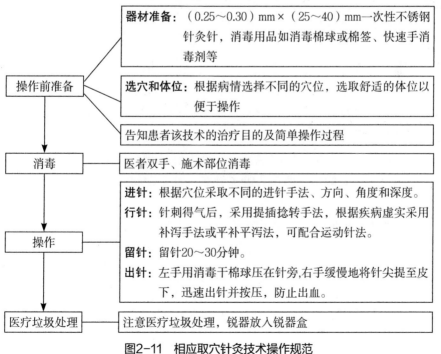

图2-11 相应取穴针灸技术操作规范

五、技术要点

（1）明确病变部位。

（2）正确选取对应点。

（3）配合针刺运动。

六、适应证

（1）痛症：牙痛、偏头痛、下颌关节炎、落枕、肩周炎、肋间神经痛、腰扭伤、腰肌劳损、坐骨神经痛、胃脘痛、关节扭伤、肱骨外上髁炎及掌指关节痛等。

（2）心脑疾病：中风偏瘫、面神经麻痹、局部感觉障碍等。

七、临床应用

（一）踝关节扭伤

主穴：阳池、腕骨、阳溪、太渊。

操作方法：按操作常规执行。检查患侧，若丘墟有压痛，选对侧阳池针刺；若申脉有压痛，选对侧腕骨针刺；若商丘有压痛，选对侧太渊针刺；若解溪有压痛，选对侧阳溪针刺。必要时可予三棱针局部刺络放血。

（二）棘间韧带损伤

主穴：璇玑。

操作方法：按操作常规执行。在患者背部正中探查，T_1、T_2棘突间压痛明显，陶道有压痛，选取璇玑针刺或以艾炷重灸。

（三）肩周炎

主穴：患肩对侧髀关。

操作方法：按操作常规执行。检查患肩局部，肩周炎一般于肩髃处压痛明显，取对侧足阳明经穴髀关针刺，针刺期间嘱患者配合活动患侧肩关节。

（四）坐骨神经痛（足太阳经型）

主穴：后溪。

操作方法：按操作常规执行。患侧臀部至下肢后方疼痛，属膀胱经型坐骨神经痛，取对侧手太阳小肠经输穴后溪，针刺后溪行针至得气，留针期间嘱患者配合患肢及腰部运动。

（五）胃脘痛

主穴：T$_{12}$棘突下。

操作方法：按操作常规执行。患者胃脘部中脘穴有明显压痛，依前后对应取穴，在T$_{12}$棘突下毫针针刺或艾炷灸。

八、注意事项

（1）注意预防晕针。

（2）胸、背、腹部的穴位注意针刺的方向和深度，防止伤及内脏。

（3）针刺时注意配合运动针法。

九、禁忌证

（1）皮肤感染溃烂者。

（2）凝血障碍及有出血倾向者。

（3）孕妇的腹部、腰骶部，以及合谷、三阴交等穴位。

（4）患精神病等不能配合者。

第八节　血管针灸技术

一、概述

血管针灸技术是针刺血管附近的穴位或部位，或放出适量血液以治疗疾病的针灸技术，是《黄帝内经》"刺血法"和"刺脉法"等相关理论技术的发展应用。

"刺血法"的应用可追溯至新石器时代，比《黄帝内经》更早的马王堆帛书《脉法》已有"砭石启脉"治疗痈肿的记载。随着诊脉刺脉的医疗实践和经络理论的完善，《黄帝内经》时期已出现由"刺血法"和"刺脉法"构成的血管针灸技术体系雏形，162篇中有40多篇论述了与血管针灸技术有关的名称、针具、针法、取穴、主治范围、禁忌证和治病机制等内容。在针具方面，《黄帝内经》时期已发展出"毫针""锋针""铍针""大针"等不同规格的针具，用于不同的针刺部位和临床病症；在针刺技术方面，出现了络刺、大泻刺、赞刺、豹文刺等技术；在临床方面，示范了"刺血法"和"刺脉法"的操作方法。《灵枢·寿夭刚柔》载"刺血法"为治疗久痹的处方："久痹不去身者，视其血络，尽出其血。"《灵枢·刺节真邪》所记载的"解结法"亦有"刺血法"的应用："一经上实下虚而不通者，此必有横络盛加于大经，令之不通，视而泻之，此所谓解结也。"《灵枢·邪气藏府病形》有毫针刺脉调气的方法："刺涩者，必中其脉，随其逆顺而久留之，必先按而循之，已发针，疾按其痏，无令其血出，以和其脉。"

此后，医家对刺血法的理论和应用形式多有创新，治疗经验不断积累，临床适应证不断扩大。如晋代葛洪在《肘后备急方》最早记载了"虏黄"病的治疗方法，《备急千金要方》载"委中，主腰痛，挟脊至头几几然；凡腰脚重痛，于此刺出血，久瘤宿疹亦皆立已"，治疗疖肿"皆刺中心至痛，又刺四边十余下，令血出"。西晋皇甫谧编著的《针灸甲乙经》一书中专列"奇邪血络"篇，专论应用刺血法的治疗反应与病理机制。《外台秘要》则较早记载了刺络拔罐的应用，在治痈疮中"以刀弹破所角处，又煮筒子重角之，当出黄白赤水，次有脓出"。唐代大夫甄权曾用三棱针刺血泻热，治愈了刺史成君绰"颔肿大如升，喉中闭塞，水粒不下"的急症。金元时期刘完素创"八关大刺"法治疗火热所致的危重病症，"大烦热，昼夜不息，刺十指间出血，谓之八关大刺"。张从正认为放血攻邪最捷，将刺络法作为汗法的一种方法，还将刺血疗法应用于某些虚证。《丹溪治法心要》有刺委中、十宣穴、少商出血治疗霍乱、腰痛、喉风等疾病的记载。金代儿科名医陈文中，以针挑出血治疗"痘疗"是为首载。明清以来，刺血法得到系统整理并广泛用于急症和疫病的治疗，如《针灸大成》辑录了大量古代刺血文献，并介绍了杨继洲个人刺血法应用经验；清初医家郭右陶广泛收集民间刺血刮痧的经验，著成《痧胀玉衡》，十分重视络脉诊病及瘟疫的刺血法应用。

符文彬教授在传统经典的基础上，结合经络脏腑理论，系统整理"刺血法"和"刺脉法"技术理论，提出血管针灸技术并进行推广应用。研究显示，血管针灸技术可调节血管内皮细胞分泌功能，改善微循环障碍，增强局部血供；降低实验大鼠的IL-1β、IL-6含量，抑制炎症反应；提高血清IFN-γ水平、降低IL-4及IgE水平，纠正Th1、Th2平衡失调状态。据近40年来国内外有关文献不完全统计，血管针灸技术治疗的疾病已经超过150种，遍及内、外、伤、妇、儿、五官、皮肤等各科；同时，以刺血为主的血管针灸技术可预防某些急性传染病，如流行性感冒、流行性腮腺炎、百日咳、流行性结膜炎等，均收到了较好效果。

二、理论基础

（一）瘀血致病

瘀血是机体血液瘀滞的病理产物，是重要的继发病因之一。内外伤导致的离经之血积存，或外邪、饮食、情志、劳倦、体虚、久病等多种因素致使血行不畅，均可产生瘀血。《黄帝内经》所载"血溢肠外，肠外有寒，汁沫与血相搏，则并合凝聚不得散""孙络外溢，则有留血""有所堕坠，恶血在内而不去"等内容均为离经之血积存导致的瘀血。《黄帝内经》论述了血行不畅致瘀的病因，如《灵枢·经脉》所载"脉不通则血不流"；《素问·生气通天论》论"大怒则形气绝，而血菀上"；《灵枢·百病始生》有"内伤于忧怒……气上逆则六输不通，温气不行，凝血蕴里而不散"；《素问·五脏生成》指出"是故多食咸，则脉凝泣而变色"。

《黄帝内经》有瘀血致病的记载，如《素问·举痛论》载瘀血致痛"寒气入经而稽迟，泣而不行，客于脉外则血少，客于脉中则气不通，故卒然而痛"；《灵枢·水胀》载瘀血经水不利"恶血当泻不泻，衃以留止……月事不以时下"；《素问·刺禁论》载瘀血致肿"血不出为肿"；《素问·缪刺论》载瘀血腹胀"人有所堕坠，恶血留内，腹中满胀"；《素问·脉要精微论》载瘀血咳逆"因血在胁下，令人喘逆"；《素问·痹论》载瘀血肌肤麻木"其不痛不仁者，病久入深，荣卫之行涩，经络时疏，故不通，皮肤不营，故为不仁"；《灵枢·五邪》载瘀血痉挛"恶血在内，行善掣，节时脚肿"。张仲景在《金匮要略》中论述了肝着、黄疸、水肿、痹证、虚劳等瘀血致病的病机。明清时期，喻嘉言、王清任、唐容川、叶天士等医家进一步阐释了络病理论，丰富了络脉阻滞致病的内涵。

（二）血脉诊病

1. 望络脉之形色

《黄帝内经》将五色诊的理论应用于络脉望诊中，《灵枢·经脉》载："凡诊络脉，脉色青则寒且痛，赤则有热。胃中寒，手鱼之络多青矣；胃中有热，鱼际络赤；其鱼黑者，留久痹也；其有赤有黑有青者，寒热气也……其小而短者少气也。"《灵枢·论疾诊尺》载："诊血脉者多赤多热，多青多痛，多黑为久痹。"此外，络脉诊法常用于指导治疗，异常充溢的孙络不仅是病位所在，亦是刺血的施治处。如《灵枢·血络论》载："血脉盛者，坚横以赤，上下无常处，小者如针，大者如筋，即而泻之万全也。"《素问·气穴论》载："孙络三百六十五穴会……以溢奇邪，以通荣卫，荣卫稽留，卫散荣溢，气竭血著，外为发热，内为少气，疾泻无怠，以通荣卫，见而泻之，无问所会。"

2. 切脉动

《灵枢·禁服》载人迎寸口脉诊法，《灵枢·卫气》载六经标本脉诊法，《素问·三部九候论》载三部九候脉诊法。

3. 刺血祛瘀泻热

《黄帝内经》已有刺浮络出血治疗疾病的记载，常通过诊察异常浮络而明确施治部位，刺血疗疾，如《素问·三部九候论》论"上实下虚，切而从之，索其结络脉，刺出其血，以见通之"。刺血法多用于治疗痹痛、久病、热病、痈肿，如《灵枢·经脉》载"故诸刺络脉者，必刺其结上，甚血者虽无结，急取之以泻其邪而出其血，留之发为痹也"；《灵枢·终始》载"久病者，邪气入深，刺此病者，深内而久留之，间日而复刺之，必先调其左右，去其血脉，刺道毕矣"。刺络放血有祛瘀泻热、消肿止痛之用，施术后应继续根据机体虚实调补气血，如《灵枢·经脉》言"凡刺寒热者皆多血络，必间日而一取之，血尽乃止，乃调其虚实"，《素问·血气形志》言"凡治病必先去其血，乃去其所苦，伺之所欲，然后泻有余，补不足"。

4. 刺脉调气

刺动脉调气是《黄帝内经》常用的针刺技术。《灵枢·卫气》详细记录了针刺动脉的系列操作，"取此者，用毫针，必先按而在，久应于手，乃刺而予之"。《黄帝内经》还有多处刺"动脉"的处方。"动脉"有时指搏动的动脉，有时指异常的络脉，如《素问·刺疟》有"疟发身方热，刺跗上动脉"，《素问·缪刺论》有"人有所堕坠……刺足跗上动脉"，《灵枢·厥病》有"耳鸣，取耳前动脉"，《灵枢·杂病》有"腹痛，刺脐左右动脉"。

5. 刺络调神

一般认为，针灸的基本作用是疏通经络气血，而符文彬教授认为调神亦是针灸的基本作用之一。此处"神"为狭义之神，是与精神活动相关的生命现象，包括意识、思维、记忆、情绪等诸多方面。《黄帝内经》针灸调神法的具体方法为毫针刺法结合导气法，如《灵枢·九针十二原》论"毫针者，尖如蚊虻喙，静以徐往，微以久留，正气因之，真邪俱往，出针而养"；《灵枢·刺节真邪》言"徐往徐来致其神"；《素问·调经论》载"按摩勿释，著针勿斥，移气于不足，神气乃得复"。符文彬教授基于针灸治神原则与五脏神理论，认为刺络法为针灸治神的重要手段之一。《灵枢·营卫生会》言"血者神气也"，《灵枢·本神》言"脉舍神"，故"神蕴于血"，符文彬教授常选取背俞穴刺络以调五脏神。

三、常用取穴及基础方

（一）刺脉调气常用腧穴

1. 人迎

定位：颈部，喉结旁，胸锁乳突肌的前缘，颈总动脉搏动处。

主治：高血压、癫痫、面肌痉挛、代谢障碍、内分泌功能障碍、急腹症。

刺灸法：直刺0.3～0.8寸，针刺在颈动脉壁上，不做提插手法，慎灸。

2. 太渊

定位：掌侧腕横纹桡侧，桡动脉的桡侧凹陷处。

主治：高血压、低血压、目疾、过敏性哮喘。

刺灸法：直刺0.3～0.5寸，针刺在桡动脉壁上，可灸。

3. 曲泽

定位：肘横纹上，肱二头肌腱的尺侧缘凹陷中。

主治：热病、中暑、呕吐、泄泻、抑郁、昏迷、癫痫。

刺灸法：直刺1～1.5寸，针刺在尺动脉壁上，或在肱静脉处刺络。

4. 冲阳

定位：足背最高处，长伸肌腱和趾长伸肌腱之间，足背动脉搏动处。

主治：高血压、胃绞痛、腹胀、面肿、齿痛、癫狂病、痫病。

刺灸法：直刺0.3～0.5寸，针刺在足背动脉壁上，可灸。

5. 委中

定位：腘横纹中点，股二头肌腱与半腱肌腱的中间。

主治：腰腿痛、下肢痿痹、小便不利、吐泻及丹毒、疔疮、湿疹、荨麻疹等皮肤外科病症。

刺灸法：直刺1～2寸，针刺在腘动脉壁上，或在局部瘀络、股腘静脉处刺络。

6. 太溪

定位：踝内侧，内踝尖与跟腱之间的凹陷中。

主治：月经不调、遗精、阳痿、小便频数、消渴、泄泻、腰痛、头晕、目眩、耳聋、耳鸣、咽喉肿痛、齿痛、失眠、咳喘、咳血。

刺灸法：直刺0.5～1.0寸，针刺在胫后动脉壁上，或在局部瘀络处刺络，可灸。

7. 气冲

定位：下腹部，脐中下5寸，前正中线旁开2寸。

主治：外阴肿痛、腹痛、疝气、月经不调、阳痿。

刺灸法：直刺0.5～1.0寸，针刺在股动脉壁上。

8. 极泉

定位：腋区，腋窝中央，腋动脉搏动处。

主治：高血压、抑郁障碍、双相情感障碍、精神分裂症、性情急躁、带状疱疹、颈淋巴结肿大。

刺灸法：直刺0.3～0.8寸，可针刺在腋动脉壁上。

9. 合谷

定位：在手背，第2掌骨桡侧的中点处。

主治：头痛、目赤肿痛、齿痛、鼻衄、口眼歪斜、耳聋等头面五官病症；发热恶寒等外感病症；热病无汗或多汗；痛经、闭经、滞产等妇产科病症；各种痛症，为拔牙、甲状腺手术等五官及颈部手术针麻常用穴。

刺灸法：直刺0.5～1寸，针刺在桡动脉壁上，或在静脉部刺络，可灸。

10. 内关

定位：在前臂前区，腕掌侧远端横纹上2寸，掌长肌腱与桡侧腕屈肌腱之间。

主治：心痛、胸闷、心动过速或过缓等心系病症，胃痛、呕吐、呃逆等胃腑病症，中风、偏瘫、眩晕、偏头痛，失眠、郁病、癫狂病、痫病等神志病症，肘、臂、腕挛痛。

刺灸法：直刺0.5～1寸，针刺在前臂正中动脉壁上，或在前臂正中静脉刺络，可灸。

（二）刺络常用腧穴

1. 大椎

定位：后正中线上，第7颈椎棘突下凹陷中。

主治：头痛、项强、怕冷、中风、癫狂、热病、感冒、疟疾、癫痫、小儿惊风、风疹、痤疮。

刺灸法：斜刺0.5～1寸，寒证者可灸，热证、血瘀证者可以刺络。

2. 风门

定位：背部，第2胸椎棘突下，后正中线旁开1.5寸。

主治：咳嗽、鼻塞、气喘、感冒、项强、肩背痛、游走性关节痛。

刺灸法：斜刺0.5～0.8寸，风寒证者可灸，风热证者可以刺络。

3. 肺俞

定位：背部，第3胸椎棘突下，后正中线旁开1.5寸。

主治：咳嗽、鼻塞、气喘、喉痹、水肿、骨蒸潮热、盗汗、皮肤病、郁病、肢体麻木、关节痛。

刺灸法：斜刺0.5～0.8寸，虚证者可灸，热证、血瘀证者可以刺络。

4. 厥阴俞

定位：背部，第4胸椎棘突下，后正中线旁开1.5寸。

主治：咳嗽、鼻塞、气喘、心脏病、神志病、过敏性病症、痛症、胸闷、呕吐。

刺灸法：斜刺0.5～0.8寸，热证、血瘀证者可以刺络。

5. 心俞

定位：背部，第5胸椎棘突下，后正中线旁开1.5寸。

主治：咳嗽、鼻塞、气喘、心脏病、高血压、神志病、过敏性病症、痛症、麻木、梦遗、吐血、盗汗。

刺灸法：斜刺0.5～0.8寸，虚证者可灸，热证、血瘀证者可以刺络。

6. 膈俞

定位：背部，第7胸椎棘突下，后正中线旁开1.5寸。

主治：心肺病症、胃病、血证、潮热、盗汗、皮肤病。

刺灸法：斜刺0.5～0.8寸，虚证者可灸，热证、血瘀证者可以刺络。

7. 肝俞

定位：背部，第9胸椎棘突下，后正中线旁开1.5寸。

主治：脾胃肠病症、肝脏病症、抑郁障碍、癫痫、癫狂、中风、高血压、月经病。

刺灸法：斜刺0.5～0.8寸，虚证者可灸，热证、血瘀证者可以刺络。

8. 胆俞

定位：背部，第10胸椎棘突下，后正中线旁开1.5寸。

主治：脾胃病症、肝脏病症、骨病、痛症、神志病、过敏性病症、耳疾。

刺灸法：斜刺0.5～0.8寸，虚证者可灸，热证、血瘀证者可以刺络。

9. 三焦俞

定位：背部，第1腰椎棘突下，后正中线旁开1.5寸。

主治：脾胃病症、水液代谢病症、痛症、皮肤病。

刺灸法：斜刺0.5～1寸，虚证者可灸，热证、血瘀证者可以刺络。

10. 身柱

定位：后正中线上，第3胸椎棘突下凹陷中。

主治：心肺病症、癫痫、热病、感冒、疟疾。

刺灸法：斜刺0.5～1寸，虚证者可灸，实证、热证、血瘀证者可以刺络。

11. 委阳

定位：腘横纹外侧端，股二头肌肌腱的内侧缘。

主治：尿潴留、腹满、水肿。

刺灸法：直刺1～1.5寸，实证、热证、血瘀证者可以刺络。

12. 尺泽

定位：肘横纹上，肱二头肌腱桡侧缘凹陷中。

主治：腰痛、膝关节内侧痛，急性吐泻、中暑、小儿惊风等急症。

刺灸法：直刺0.8～1.2寸，急症可刺络。

13. 商阳

定位：示指末节桡侧，距指甲角0.1寸。

主治：头面五官病症、局部疼痛、热病、昏迷。

刺灸法：浅刺0.1寸，多用刺络。

14. 中冲

定位：中指末节尖端中央。

主治：心胃病症、神志病症、昏迷、中暑、舌强不语、热病。

刺灸法：浅刺0.1寸，多用刺络。

15. 耳尖

定位：在耳郭的上方，当折耳向前，耳郭上方的尖端处。

主治：目疾、头痛、咽喉肿痛、白内障。

刺灸法：直刺0.1～0.2寸，多用刺络，可灸。

16. 角孙

定位：侧头部，折耳郭向前，耳尖直上入发际处。

主治：偏头痛、耳疾、面瘫、颈痛、目赤肿痛、目翳、齿痛、疟腮。

刺灸法：平刺0.3～0.5寸，可以刺络。

17. 十宣穴

定位：在手十指尖端，距指甲游离缘0.1寸（指寸），左右共10穴。

主治：昏迷、癫痫、高热、咽喉肿痛、中毒、手指麻木。

刺灸法：浅刺0.1～0.2寸，多用刺络。

18. 八邪穴

定位：在手背侧，微握拳，第1～5指间，指蹼缘后方赤白肉际处，左右共8穴。

主治：手背肿痛、手指麻木、烦热、目痛、毒蛇咬伤。

刺灸法：斜刺0.5～0.8寸，可以刺络。

19. 八风穴

定位：在足背侧，第1～5趾间，趾蹼缘后方赤白肉际处，一足4穴，左右共8穴。

主治：足跗肿痛、趾痛、毒蛇咬伤、脚气。

刺灸法：斜刺0.5～0.8寸，可以刺络。

四、操作规范

详见图2-12。

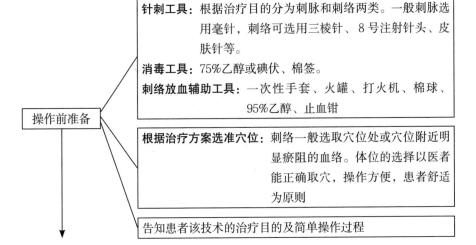

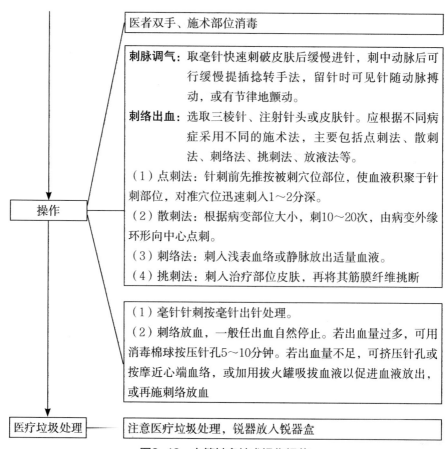

图2-12　血管针灸技术操作规范

五、技术要点

（1）施术时要掌握好部位、角度、深度、速度。刺脉调气应先明确动脉位置，缓慢试探性进针，中脉即止，行针手法轻柔；刺络放血法应尽量寻找浅表络脉，刺法做到"稳、准、快"。

（2）刺络放血法掌握好出血量：体格强壮、气血旺盛者出血量可多，小儿、女性及年老体弱者则出血量应少；头面、四肢末端出血量宜少，四肢部出血量可多；阳证、实证、热证出血量可多，阴证、虚证、久病则出血量可少。出血标准：①微量，出血量在1 mL以下；②少量，出血量在1～5 mL；③中等量，出血量在5～10 mL；④大量，出血量在10 mL以上。

（3）刺脉调气不可刺破动脉，若动脉出血应采用压迫止血法按压3分钟以上。

六、适应证

（一）痛症

腰椎间盘突出症、肩关节周围炎、肩袖损伤、关节扭伤、骨折后功能障碍、血管神经性头痛、三叉神经痛、非典型面痛、颈椎病、痛经。

（二）心脑病症

高血压、脑卒中、面神经麻痹、多发性神经炎、癔症、抑郁障碍、睡眠障碍。

（三）皮肤外科病症

神经性皮炎、牛皮癣、湿疹、寻常疣、面部痤疮、黄褐斑、色素沉着、局限性硬皮病、结节性红斑、疖肿、急性乳腺炎、急性阑尾炎、急性淋巴管（结）炎等。

（四）妇儿病症

闭经、不孕症、产后少乳、脑炎后遗症、小儿麻痹后遗症、遗尿症、小儿惊厥。

（五）五官科病症

急性结膜炎、角膜炎、睑腺炎、耳源性眩晕、鼻炎、耳鸣、耳聋等。

（六）其他疾病

中暑、中毒、手指或足趾麻木、高热、肺炎、消化性溃疡、胆囊炎等。

七、临床应用

（一）感冒高热

适应证：适用于外感所致的高热。

主穴：大椎、耳尖、尺泽、商阳、身柱、陶道。

操作方法：按刺络操作规范执行。

（二）抽搐

适应证：癫痫、发热、破伤风、中毒引起的抽搐且证属实热。

主穴：人迎、十宣穴、八风穴、八邪穴、十二井穴、中冲、曲池、大椎、曲泽、委中。

操作方法：癫痫抽搐先针人迎，其他穴位按刺络操作规范执行。

（三）中暑

适应证：中暑阳证或暑热生风证。

主穴：中冲、大椎、心俞、十宣穴。

操作方法：按刺络操作规范执行。

（四）高血压

适应证：高血压Ⅰ期、Ⅱ期且证属实证。

主穴：人迎、太渊、四花穴、心俞、肝俞。

操作方法：人迎、太渊常规消毒，毫针针刺；按刺络操作规范执行。

（五）偏头痛

适应证：偏头痛且证属实证。

主穴：关冲、角孙、耳尖、太阳、心俞、四花穴。

操作方法：按刺络操作规范执行。

（六）牙痛

适应证：风火牙痛证和阳明火邪证引起的牙痛。

主穴：胃俞、心俞、大杼、商阳。

操作方法：按刺络操作规范执行。

（七）咽喉肿痛

适应证：外感风热证和肺胃实热证引起的咽喉肿痛。

主穴：大椎、肺俞、胃俞、商阳、尺泽。

操作方法：按刺络操作规范执行。

（八）颈椎病颈痛

适应证：颈椎病颈痛且证属实证。

主穴：颈百劳、大椎、肩中俞、肩井、四花穴、心俞、少泽。

操作方法：按刺络操作规范执行。

（九）肩痛

适应证：肩痛且证属实证。

主穴：大椎、肩髃、肩贞、肩前、阿是穴、肩井、四花穴、心俞、尺泽。

操作方法：按刺络操作规范执行。

（十）肋间神经痛

适应证：肋间神经痛且证属实证。

主穴：期门、四花穴、肝俞、心俞、至阳、关冲、阿是穴。

操作方法：按刺络操作规范执行。

（十一）腰痛

适应证：急性腰扭伤、腰椎间盘突出症、腰肌筋膜纤维组织炎等且证属实证。

主穴：脾俞、膀胱俞、腰阳关、委中、阿是穴。

配穴：寒湿证加三焦俞，湿热证加尺泽、大肠俞，血瘀证和厥阴腰痛加大肠俞、肝俞，阳明腰痛加陷谷，督脉腰痛加水沟，急性腰扭伤加龈交、百会，腰肌筋膜纤维组织炎加秩边、腰眼。

操作方法：陷谷、水沟、龈交、百会用针刺外，其他穴位按刺络操作规范执行。

（十二）膝骨关节炎

适应证：膝骨关节炎且证属实证。

主穴：委中、心俞、胆俞、委阳、脾俞、膝眼、尺泽。

操作方法：按刺络操作规范执行。

（十三）关节扭伤

适应证：关节扭伤急性期。

主穴：局部肿痛阿是穴、心俞、四花穴、尺泽、肺俞。

配穴：腕关节扭伤加阳溪、阳池、阳谷，踝关节扭伤加照海、商丘、解溪、丘墟、申脉，膝关节扭伤加委中、膝阳关。

操作方法：按刺络操作规范执行。

（十四）痛风性关节炎

适应证：痛风性关节炎急性期。

主穴：局部肿痛阿是穴、心俞、胆俞、委中、委阳、脾俞、小肠俞、尺泽。

操作方法：按刺络操作规范执行。

（十五）急性脑梗死

适应证：急性脑梗死偏实热证。

主穴：十二井穴、四花穴、十宣穴、耳垂。

操作方法：按刺络操作规范执行。

（十六）乳腺炎

适应证：乳腺炎且证属实证。

主穴：肩井、阿是穴、胃俞、肝俞、心俞。

操作方法：按刺络操作规范执行。

（十七）下肢复发性丹毒

适应证：下肢丹毒且证属实热。

主穴：八风穴、病灶及附近。

操作方法：按刺络操作规范执行。

（十八）睑腺炎

适应证：睑腺炎（俗称麦粒肿）。

主穴：与患眼同侧的耳尖及至阴、脾俞。

操作方法：按刺络操作规范执行。

（十九）带状疱疹

适应证：带状疱疹且证属实证。

主穴：夹脊穴、局部阿是穴、心俞、胆俞、三焦俞。

配穴：颜面部加上星，胸胁部加期门、大包，腰腹部加章门、带脉，疼痛甚者加肺俞，后遗神经痛加膈俞、肺俞。

操作方法：按刺络操作规范执行。

八、注意事项

（1）要注意严格消毒，以免感染。

（2）点刺、散刺时，针刺宜浅，手法轻快，出血不宜过多；如出现血肿，要注意处理。

（3）施术中要密切观察患者的反应，防止晕针。

（4）面色苍白、体质虚弱、低血压、饥饿、疲劳、精神高度紧张者慎刺。

九、禁忌证

（1）妊娠、产后、习惯性流产者。

（2）败血症、贫血、外伤出血及血小板减少性紫癜等凝血机制障碍者。

（3）局部皮肤有感染、溃疡、瘢痕者。

（4）严重心、肝、肾功能损害者。

第三章

研发针灸器材与标准

第一节　针灸器具改良

一、钩状挑治针

（一）技术背景

挑治疗法是在患者特定部位的皮肤上，用三棱针、圆利针、注射用针头挑断皮下白色纤维样物，以治疗疾病的方法，是中医的一种传统疗法。常用于痔疮、肛裂、肛瘘、肛门瘙痒、脱肛、急慢性前列腺炎、瘰证、甲状腺功能亢进、急性结膜炎、睑腺炎、痤疮等病症。

目前挑治疗法使用的器具主要有三棱针、圆利针和注射用针头，这些器具都是直杆直针，很难挑断皮下白色纤维样物，只能反复多次用针，加大了患者的痛苦和皮肤的损伤，并且三棱针、圆利针和注射用针头使用不方便，操作比较难。

（二）研发内容

本研发的目的是提供一种方便使用、容易挑断皮下白色纤维样物的钩状挑治针。

本研发的钩状挑治针，其特征在于，包括手柄和固定连接在手柄上的针体，针体前端的针尖部弯成回钩。为了方便使用，回钩的钩尖处的弯曲下倾角 α 为30°～45°（图3-1）。

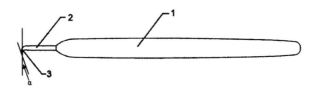

1.手柄；2.针体；3.回钩。

图3-1　钩状挑治针的结构示意图

本研发的钩状挑治针使用方法，在治疗时，用本研发的钩状挑治针的针体部分插入皮肤破口，用回钩钩住皮下白色纤维样物，稍微用力往外挑，即可挑断，从而方便治疗，提高疗效，减轻患者痛苦。

本研发结构简单，成本低廉，使用方便，在挑治疗法上具有广阔的应用前景，故申请了实用新型专利（图3-2）。

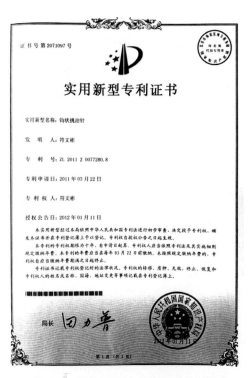

图3-2 钩状挑治针实用新型专利证书

二、一次性挑针

（一）技术背景

挑治疗法是在患者特定部位的皮肤上，用三棱针、圆利针、注射用针头挑断皮下白色纤维样物，以治疗疾病的方法。

目前挑治疗法使用的器具主要有重复利用的钩状挑治针及一次性三棱针、注射针头，尚缺少钩状挑治针的一次性用具。一次性医疗器材的主要优点是方便和卫生,不存在交叉感染的风险，可以减少医疗机构的消毒工作量，同时简化了操作流程。此外，一次性医疗器材的质量可控性较好，能够保证其在每次使用时的性能。因此，开发一次性挑针是临床应用的迫切需要。

（二）研发内容

本研发的目的是提供一种方便使用、安全卫生、容易挑断皮下白色纤维样物的一次性挑针。

本研发的一次性挑针，其特征在于，包括手柄和针体，在手柄一端设有针体安装槽，针体的一端安装于针体安装槽内，另外一端的针尖部弯成回钩。针体位于针体安装槽内的部分具有若干个针体固位孔，在手柄上相对应的部位具有若干个手柄固位孔，通过固位螺栓穿过手柄固位孔和针体固位孔将针体活动固定在手柄上。针体固位孔优选为两个。回钩的钩尖处的弯曲下倾角 α 为 30°～45°，这个角度是为了更方便使用。手柄优选塑料材料，针体优选金属材料（图3-3）。还具有针套，用于套住针体部分，避免污染（图3-4）。

本研发的一次性挑针使用方法，将针体安于手柄上的针体安装槽内，用固位螺栓将针体活动固定在手柄上，然后用于治疗。在治疗时，用一次性挑针的针体插入皮肤破口，用回钩钩住皮下白色纤维样物，稍微用力往外挑，即可挑断，从而方便治疗、提高疗效，减轻患者痛苦。治疗完毕后，松开固位螺栓，将针体取出扔掉。下次再使用的时候，在手柄上安上新的消毒过的针头即可。本研发的针头是一次性针头，安全性高，符合手术操作所要求的无菌原则，并且不易因使用时间过长而出现回钩变钝、不圆滑或变形等改变。

本研发结构简单、使用方便、安全卫生，在挑治疗法上具有广阔的应用前景，故申请了实用新型专利（图3-5）。

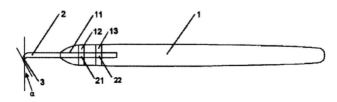

1. 手柄；2. 针体；3. 回钩；11. 针体安装槽；12. 第一固位螺栓；13. 第二固位螺栓；21. 第一针体固位孔；22. 第二针体固位孔。

图3-3　一次性挑针结构示意图

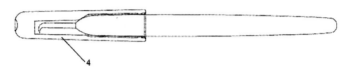

4. 针套。

图3-4　套上针套的一次性挑针外观示意图

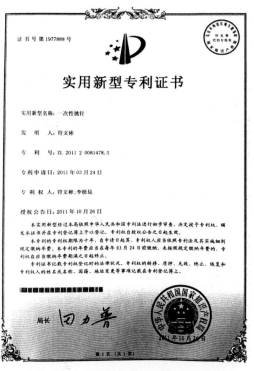

图3-5 一次性挑针实用新型专利证书

三、精灸艾炷制作器

（一）技术背景

现有的艾炷制作器多采用塑料材质的单板结构，并未配备压棒及双板结构，因艾绒松软，所做小艾炷较为松散，不易成形。另外，现有的艾炷制作器多为较大艾炷的模型，制作小麦粒灸艾炷缺乏相应的器材，不足以实现小麦粒灸艾炷的标准化和普及化。

（二）研发内容

本研发的目的是提供一种艾炷制作效率高、艾炷质量好的精灸艾炷制作器，提高精灸艾炷制作的标准化。

精灸艾炷制作器包括上板、下板和压棒。上板均布有多个填充孔，该填充孔包括上部倒圆锥形的导入孔和下部圆柱形的导向孔。下板均布有与填充孔相匹配的成型孔，该成型孔包括上部倒圆锥形的定型孔和下部圆柱形的顶出孔，且导向孔的孔径等于定型孔的大径。压棒包括连杆，该连杆的一端设有握把，另一端对称设有顶针，顶针的间距等于填充孔的间距。所述上板和下板通过螺栓可拆卸性连接。

精灸艾炷制作器（图3-6）采用具有不同功能的双板结构，两块板组合在一起可以使其空隙相同切合，此时空隙大的上板用作艾绒填充的通道，借用压棒将艾绒沿其空隙压入下板之中定型，保证精灸艾炷制作的艾炷尺寸大小。通过合理地运用两板块分离切割艾绒的方式，以及压棒的多种用途，可以提高精灸艾炷制作的标准化。本研发申请了实用新型专利（图3-7）。

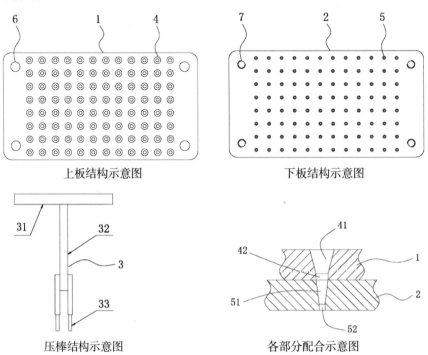

1. 上板；2. 下板；3. 压棒；4. 填充孔；5. 成型孔；6. 定位孔；7. 螺纹孔；31. 压棒柄；32. 压棒杆；33. 压棒头；41. 导入孔；42. 导向孔；51. 定型孔；52. 顶出孔。

图3-6　精灸艾炷制作器

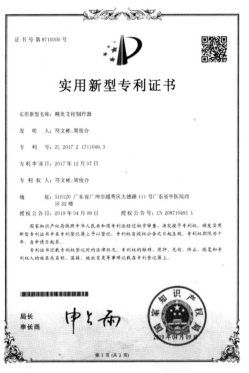

图3-7　精灸艾炷制作器实用新型专利证书

第二节　岭南传统天灸药方研发

一、帕金森病的中药穴位贴膏剂

（一）技术背景

帕金森病是一种常见的神经系统退行性疾病，患病率居神经系统退行性疾病的第二位，全球患病率为（400～1 900）/100 000。我国65岁以上人群的患病率为1 700/100 000，并随年龄增长而升高，给家庭和社会带来沉重的负担。该病的主要病理改变为黑质致密部多巴胺能神经元丢失和路易小体形成，其主要生化改变为纹状体区多巴胺等神经递质减少，临床症状包括静止性震颤、肌强直、运动迟缓和姿势平衡障碍的运动症状及嗅觉减退、快动眼期睡眠行为异常、便秘和抑郁等非运动症状。然而，帕金森病的发病机制仍没有明确，使探寻治疗帕金森病疗法的道路困难重重。

目前，治疗本病的方法和手段包括药物治疗、手术治疗、运动疗法、心理疏导及照料护理等。药物治疗为首选且是整个治疗过程中的主要治疗手段，手术治疗则是药物治疗的一种有效补充。药物治疗可暂时缓解症状，但不良反应亦较明显，并易产生耐药性。现有研究表明，中医药治疗帕金森病可持续改善症状，减轻西药不良反应，降低耐药性，与西药合用可提高疗效。但已有的治疗帕金森病的中药复方多采用直接口服药物进行治疗，而对于面部僵硬、呼吸困难、吞咽肌肉僵硬的中晚期患者采用此种服药方式往往加大了护理工作的难度。公开号为CN101352564A的回生再造丸由50多味中药组成，并含有豹骨、穿山甲等多味稀有贵重保护动物中药，导致治疗成本加大，且不利于质量控制和生产。因此，一种安全性高，给药方式便捷且疗效显著的能够预防和延缓帕金森病进程的药物成为迫切需要。

（二）研发内容

本研发所要解决的技术问题是提供一种治疗帕金森病的中药穴位贴膏剂及其制备方法，该中药穴位贴膏剂安全性高，给药方式便捷而且疗效显著。

该中药穴位贴膏剂的药膏由生姜汁和以下重量份的中药饮片组成：黄芥子3～5份，炮附子3～5份，肉桂1～3份，黄连1～3份，中药饮片的最佳重量配比为：黄芥子5份，炮附子5份，肉桂1份，黄连1份。中药饮片与生姜汁的重量比为3：4。

该中药穴位贴膏剂使用时交替贴在以下两组穴位上：①肝俞、肾俞、命门、肺俞、大椎、至阳、中脘、鸠尾、气海；②上脘、关元、阳陵泉、腰阳关、身柱、大杼、胆俞、厥阴俞。若属于阴虚风动证，加太溪；若属于阳虚风动证，加风门；若属于气血不足证，加外关、足三里；若属于痰热动风证，加建里。

本研发所述的中药穴位贴膏剂还可用于治疗有其他兼证的帕金森病患者，兼有汗多者，加膏肓、脾俞；兼有便秘症状者，加天枢、腹结；兼有痰多、吞咽困难者，加天突。

上述中药穴位贴膏剂由以下方法制得：①所述的中药饮片粉碎成80目细粉，备用；②按比例将细粉与生姜汁混合并调匀成稠膏状，制模切分为1 cm×1 cm×1 cm正方体药块，将药块置于空白膏药贴上，即可。上述药膏中，所述的生姜汁由新鲜生姜去皮绞汁过滤制得。

本研发所述的中药穴位贴膏剂的药膏按中医的配伍原则由黄芥子、

炮附子、肉桂、黄连饮片与生姜汁组成，药物作用在穴位上，透过皮肤表层而被吸收。帕金森病治疗应按"温阳散寒，化痰通络"原则。本研发组方中，黄芥子为君药，温阳散寒，通经化痰；炮附子、肉桂为臣药，增强黄芥子温阳散寒的功效；黄连为佐药，减轻君臣药温燥之性；生姜为使药，引诸药直达病所，促进诸药透皮吸收。诸药协同，具有温阳通经、交通心肾等作用，可使局部充血、发泡，从而刺激腧穴，激发经气，疏通经络，达到治疗帕金森病（中医属"颤证"范畴）的目的。

本研发的中药穴位贴膏剂由黄芥子、炮附子、肉桂、黄连和生姜组成，药味少，有利于质量控制，且通过作用于人体不同穴位治疗各种证型帕金森病及其伴随的兼证，安全性高且效果显著。经临床验证，使用本研发所制备的穴位贴膏剂，对帕金森病患者进行穴位敷贴治疗，总有效率达到70.0%。故本研发申请了国家发明专利（图3-8）。

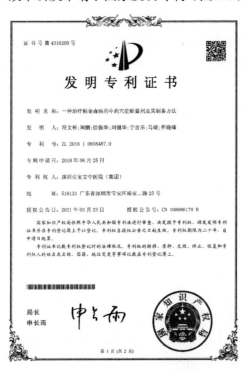

图3-8　治疗帕金森病的中药穴位贴膏剂及其制备方法发明专利证书

二、肥胖症的中药穴位贴膏剂

（一）技术背景

肥胖症是指体内脂肪堆积过多及（或）分布异常、体重增加，是常见的营养障碍性疾病，可由遗传因素、神经精神因素、胰岛素血症胰岛素抵抗及垂体功能、甲状腺功能失常等引起。从能量代谢的角度来看，肥胖是由能量的摄入与消耗出现了负平衡造成，病理性肥胖主要由人体内新陈代谢紊乱导致。肥胖正在给人类带来沉重的负担，目前全球有超过30%的人口肥胖或超重，约21亿人。肥胖问题影响所有年龄层、地区及收入阶层，美国的肥胖患病率高达32%，而发展中国家则占有全世界肥胖人口的2/3。我国35～74岁成人肥胖（BMI≥28 kg/m^2）年发病率达697/100 000，超重（BMI 24～27.9 kg/m^2）年发病率为2 483/100 000。

目前现代医学治疗单纯性肥胖症主要方法为膳食控制和运动治疗，并加以一定的药物治疗，但饮食调理和运动治疗在减轻体重方面效果不甚明显，患者也难以持之以恒，而减肥西药主要为苯丙胺类的抑制食欲的药物，甲状腺激素类的影响人体代谢的药物，以及常见的导泻药物，对中枢和消化系统均有不同程度的影响，对人体造成不可逆或创伤性损害，导致一些药物已被限用。现有研究表明，中医药疗法治疗肥胖症毒副作用小，通过调理脏腑，减轻患者体重，提高生活质量，已逐渐成为临床上治疗肥胖症的常用疗法。但口服中药往往因其味苦令患者难以接受，且药物经肠胃和肝脏分解疗效减弱，见效慢。因此，寻求一种经济、安全、有效、适合长期使用的中医外治减肥途径具有重要现实意义。

（二）研发内容

本研发所要解决的技术问题是提供一种治疗肥胖症的中药穴位贴膏剂及其制备方法，该中药穴位贴膏剂经济、安全、有效、适合长期使用。

该穴位贴膏剂的药膏由生姜汁和以下重量份的中药饮片组成：黄芥子1～3份，巴豆1～3份，厚朴1～3份，中药饮片的最佳重量配比为：黄芥子2份，巴豆2份，厚朴2份。中药饮片与生姜汁的重量比为3：4。

该中药穴位贴膏剂使用时交替贴在以下两组穴位上：①中脘、天枢、水道、腹结、丰隆、曲池；②大肠俞、三焦俞、水分、阴陵泉、带脉、水道。若属于胃肠腑热证，加巨虚、尺泽；若属于肝郁气滞证，加期门、肝俞；若属于脾肾阳虚证，加关元、肾俞、命门。

上述中药穴位贴膏由以下方法制得：①所述的中药饮片粉碎成80目细粉，备用；②生姜汁由新鲜生姜去皮绞汁过滤制得。按比例将细粉与生姜汁混合并调匀成稠膏状，制模切分为1 cm×1 cm×1 cm正方体药块，将药块置于空白膏药贴上，即可。

本中药穴位贴膏剂的药膏按中医的配伍原则由黄芥子、巴豆、厚朴饮片与生姜汁组成，药物作用在穴位上透过皮肤表层而被吸收。肥胖症治疗原则为"行气导滞，温阳化脂"。本研发组方中，黄芥子为君药，温阳行气，化积导滞，利水化脂；巴豆为臣药，增强黄芥子温肠泻积功效；厚朴为佐药，助黄芥子行气导滞；生姜为使药，引诸药直达病所，促进诸药透皮吸收。诸药协同，具有温阳化脂、化积导滞等药理作用，可使局部充血、发泡，从而刺激腧穴，激发经气，疏通经络，达到治疗肥胖症的目的。

本中药穴位贴膏剂仅由黄芥子、巴豆、厚朴、生姜组成，药简力专，而且通过作用于人体不同穴位治疗各种证型肥胖症，效果显著。经临床验证，使用本研发所制备的穴位贴膏剂，对肥胖症患者进行穴位敷贴治疗，总有效率达到75.0%。故本研发申请了国家发明专利（图3-9）。

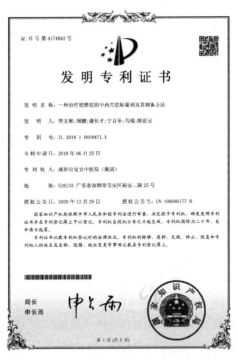

图3-9 治疗肥胖症的中药穴位贴膏剂及其制备方法发明专利证书

三、抑郁障碍的中药穴位贴膏剂

（一）技术背景

抑郁障碍是一种由各种应激和情绪刺激引起的心境障碍，以显著而持久的心境低落、思维迟缓、意志力减退为主要临床特征。抑郁障碍发病与遗传、环境和心理等因素密切相关。全球约有17%的人口患有抑郁障碍，给社会和经济带来了沉重的负担。

抑郁障碍的发病机制相当复杂，目前公认的有神经递质失衡、神经内分泌异常和神经元可塑性损伤三个发病机制。发病机制的复杂性决定了抑郁障碍的难治性。现阶段对抑郁障碍的治疗分药物、心理和物理疗法三大类，但包括美国食品药品监督管理局（FDA）推荐的一线抗抑郁药5-羟色胺再摄取抑制剂、单胺氧化酶抑制剂、5-羟色胺去甲肾上腺素再摄取抑制剂在内的抗抑郁药都存在起效慢、效率低、易耐药的缺点，而心理和行为认知疗法存在耗时长、依从性低的不足。在我国，中医药防治抑郁障碍迄今已有两千多年的历史，研究表明，中医药治疗抑郁障碍可持续改善症状，减轻西药不良反应，降低耐药性，与西药合用可提高疗效。

公开号为CN105250787A的专利申请公开了一种用于治疗老年人抑郁症的药物，该药物由盘龙参、麻黄根、酸枣仁、天竺黄、华山参、柏子仁、合欢皮、安息香、山麦冬等制成；公开号为CN105055990A的专利申请公开了一种安神解郁药，该药物由朱砂、灵芝、合欢皮、龙骨、钩藤、麻黄根、浮小麦、地黄、薏苡仁、白芷、白薇、玄参、番茄素等制成。上述药物均含有合欢皮，但药味偏多，并含有多味贵重中药，成本较高，不利于有效的质量控制和生产。随着抑郁障碍患者人数不断增多，寻求一种药味少、安全性高、易于长期使用、抗抑郁效果显著的药物具有重要现实意义。

（二）研发内容

本研发所要解决的技术问题是提供一种治疗抑郁障碍的中药穴位贴膏剂及其制备方法，该中药穴位贴膏剂不仅药味少，而且疗效显著。

该中药穴位贴膏剂的药膏由生姜汁和以下重量份的中药饮片组成：黄芥子1~3份，合欢皮1~3份，麻黄1~3份。中药饮片的最佳重量配比为：黄芥子2份，合欢皮2份，麻黄2份。中药饮片与生姜汁的重量比为3∶4。

中药穴位贴膏剂使用时交替贴在以下两组穴位上：①肺俞、肝俞、膈俞、身柱、至阳、肾俞、鸠尾、中脘、天枢；②魄户、胆俞、魂门、三焦俞、神堂、建里、滑肉门。若属于肝气郁结证，加期门、气海；若属于气郁化火证，加支沟、曲池；若属于痰气郁结证，加丰隆、大横；若属于心脾两虚证，加脾俞、足三里；若属于心肾不交证，加心俞、太溪；若属于心胆失调证，加心俞、阳纲。本中药穴位贴膏剂还可用于治疗患有其他兼证的抑郁障碍，兼有梅核气者，加天突、丰隆；兼有胃肠症状者，加足三里、脾俞；兼有失眠者，加涌泉。

上述中药穴位贴膏剂由以下方法制得：①所述的中药饮片粉碎成80目细粉，备用；②生姜汁由新鲜生姜去皮绞汁过滤制得。按比例将细粉与生姜汁混合并调匀成稠膏状，制模切分为1 cm×1 cm×1 cm正方体药块，将药块置于空白膏药贴上，即可。

本中药穴位贴膏剂的药膏按中医的配伍原则由黄芥子、合欢皮、麻黄与生姜汁组成，药物作用在穴位上透过皮肤表层而被吸收。抑郁障碍治疗原则为"行气疏肝，化痰解郁"。本研发组方中，黄芥子为君药，行气疏肝，化痰解郁；合欢皮为臣药，增强黄芥子解郁安神的功效；麻黄为佐药，助黄芥子行气；生姜为使药，引诸药直达病所，促进诸药透皮吸收。诸药协同，具有辛温行气、解郁化痰等药理作用，可使局部充血、发泡，从而刺激腧穴，激发经气，疏通经络，达到治疗抑郁障碍（中医属"郁病"范畴）的目的。

本中药穴位贴膏剂仅由黄芥子、合欢皮、麻黄、生姜组成，不仅药味少，有利于质量控制，而且通过作用于人体不同穴位治疗各种证型抑郁障碍及其伴随的兼证，效果显著。经临床验证，使用本研发所制备的穴位贴膏剂，对抑郁障碍患者进行穴位敷贴治疗，总有效率达到75.1%。故本研发申请了国家发明专利（图3-10）。

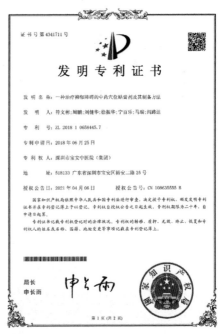

图3-10 治疗抑郁障碍的中药穴位贴膏剂及其制备方法发明专利证书

四、岭南传统天灸疗法拓展系列方

针对天灸药物处方在岭南地区疗效差的问题，广东省非物质文化遗产项目"岭南传统天灸疗法"省级代表性传承人符文彬教授根据"天人相应""三因制宜"等理论，吸取民间经验和医学新知，充分利用本地药材资源，创新形成独特的系列药物处方，如岭南传统天灸1号方（适应证：阳虚证、哮喘、鼻炎、咽喉炎、虚人感冒等）、岭南传统天灸2号方（适应证：心火偏亢、心肾不交型失眠）、岭南传统天灸3号方（适应证：颈肩腰腿痛症）、岭南传统天灸4号方（适应证：抑郁、焦虑等情绪障碍）、岭南传统天灸5号方（适应证：功能性便秘）等。随着研究深入，针对不同的病症特点，创新性研发出专病专方——岭南传统天灸疗法拓展系列方，进一步提高临床疗效。拓展系列方具体如下。

（一）痛症方

1号方：黄芥子、姜黄、白芷，主治头痛。

2号方：熟附子、川芎、姜黄，主治偏头痛。

3号方：黄芥子、郁金、白芷，主治紧张性头痛。

4号方：黄芥子、半夏、桂枝，主治颈痛。

5号方：黄芥子、姜黄、桂枝，主治肩痛。

6号方：黄芥子、熟附子、桂枝，主治腰痛。

7号方：黄芥子、熟附子、牛膝，主治膝痛。

8号方：黄芥子、细辛、连翘，主治面痛。

9号方：黄芥子、细辛、石膏，主治牙痛。

10号方：黄芥子、郁金、黄芩，主治急性咽喉肿痛。

11号方：熟附子、莱菔子、厚朴，主治慢性咽喉炎。

12号方：黄芥子、桂枝、茯苓，主治肘痛。

13号方：黄芥子、桂枝、桑枝，主治腕关节痛（腕管综合征）。

14号方：黄芥子、郁金、两面针，主治胁痛。

15号方：熟附子、乌药、两面针，主治寒性胃痛。

16号方：黄芥子、石膏、乌药，主治热性胃痛。

17号方：黄芥子、香附、吴茱萸，主治腹痛。

18号方：熟附子、白术、川萆薢，主治痛风性关节炎。

19号方：黄芥子、制川乌、制草乌，主治类风湿关节炎及癌痛。

20号方：熟附子、威灵仙、补骨脂，主治骨质疏松症。

21号方：黄芥子、小茴香、香附，主治痛经。

22号方：细辛、当归、丹参，主治产后身痛。

23号方：黄芥子、柴胡、延胡索，主治胆绞痛。

24号方：黄芥子、商陆、荔枝核，主治肾绞痛。

25号方：黄芥子、桂枝、九节菖蒲、川芎，主治心绞痛。

26号方：黄芥子、白芷、香附、当归，主治经行头痛。

27号方：黄芥子、桂枝、川木瓜，主治踝关节痛。

28号方：黄芥子、威灵仙、透骨消，主治足跟痛。

29号方：威灵仙、熟附子、细辛，主治背痛。

（二）心脑病症方

1号方：熟附子、桂枝、威灵仙，主治中风偏瘫。

2号方：细辛、牛大力、桂枝，主治脑病乏力。

3号方：黄芥子、吴茱萸、郁金，主治抑郁、神经官能症。

4号方：黄芥子、黄连、肉桂，主治焦虑、失眠。

5号方：细辛、熟附子、桂枝，主治中风肌张力高、帕金森病、肌张力障碍。

6号方：黄芥子、川芎、半夏，主治共济失调、眩晕。

7号方：黄芥子、巴戟天、川芎，主治吞咽障碍。

8号方：黄芥子、黄芪、熟附子，主治低血压。

9号方：熟附子、石决明、钩藤，主治高血压。

10号方：熟附子、桂枝、石菖蒲，主治记忆力下降、健忘、血管性痴呆。

11号方：黄芥子、黄芪、陈皮，主治嗜睡。

12号方：黄芥子、川芎、白芷，主治面瘫。

13号方：黄芥子、防风、白芷，主治面肌痉挛。

14号方：黄芥子、半夏、仙鹤草，主治梅尼埃病。

15号方：黄芥子、熟附子、桂枝、细辛，主治外伤性截瘫。

16号方：黄芥子、桂枝、牛大力、苍术，主治痿病（周围神经损伤、多发性神经病、周期性瘫痪等引起的肌萎缩、肌无力）。

17号方：熟附子、郁金、吴茱萸、黄连，主治慢性疲劳综合征。

18号方：黄芥子、肉桂、丁香、黄连，主治戒断综合征。

19号方：黄芥子、黄连、肉桂、磁石，主治心悸。

20号方：黄芥子、川芎、薤白、郁金，主治胸闷。

（三）肺系病症方

1号方：黄芥子、延胡索、甘遂、细辛，主治过敏性鼻炎、虚人感冒、慢性哮喘。

2号方：黄芥子、防风、细辛，主治风寒感冒。

3号方：黄芥子、防风、连翘，主治风热感冒。

4号方：黄芥子、防风、细辛、北杏仁，主治气管及支气管炎咳嗽、变应性咳嗽。

5号方：黄芥子、鱼腥草、连翘，主治呼吸道感染、支气管扩张引起的咳嗽。

6号方：细辛、五倍子、煅龙骨，主治多汗、自汗。

7号方：黄芥子、地骨皮、肉桂，主治盗汗。

8号方：黄芥子、细辛、五味子，主治肺胀（慢性阻塞性肺疾病）。

9号方：黄芥子、沉香、补骨脂，主治气短。

10号方：黄芥子、苍耳子、肉桂，主治鼻塞。

11号方：黄芥子、防风、熟附子，主治流清涕。

12号方：黄芥子、防风、麻黄，主治打喷嚏。

13号方：黄芥子、白及、连翘，主治鼻出血。

14号方：黄芥子、白及、独头蒜，主治咳血（支气管扩张并咯血）。

15号方：黄芥子、莱菔子、紫苏子，主治喘证。

（四）肝胆脾胃方

1号方：细辛、青皮、佛手、茯苓，主治痞满。

2号方：黄芥子、青皮、桑螵蛸，主治反胃、反酸、嗳气。

3号方：黄芥子、青皮、五倍子，主治寒性泄泻。

4号方：黄芥子、青皮、黄连，主治热性泄泻。

5号方：黄芥子、青皮、黄连、葛根，主治胃肠炎引起的泄泻。

6号方：黄芥子、青皮、黄连、郁金，主治肠易激综合征引起的泄泻。

7号方：黄芥子、青皮、黄连、白及，主治慢性结肠炎引起的泄泻。

8号方：黄芥子、青皮、黄精、茯苓，主治酒精性肝硬化。

9号方：黄芥子、青皮、鸡骨草、土鳖虫，主治病毒性肝炎、肝硬化。

10号方：黄芥子、青皮、山栀子、川芎，主治原发性胆汁性肝硬化。

11号方：黄芥子、青皮、苦楝子，主治胆道蛔虫。

12号方：黄芥子、青皮、龙胆草，主治黄疸。

13号方：熟附子、大黄、枳实，主治实性便秘。

14号方：熟附子、青皮、白术，主治虚性便秘。

15号方：黄芥子、青皮、吴茱萸，主治神经性呕吐。

16号方：黄芥子、丁香、黄连、葛根，主治急性胃炎引起的呕吐。

17号方：黄芥子、厚朴、大黄、台乌，主治肠梗阻引起的呕吐。

18号方：黄芥子、莱菔子、丁香，主治呃逆。

19号方：熟附子、肉豆蔻、吴茱萸，主治胃寒。

（五）肾膀胱方

1号方：黄芥子、芫花、防己，主治实证水肿。

2号方：黄芥子、熟附子、车前子，主治虚证水肿。

3号方：熟附子、白花蛇舌草、香附，主治热淋、前列腺炎。

4号方：黄芥子、苍耳子、香附，主治劳淋。

5号方：小茴香、熟附子、香附，主治下尿路症状。

6号方：黄芥子、熟附子、小茴香、细辛，主治神经源性膀胱、无力性膀胱。

7号方：熟附子、穿破石、香附，主治前列腺增生。

8号方：黄芥子、熟附子、五倍子，主治夜尿多、遗尿。

9号方：熟附子、细辛、麻黄，主治尿失禁、漏尿。

10号方：黄芥子、香附、大黄，主治血尿。

11号方：黄芥子、熟附子、荔枝核、阳起石，主治阳痿、性欲减退。

12号方：黄芥子、五味子、煅牡蛎，主治遗精、早泄。

13号方：黄芥子、熟附子、桂枝、苍耳子，主治不育症。

（六）气血津液方

1号方：熟附子、苍术、鬼箭羽，主治消渴。

2号方：黄芥子、防己、巴豆，主治肥胖症。

3号方：黄芥子、白术、羌活，主治消瘦。

4号方：黄芥子、桂枝、威灵仙，主治麻木。

5号方：黄芥子、吴茱萸、北杏仁，主治放射治疗后不良反应。

6号方：黄芥子、郁金、桂枝，主治单纯性甲状腺肿。

7号方：黄芥子、黄连、郁金，主治甲状腺功能亢进症。

8号方：黄芥子、仙茅、郁金，主治甲状腺功能减退症。

9号方：熟附子、大黄、郁金，主治高脂血症。

10号方：熟附子、桂枝、走马胎，主治高尿酸血症。

11号方：黄芥子、半夏、厚朴，主治痰证。

（七）皮肤外科方

1号方：黄芥子、丹参、郁金，主治斑秃。

2号方：熟附子、当归、郁金，主治黄褐斑。

3号方：黄芥子、桑白皮、苦参，主治粉刺。

4号方：黄芥子、大青叶、虎杖，主治痄腮。

5号方：黄芥子、蒲公英、连翘，主治乳痈。

6号方：熟附子、郁金、莱菔子，主治乳腺增生。

7号方：黄芥子、皂角、胆南星，主治腱鞘囊肿。

8号方：黄芥子、蒲公英、紫花地丁，主治丹毒。

9号方：黄芥子、龙胆草、郁金，主治带状疱疹（恢复期）。

10号方：黄芥子、两面针、郁金，主治带状疱疹（后遗症期）。

11号方：黄芥子、苍术、苦参，主治湿疹。

12号方：黄芥子、丹参、防风，主治瘾疹（荨麻疹）。

13号方：黄芥子、贯众、藿香，主治疣疮（扁平疣）。

14号方：黄芥子、丹参、半枫荷，主治牛皮癣（神经性皮炎）。

15号方：黄芥子、大黄、桃仁，主治痔疮。

16号方：熟附子、丹参、苦参，主治皮肤瘙痒。

17号方：黄芥子、丹参、北杏仁，主治皮肤皱纹。

（八）妇儿方

1号方：黄芥子、香附、当归，主治月经先后无定期。

2号方：黄芥子、香附、柴胡、当归，主治月经先期、经期延长。

3号方：黄芥子、川芎、益母草，主治月经后期。

4号方：熟附子、川芎、穿破石，主治多囊卵巢综合征。

5号方：黄芥子、丹参、当归，主治月经过少。

6号方：黄芥子、茜草、当归，主治月经过多。

7号方：黄芥子、地榆炭、当归，主治异常子宫出血。

8号方：黄芥子、郁金、当归，主治经前期综合征。

9号方：黄芥子、丹参、续断，主治经行眩晕。

10号方：黄芥子、郁金、半枝莲，主治经行乳房胀痛。

11号方：黄芥子、补骨脂、五味子，主治经行腹泻。

12号方：熟附子、吴茱萸、郁金，主治围绝经期综合征。

13号方：黄芥子、苍术、续断，主治白带过多。

14号方：黄芥子、王不留行、通草，主治产后缺乳。

15号方：熟附子、郁金、吴茱萸、合欢皮，主治产后抑郁。

16号方：黄芥子、桃仁、当归、川芎，主治产后恶露不绝。

17号方：熟附子、三棱、莪术、香附，主治子宫肌瘤。

18号方：熟附子、当归、小茴香，主治子宫内膜异位症。

19号方：黄芥子、续断、郁金，主治不孕症。

20号方：熟附子、鸡血藤、大黄，主治慢性盆腔炎。

21号方：黄芥子、麻黄、北杏仁，主治小儿咳嗽。

22号方：黄芥子、鸡骨香、藿香，主治小儿消化不良。

23号方：黄芥子、黄连、车前子，主治小儿腹泻。

24号方：黄芥子、肉桂、丁香，主治小儿腹痛。

25号方：黄芥子、麻黄、细辛，主治小儿哮喘。

26号方：黄芥子、北黄芪、防风、白术，主治小儿体虚。

27号方：黄芥子、火麻仁、枳实，主治小儿便秘。

28号方：黄芥子、干姜、半夏，主治小儿呕吐。

29号方：黄芥子、熟附子、五味子，主治小儿遗尿。

30号方：黄芥子、磁石、茯神，主治小儿惊风。

31号方：黄芥子、草豆蔻、厚朴，主治小儿疳积。

32号方：黄芥子、熟附子、桂枝、细辛，主治小儿脑性瘫痪。

33号方：黄芥子、钩藤、磁石，主治儿童多动综合征。

34号方：黄芥子、郁金、合欢皮、石菖蒲，主治儿童孤独症。

35号方：黄芥子、菟丝子、续断、厚朴，主治发育不良。

36号方：黄芥子、川楝子、使君子，主治小儿蛔虫病。

（九）五官美容方

1号方：黄芥子、大青叶、贯众，主治目赤肿痛。

2号方：黄芥子、蒲公英、黄连，主治睑腺炎（麦粒肿）。

3号方：黄芥子、防风、桑叶，主治迎风流泪。

4号方：黄芥子、密蒙花、茺蔚子，主治近视。

5号方：黄芥子、丹参、黄精，主治视瞻昏渺（黄斑变性）。

6号方：黄芥子、丹参、细辛，主治青盲（视神经萎缩）。

7号方：黄芥子、北黄芪、防风，主治眼疲劳。

8号方：黄芥子、丹参、麻黄，主治嗅觉下降。

9号方：黄芥子、龙胆草、北杏仁，主治急性鼻窦炎。

10号方：黄芥子、苍耳子、北杏仁，主治慢性鼻炎。

11号方：黄芥子、丹参、苍耳子，主治鼻鼽（过敏性鼻炎）。

12号方：黄芥子、黄连、厚朴，主治口臭。

13号方：黄芥子、黄连、赤石脂，主治口疮（口腔溃疡）。

14号方：黄芥子、黄连、白及，主治牙龈出血。

15号方：黄芥子、黄芩、北杏仁，主治急性咽喉炎、咽喉肿痛。

16号方：黄芥子、郁金、北杏仁，主治慢性咽喉炎。

17号方：黄芥子、磁石、石菖蒲，主治耳鸣、耳聋。

18号方：黄芥子、虎杖、石菖蒲，主治耳痛（慢性中耳炎）。

（十）流行病方

1号方：黄芥子、贯众、北黄芪，预防流感。

2号方：黄芥子、贯众、菊花，主治红眼病（急性细菌性结膜炎）。

3号方：黄芥子、白头翁、鸦胆子、黄连，主治痢疾（恢复期）。

4号方：黄芥子、槟榔、厚朴、白果，主治疟疾。

5号方：黄芥子、苍术、厚朴、藿香，预防病毒性肺炎。

6号方：黄芥子、北黄芪、厚朴、郁金，主治病毒性肺炎（恢复期）。

7号方：黄芥子、白蔻仁、厚朴、白果，主治登革热。

8号方：黄芥子、北杏仁、白果、十大功劳，主治肺结核。

（十一）其他方

1号方：熟附子、郁金、北黄芪，主治易疲劳。

2号方：熟附子、桂枝、细辛，主治背冷。

3号方：黄芥子、熟附子、泽泻，主治腰重。

4号方：熟附子、肉桂，主治腰冷。

5号方：黄芥子、北黄芪、续断，主治体虚体弱。

6号方：熟附子、细辛、北杏仁，主治空调病。

7号方：熟附子、桂枝、牛膝、肉桂，主治手脚冷。

8号方：熟附子、苍术、川芎，主治头重。

第三节　科学研究实验装置

一、评估针刺疗效的匿针式双盲实验装置

（一）背景技术

随机对照临床试验是目前评估医学干预措施临床效果最严谨的科学方法，针刺治疗临床试验面临的一个棘手的问题是如何设计和选择安慰针对照。针灸临床试验中理想的安慰针应满足以下几个条件：①它没有或仅有极小的特异治疗作用，从而不影响对针灸治疗作用的准确评估；②各个方面都与治疗措施没有区别或尽可能相似，能成功实现盲法研究；③安慰针不应影响治疗针必要的手法操作，必须保证正常治疗作用的实现；④安慰针还应尽可能简单、安全、易于操作、适用性强。随着对经络实质和针灸作用研究的进展，人们不断提出新的安慰针设计方案。

授权公告号为CN206183657U的实用新型专利申请公开了一种用于双盲实验的安慰针，它具有真、假两套针刺套具，两套针刺套具均包括一中空的套管和针具两部分，所述套管的底部设置有一胶贴，所述胶贴由不透明材料制成，将所述套管的底部开口封闭；真针刺套具的针具由第一针柄和第一针尖两部分组成；假针刺套具的针具由第二针柄、第二针尖和中间连接件组成，所述第二针尖为平头；而且第一针柄和第二针柄与相应套管的卡口之间通过该螺纹面过渡配合连接，在进行上下提插动作时，假针刺套具与真针刺套具一致，在可提插范围内可以让针具在固定的高度停留，不会弹回或掉落。由该实用新型专利申请的上述方案可见，其明显存在下述缺陷：①"针柄与相应套管的卡口之间通过该螺纹面过渡配合连接"，虽然可使"针具在固定的高度停留，不会弹回或掉落"，但是只能顺着螺纹捻动针柄进针，其进针速度显然受到所述螺纹限制；②真针和假针的针柄上设置螺纹，假针针身中间串设有连接件（如弹簧），因此所述的真针和假针都必须定制，无疑要增加成本；③一旦针身的长度确定就无法根据针灸治疗的要求来改变进针深度，因此还必须根据当前腧穴的进针深度来定制针身或套管；④真针在治疗时必须刺穿套管底部的胶贴，明显会污染针身。

（二）研发内容

本研发所要解决的技术问题是提供一种评估针刺疗效的匿针式双盲实验装置，该装置不仅无须根据治疗的腧穴定制，而且可直接与市售的试验用针配合使用，同时还可自由选择进针速度。技术方案如下：

一种评估针刺疗效的匿针式双盲实验装置，该装置包括针管和底座，其特征在于，所述的针管由外套管和插设在其内的内套管组成，且外套管的内壁与内套管的外壁间隙配合；所述外套管上头套设有永磁环，且二者的上端面平齐；所述内套管的管壁内或内壁上沿长度方向固定有导磁金属丝，且二者的两端平齐；在竖直状态下，永磁环与导磁金属丝之间所产生的引力使内套管的外壁贴附在外套管的内壁上，且二者之间所产生的摩擦阻力大于或等于内套管与导磁金属丝的重量之和；外套管和内套管均为非透明的医用塑料，且内套管的长度大于外套管的长度。

所述的底座为圆盘形，其下表面设有与该底座等径的圆形粘接片，二者体内沿中轴线设有上下贯穿的圆孔；外套管的下头固定在圆孔内，且下端面与圆形粘接片的下表面平齐，上端面延伸出底座。

所述圆形粘接片由双面胶带制成，其下表面粘贴有圆盘形的易撕防护贴，该易撕防护贴的圆周面向外延伸有一易撕凸耳。

为了便于拿取，上述方案中的底座的上部向内收缩成正六边形。

上述方案中，永磁环可由铁氧体磁性材料制成；导磁金属丝可以是铁、硅钢或坡莫合金等金属材料。

本匿针式双盲实验装置与普通针联合使用即可组成治疗针，与对照针联合使用即可组成安慰针。为了实现双盲，在评估针刺疗效时，先取一只本匿针式双盲实验装置放入一根普通针，然后向上移动内套管，使得内套管的上端面与普通针针柄上头平齐，即形成治疗针；再取一只本匿针式双盲实验装置放入一根对照针，然后向上移动内套管，使得内套管的上端面与对应治疗针中内套管的上端面的高度相等，即形成安慰针。

为了避免因理解不同而产生歧义，以下对本研发的一些技术术语进行定义。

普通针：用于针刺治疗的常规针灸针，它由针身和针柄组成，其中针身的末端为尖头，且其针身的长度等于所述圆形粘接片下表面至所述内套管上端面之间的距离与刺入受试者皮肤深度之和。

对照针：由针身和与普通针相同的针柄组成，其中针身的末端为平头，且其针身的长度等于所述圆形粘接片下表面至所述内套管上端面之间的距离与刺入受试者皮肤深度之差，或者其针身的长度等于所述普通针针身长度与刺入受试者皮肤深度之差。

试验用针：包括上述普通针和对照针。

安慰针：按盲法要求将对照针放入本研发所述匿针式双盲实验装置的针管内所形成的组合体。

治疗针：按盲法要求将普通针放入本研发所述匿针式双盲实验装置的针管内所形成的组合体。

除另有说明外，所说的"针身"包括对照针或普通针的针身，所说的"针柄"包括所述对照针或普通针的针柄。

针灸针针身的材料国标作了明确规定，即：针灸针的针身以GB/T 4240中0Cr19Ni9或其他奥氏体不锈钢丝制成；对于针灸针的针柄国标虽然没有作规定，但市售的针灸针的针柄通常都是用轻质的铝丝制成的，因此现有针灸针是不导磁的。由于对照针按盲法实验要求，除针身的末端为平头外其结构和材质理应与治疗针相同，因此也是不导磁的。本装置利用永磁环与导磁金属丝之间产生的引力，内套管与外套管之间产生的摩擦阻力大于或等于内套管与导磁金属丝的重量之和，进而让内套管在竖直状态下可以停留在外套管的任意位置。因此本匿针式双盲实验装置具有以下4种效果：①安慰针与治疗针共用一套本研发所述匿针式双盲实验装置，既可降低开发的难度和生产成本，又可提高使用的便利性；②由于上下移动内套管即可改变所述针管的长度，而将不同长度的试验用针隐于其中，因此不仅无须根据治疗的腧穴深度来定制本装置，而且可直接与市售的试验用针配合使用，同时可自由选择进针速度；③利用本装置所组成的安慰针与治疗针外观完全相同，不仅遮蔽效果好，而且进针操作便利，进针时直接用手指向下推动内套管即可；④对照试验中，所述内套管下端面均给受试者一种相对明显的刺压感，该刺压感可掩盖针灸针刺入体内的微弱疼痛感。

（三）附图说明

图3-11至图3-13为本研发所述的匿针式双盲实验装置的一个具体实施例的结构示意图，其中，图3-11为主视图，图3-12为俯视图，图3-13为图3-12的A—A剖视图，该图中虚线表示内套管向上移动的状态。

图3-14和图3-15为图3-11至图3-13所示实施例中内套管的结构示意图，其中图3-14为主视图，图3-15为图3-14的B—B剖面放大图。

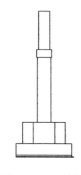

图3-11 评估针
刺疗效的匿针式双
盲实验装置主视图

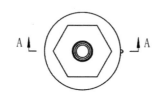

图3-12 评估针刺疗效的匿针
式双盲实验装置俯视图

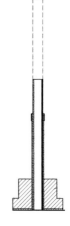

图3-13 评估针刺疗
效的匿针式双盲实验
装置剖视图

图3-16和图3-17为本研发所述的匿针式双盲实验装置的另一个具体
实施例中内套管的结构示意图，其中图3-16为主视图，图3-17为图3-16
的C—C剖面放大图。

图3-18为图3-11至图3-13所示的匿针式双盲实验装置分别与普通
针和对照针结合所形成的治疗针和安慰针，其中a图为治疗针，b图为
安慰针。

图3-19为图3-18所示的治疗针和安慰针用于直刺进针的使用状态
图，其中a图为治疗针的直刺状态，b图为安慰针的直刺状态。

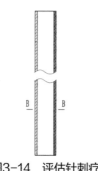

图3-14 评估针刺疗
效的匿针式双盲实验
装置内套管主视图

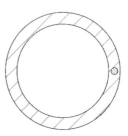

图3-15 评估针刺疗效的
匿针式双盲实验装置内套
管剖面放大图

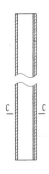

图3-16 评估针刺
疗效的匿针式双盲实
验装置另一个内套管
主视图

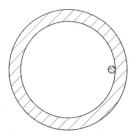

图3-17 评估针刺疗效的
匿针式双盲实验装置另一
个内套管剖面放大图

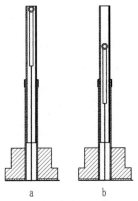

a   b

图3-18 匿针式双盲实验装置分别
与普通针和对照针结合所形成的治疗
针和安慰针

（a图为治疗针，b图为安慰针）

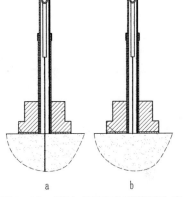

a   b

图3-19 匿针式双盲实验装置治疗
针和安慰针直刺进针的使用状态图

（a图为治疗针，b图为安慰针）

（四）国家实用新型专利证书

图3-20为专利证书。

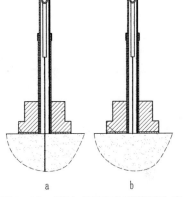

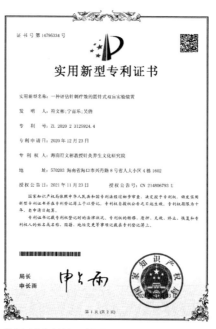

图3-20　评估针刺疗效的匿针式双盲实验装置实用新型专利证书

二、评估针刺疗效的双盲实验装置

（一）背景技术

公开号为CN1640379A的研发专利申请公开了一种由安全针与对照针构成的双盲用针组。该双盲用针组包括安全针和对照针，所述安全针和对照针均包括针管和位于针管上端的挡块以及位于针管下端的底座。为了不使安全针和对照针在外观上有所区别，其方案是针管内上部设有针体保持填充物（针身保持填充物），利用该填充物所产生的阻力可使安全针与对照针露出针管的部分相同，而将伸进针管内不同长度的针体隐匿在针管内；为了便于留针，安全针和对照针下端所设底座的下面形成有对人体的皮肤具有粘接性或吸附性的粘接件或吸盘；为了在针体移动时赋予切皮感及刺入感，所述对照针的针管内设有第二填充物。上述专利申请的方案虽然能保证安全针和对照针露出针管上部针柄及其长度完全相同，但是尚存在下述缺陷。①无法直接用于斜刺进针（相对于人体的皮肤面倾斜刺入），当上述专利申请的方案用于斜刺时，必须将针管的下端斜着加以切除，这对缺乏专用角度测量工具者来说，无疑是一大难题，而且切除所形成的锐角还可能对受试者的皮肤造成伤害；同时，进行斜刺时因没有底座而无法实现留针。②对照针的针管内增设有第二填充物，不仅很难，甚至无法给施针者赋予切皮感及刺入感，而且还会引发其他问题，比如生肉和加工肉容易腐烂、发酵产生细菌，不利于产业化；再比如安慰针与安全针的方案不同，二者无法共用一套实验装置，无疑会增加开发难度和生产成本。

（二）研发内容

本研发所要解决的技术问题是提供一种评估针刺疗效的双盲实验装置，该装置所形成的临床试验针与安慰对照针不仅外观一致，而且既可实现直刺进针，又可实现斜刺进针。技术方案如下：

一种评估针刺疗效的双盲实验装置，包括针管和底座，其中所述的针管内上部设有针身保持填充物，该填充物在试验用针针身移动时赋予阻力，以避免其上下自由移动；所述的针身保持填充物是棉花、海绵、发泡塑料或类似的松软物质。

针管的下端与所述底座之间设有球头万向节，由球体和与之匹配的球面孔组成；所述的底座由上盖板和下座上下固定在一起，其中下座为Π形的旋转体；所述的球面孔的中心位于上盖板与下座的结合面上；所述球体的体内沿经过其中心的轴线设有通孔，针管由该通孔的上头插接固定在其内；所述球体的直径大于上盖板和旋转体的Π形顶部的厚度之和，且球面孔包裹球体的包角 α 为15°～25°。底座的下表面为环形，其上设有与所述底座下表面相吻合的环形的粘接片，由PE泡棉双面胶带制成。粘接片的下表面粘贴有圆盘形的易撕防护贴，该易撕防护贴的圆周面向外延伸有一易撕耳朵。

由于刺入深度不同，治疗效果明显不同，因此同一穴位因研究者不同，所选择的刺入深度可能不同。为了便于选择不同的刺入深度，本研发的改进方案是：所述球体上的通孔为螺纹孔，所述针管的下头设有与该螺纹孔相匹配的外螺纹，且针管具有的外螺纹下头由球体上通孔的上头插入，二者由螺纹连接固定在一起，通过改变针管拧入深度来选择预设刺入深度。

上述技术方案中，由于所述的针身保持填充物为松软物质，因此施针者一不小心就很容易将试验用针的针柄推入所述针管内，而导致刺入深度过深。为了解决该难题，本研发的另一改进方案是，针身保持填充物上方的针管内设有阻挡片；阻挡片的上表面与针管的上端面平齐，且沿所述针管轴线设有进针孔，该进针孔的直径大于试验用针针身的直径，小于试验用针针柄的直径。

本双盲实验装置与对照针配合使用即可形成安慰针，如果与普通针配合使用即可形成治疗针，即安慰针和治疗针可共用一套装置。若有很好的模拟人体的材料问世，采用公开号为CN1640379A的研发专利申请的方案，在对照针的针管内设有第二填充物，显然可赋予施针者切皮感及刺入感，但据本研发人所知的目前尚无可很好地模拟人体的材料，而且可预期的将来也很难有这种材料问世。如果采用如公开号为CN1640379A的研发专利申请所公开的"棉花、海绵、塑料、硅树脂、橡胶、多糖类、蛋白质、海绵状制品、发泡塑料、合成纤维、天然纤维、兽肉或鱼肉等生肉、加工肉（火腿等）、导电浆、导电胶等，或使用这些材料的组合"作为第二填充物，不但进入实际应用的方案极其有限，而且也很难实现。比如，生肉和加工肉容易腐烂，发酵产生细菌，不利于产业化。尤其是安慰针与治疗针的方案不同，二者无法共用一套如本研发所述的双盲实验装置，无疑会增加开发难度和生产成本。因此，本研发所述的双盲实验装置摒弃公开号为CN1640379A的研发专利申请所述的第二填充物，显然是明智之举。

由于本双盲实验装置的用途是采用盲法评估针刺的疗效，其形成治疗针和安慰针的区别仅在于普通针的末端触及易撕防护贴的上表面，而对照针悬空，因此本双盲实验装置中的针管、底座和球体都必须采用非透明的材料制作，比如非透明的医用塑料，这些都是本领域普通技术人员熟知的常识。

为了避免因理解不同而产生歧义，以下对本研发的一些技术术语进行定义。

普通针：用于针刺治疗的常规针灸针，由针身和具有柄环的针柄组成，其中针身的末端为尖头，且其针身的长度等于所述粘接片的下表面至针管上表面的距离与预设刺入深度之和。

对照针：由针身和与普通针相同的针柄组成，其中针身的末端为平头，且其针身的长度等于所述粘接片的下表面至针管上表面的距离与预设刺入深度之差。

试验用针：包括上述普通针和对照针。

安慰针：按盲法要求，将对照针插入本研发所述双盲实验装置的针管内所形成的组合体。

治疗针：按盲法要求，将普通针插入本研发所述双盲实验装置的针管内所形成的组合体。

除另有说明外，所说的针身包括对照针或普通针的针身，所说的针柄包括所述对照针或普通针的针柄。

本研发所述的技术方案较现有技术具有以下有益效果：①安慰针与治疗针共用一套本研发所述双盲实验装置，既可降低开发难度和生产成本，又可提高使用的便利性；②由于所述针管的下端与所述底座之间设有球头万向节，因此既可实现直刺进针，又可实现斜刺进针，同时，无论是直刺进针还是斜刺进针均可实现留针；③本研发的一个改进方案中，所述针管与球体采用螺纹连接，既便于研究者预设刺入深度，又便于购置者选择合适的试验用针规格。

（三）附图说明

图3-21至图3-23为本研发所述评估针刺疗效的双盲实验装置具体实施例的结构示意图，其中图3-21为主视图，图3-22为俯视图，图3-23为图3-22的A—A剖视放大图。

图3-24为图3-21至图3-23所示的双盲实验装置分别与普通针和对照针结合所形成的治疗针和安慰针，其中a图为治疗针，b图为安慰针。

图3-25为图3-24所示的治疗针和安慰针用于直刺进针的使用状态图，其中a图为治疗针的直刺状态，b图为安慰针的直刺状态。

图3-26为图3-24所示的治疗针和安慰针用于斜刺进针的使用状态图，其中a图为治疗针的斜刺状态，b图为安慰针的斜刺状态。

图3-27为本研发所述评估针刺疗效的双盲实验装置的另一个具体实施例的结构示意图。

图3-28为图3-27所示双盲实验装置中针管高度调节范围示意图，其中a图为针管处于最高位置，b图为针管处于最低位置。

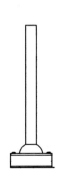

图3-21　评估针刺疗效的双盲实验装置具体实施例结构示意图主视图

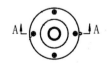

图3-22　评估针刺疗效的双盲实验装置具体实施例结构示意图俯视图

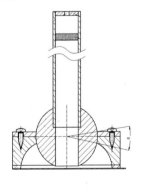

图3-23　评估针刺疗效的双盲实验装置具体实施例结构示意图剖视放大图

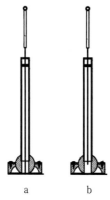
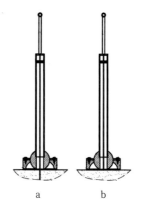

图3-24 评估针刺疗效的双盲实验
装置普通针和安慰针置入示意图
（a图为治疗针，b图为安慰针）

图3-25 评估针刺疗效的双盲实验
装置普通针和安慰针直刺进针示意图
（a图为治疗针，b图为安慰针）

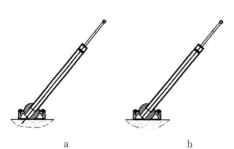
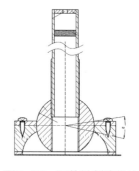

图3-26 评估针刺疗效的双盲实验装置普
通针和安慰针斜刺进针示意图
（a图为治疗针，b图为安慰针）

图3-27 评估针刺疗效的双
盲实验装置的另一个具体实
施例的结构示意图

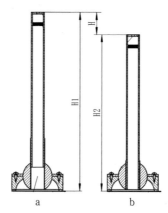

图3-28 评估针刺疗效的双盲实验装置针管高度调节范围示意图
（a图为针管处于最高位置，b图为针管处于最低位置）

（四）国家实用新型专利证书

图3-29为专利证书。

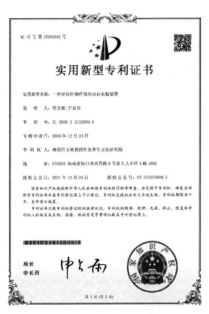

图3-29 评估针刺疗效的双盲实验装置实用新型专利证书

三、可供头部使用的安慰针装置

（一）背景技术

近年来，针刺临床试验在国内外普遍开展，随机对照临床试验是目前评估医学干预措施临床效果最严谨的科学方法。但在针刺安慰对照组的选择上，非经非穴针刺无法排除经络联系及奇穴效应的干扰，而浅刺对照无法排除浅刺治疗效应、边缘接触反应等治疗干扰，真穴假刺对照法无法排除极轻微腧穴刺激引起的机体经气感应等，导致所谓的安慰对照组实为另一种非安慰非特异治疗。安慰套管是目前临床采用的安慰针装置之一。

如公开号为CN112603821A，公开日期为2021年4月6日，名称为一种评估针刺疗效的匿针式双盲实验装置。其具体结构包括底座和竖向设在其中心的针管，针管由外套管和插设在其内的内套管组成，且所述外套管的内壁与所述内套管的外壁间隙配合；所述外套管上头套设有永磁环，且二者的上端面平齐；所述内套管的管壁内或内壁上沿长度方向设有导磁金属丝，且二者的两端平齐；在竖直状态下，所述永磁环与所述导磁金属丝之间所产生的引力使所述内套管的外壁贴附在所述外套管的内壁上，且二者之间所产生的摩擦阻力大于或等于所述内套管与导磁金属丝的重量之和；所述的外套管和内套管均为非透明的医用塑料，且所述内套管的长度大于所述外套管的长度。

目前使用的安慰针装置，操作前将安慰套管粘贴于皮肤上固定，然后将针灸针或平头针灸针插入安慰套管进行针刺操作，将针隐匿于套管中以达到单盲目的。但目前普遍应用于临床的针灸套管由于底座设计原因，无法在头部腧穴进行针刺操作，因此本申请提供一种可供头部使用的安慰针装置。

（二）研发内容

本研发的目的在于提供一种可供头部使用的安慰针装置，以弥补现有技术中的上述不足之处。本研发采用了以下技术方案：

一种可供头部使用的安慰针装置，包括发夹组件矩形托架以及连接底座；发夹组件上水平固定有矩形托架，矩形托架顶部两侧沿其长度方向对称设置有导轨；连接底座滑动设置在所述导轨上，且连接底座上固定有针管；连接底座上与所述针管对应位置处开设有圆形通孔；连接底座上还设置有与导轨固定用的锁止件。图3-30为可供头部使用的安慰针装置结构示意图。

发夹组件包括弧形夹座，所述弧形夹座上开设有连接开口，且连接开口上固定有弧形夹片，所述弧形夹片上开设有条形开口。

矩形托架的底部两端对称固定有支撑端架。

锁止件包括对称开设在连接底座两侧的L形通孔，其中滑动设置有L形锁销，L形锁销尾端与L形通孔内壁之间连接有支撑弹簧。

导轨的内侧等距开设有多个配合L形锁销使用的定位槽。

针管包括套管，所述套管垂直固定在所述连接底座上，且套管中活动嵌设有调节管。

安慰针装置通过设置发夹组件配合矩形托架对连接底座进行安装，且连接底座上设置针管，通过发夹组件固定在头发上，对头部腧穴进行针刺操作，使用方便。同时设置矩形托架配合导轨以对连接底座位置进行辅助调节，使得在固定发夹组件位置出现偏差时可以调节连接底座位置，以便进行对位针刺操作，对位更加方便。并且发夹组件为弧形结构，通过设置水平的矩形托架配合使用，且矩形托架两侧配合支撑端架进行辅助支撑，使得操作时的作用力不会对发夹组件固定造成影响，显著提高发夹组件固定的稳定性。故本研发申请了国家实用新型专利（图3-31）。

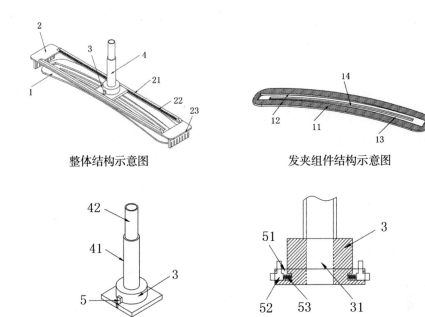

整体结构示意图　　　　　　发夹组件结构示意图

针管结构示意图　　　　　　锁止件结构示意图

1. 发夹组件；11. 弧形夹座；12. 连接开口；13. 弧形夹片；14. 条形开口；2. 矩形托架；21. 导轨；22. 定位槽；23. 支撑端架；3. 连接底座；31. 圆形通孔；4. 针管；41. 套管；42. 调节管；5. 锁止件；51. L形通孔；52. L形锁销；53. 支撑弹簧。

图3-30　可供头部使用的安慰针装置结构示意图

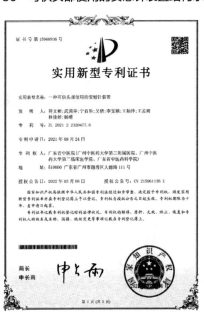

图3-31　可供头部使用的安慰针装置实用新型专利证书

四、悬挂式大鼠电针实验固定装置

（一）背景技术

电针是将毫针刺入腧穴得气后，在针具上通以微量电流，利用针和电相结合以治疗疾病的一种针灸技术。电针治疗的病种较为广泛，尤其对痛症、精神疾患、神经疾患、炎症等均有较好的临床疗效。近年来，因电针具有刺激量的一致性、稳定性、有效性等特点，在针灸的基础研究领域常常选用电针作为干预手段。在当前涉及电针的动物实验中，对动物进行电针实验时往往先将动物进行束缚或麻醉。在实验操作中，无论是束缚还是麻醉，都与临床实际应用情况完全不符。对动物进行束缚时，将其束缚在狭小的空间内，限制动物的活动，动物往往会挣扎，导致不能连续使用电针。而对麻醉后的动物进行电针治疗时，动物处于不清醒的状态，与临床上清醒状态下的人进行电针干预完全不符，且存在耗时、耗力、经济成本较高的缺点。麻醉或束缚往往是一种不可忽视的混杂因素，尤其是在精神病学和神经病学领域的研究中，容易对实验数据造成影响，使实验结果的准确度和可靠度大大降低，无法真实地反映实验结果。因此，如何在清醒且相对自由的状态下对大鼠进行电针治疗，成为当前急需解决的技术问题。

（二）研发内容

针对上述情况，为克服现有技术之缺陷，本研发的目的是提供一种悬挂式大鼠电针实验固定装置，可有效解决在清醒且相对自由的状态下对大鼠进行电针治疗的问题。

大鼠电针实验固定装置，包括底板，底板一侧固定连接有竖直向上伸出的立柱，立柱上设置有沿其高度方向滑动或固定的电极线定位座，电极线定位座的侧壁上设置多个用于电极线定位和固定的电线槽，立柱上端设置有用于与实验台台面固定连接的夹板，夹板上表面固定有挂钩，挂钩上连接有束缚绳，束缚绳远离挂钩的一端设置有用于束缚大鼠且大小可调的束缚圈。

立柱的截面为矩形，电极线定位座中心设置有与立柱截面相对应的矩形通孔。立柱置于矩形通孔内，电极线定位座一面的侧壁上开有内外贯通的螺栓穿孔，螺栓穿孔内旋装有端部伸入矩形通孔且与立柱正对的压紧螺栓。

电线槽有3个，分别位于除压紧螺栓所在侧壁的其余3个侧壁上，每个电线槽一侧均设置有用于辅助压紧电极线的固定带，所述固定带包括位于电线槽两侧的第一固定带和第二固定带，第一固定带和第二固定带上设置有相对应的魔术贴毛面和勾面。

夹板包括水平固定在立柱上端的上固定板和水平滑动连接在所述固定板下方立柱上的下固定板，上固定板和下固定板之间连接有用于调节二者间距的调节螺杆，调节螺杆的头部位于上固定板上方，下端伸出下固定板下方，下固定板下方部分的调节螺杆上旋用于压紧螺母。

束缚绳下端端部固定连接有位置调节按钮，包括壳体、夹体和复位弹簧，壳体中心有滑道孔，夹体的下部有滑动卡体，滑动卡体的下端伸入滑道孔且安装在滑道孔内的复位弹簧上，伸入滑道孔内的滑动卡体上有前后贯通的夹槽，束缚绳的绳体穿装在夹槽内，滑动卡体沿滑道孔轴向滑动，构成束缚绳的弹性夹持式束缚结构。

与现有技术相比，本研发具有以下优点：①结构新颖独特，简单合理，操作便捷，结构稳固，在大鼠电针实验中使固定大鼠的耗时明显缩短，且无倒塌风险；②对大鼠的固定相对自由，大鼠的反抗心理较小，实验中大鼠挣扎较少，更利于电针实验的顺利进行；③悬挂式设计亦使大鼠进行电针实验时较为安静；④电极线定位座上的电线槽可梳理电极线，避免实验中电极线缠绕，避免多余的电极线垂落被大鼠啃咬，S电极线定位座因可随意调节固定高度，根据针刺穴位的位置调调节器高度，因此可适用于大鼠的头部、背部、腹部、四肢各处穴位的电针实验。

（三）附图说明

图3-32为本实用新型的结构示意图。图3-33为本实用新型的俯视图。图3-34为本实用新型电极线定位座剖面俯视图。图3-35为本实用新型的位置调节按钮剖视图。

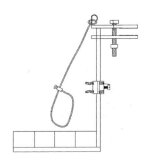

图3-32　悬挂式大鼠电针实验固定装置结构示意图

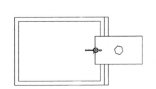

图3-33　悬挂式大鼠电针实验固定装置俯视图

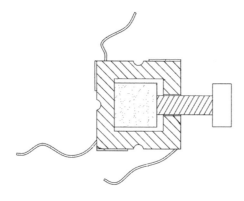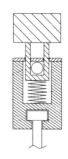

图3-34 悬挂式大鼠电针实验固定装置电
极线定位座剖面俯视图

图3-35 悬挂式大鼠电针实验
固定装置位置调节按钮剖视图

（四）国家实用新型专利证书

图3-36为国家实用新型专利证书。

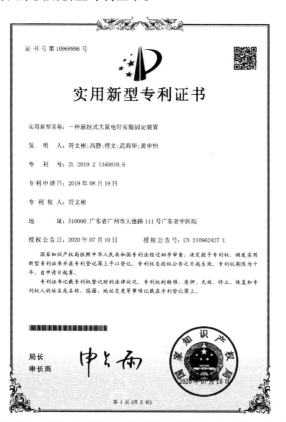

证 书 号 第 10968996 号

实用新型专利证书

实用新型名称：一种悬挂式大鼠电针实验固定装置

发　明　人：符文彬；高静；傅文；武莉华；黄申怡

专　利　号：ZL 2019 2 1340810.6

专利申请日：2019 年 08 月 19 日

专 利 权 人：符文彬

地　　　址：510000 广东省广州市大德路 111 号广东省中医院

授权公告日：2020 年 07 月 10 日　　授权公告号：CN 210962427 U

国家知识产权局依照中华人民共和国专利法经过初步审查，决定授予专利权，颁发实用新型专利证书并在专利登记簿上予以登记，专利权自授权公告之日起生效，专利权期限为十年，自申请日起算。

专利证书记载专利权登记时的法律状况。专利权的转移、质押、无效、终止、恢复和专利权人的姓名或名称、国籍、地址变更等事项记载在专利登记簿上。

局长
申长雨

第 1 页（共 2 页）

图3-36 悬挂式大鼠电针实验固定装置实用新型专利证书

第四节 标准的制定

一、岭南特色针灸技术操作规范：精灸技术

精灸是岭南针灸名家符文彬教授在继承岭南针灸大师司徒铃教授灸法的基础上，对艾草选用、艾绒加工、艾炷制作等环节深入研究，不断完善理论基础和技术操作，创新发展而成的。因其热力集中、透热迅速、耗时短、刺激量大，一壮可达到普通麦粒灸2～3壮之效，术精而效验，故得其名。

目前精灸已在临床上广泛应用于痛症、失眠及抑郁相关病症等疾病，已推广至广东、海南、广西、浙江、香港、澳门等省区，以及东南亚等海外国家和地区，故制定本技术操作的标准性文件，有利于岭南特色针灸技术操作的规范，以及针灸同仁学习与运用。本标准由符文彬教授牵头完成，于2022年3月28日发布。标准主要技术内容如下。

（一）范围

本部分规定了精灸的术语和定义、操作步骤与要求、注意事项与禁忌。本部分适用于精灸技术操作。

（二）规范性引用文件

下列文件对于本文件的应用是必不可少的。凡是注日期的引用文件，仅注日期的版本适用于本文件。凡是不注日期的引用文件，其最新版本（包括所有的修改单）适用于本文件。

《腧穴名称与定位》（GB/T 12346）。

《针灸技术操作规范　第1部分：艾灸》（GB/T 21709.1—2008）。

（三）术语和定义

1. 精灸（precise moxibustion）

将以精细艾绒为材料制成小米粒大小的艾炷，置于穴位或病变部位处点燃的一种直接灸技术。

2. 精细艾绒（precise moxa-wool）

细软、金黄色的陈年艾绒，具有便于搓捻成小规格艾炷，燃烧时火力均匀、气味芬芳等特点。建议使用3年以上的陈艾、纯度为80∶1的黄金艾绒制作，每80 g陈艾经晒杵、筛拣等加工可制成1 g精细艾绒。

（四）操作步骤与要求

1. 施术前准备

（1）灸材选择：选择合适的精细艾绒，检查艾绒有无霉变、潮湿。

准备好用于增加艾炷黏着性或具有消肿止痛作用的液性药物，如万花油。准备好线香、打火机等点火工具，以及治疗盘、弯盘、棉签、镊子等辅助工具。

（2）穴位的选择与定位：根据病症选取适当的穴位或治疗部位。穴位定位应符合GB/T 12346的规定。

（3）体位的选择：选择患者舒适、医者便于操作的治疗体位。

（4）环境的要求：应注意环境清洁卫生，避免污染。

2. 施术方法

（1）涂抹精灸的介质：以棉签蘸取万花油涂在穴位或施术部位上。

（2）制作艾炷：取适量精细艾绒，用手工或器具制成底面直径为2mm，高为3mm的圆锥形艾炷。

（3）点燃艾炷：将艾炷置于穴位或施术部位上，用线香点燃艾炷上头。

（4）控制灸度和灸量：根据患者病情轻重及耐受力，选用合适的艾灸量。

（5）移去与更换艾炷：艾炷燃烧过半，皮肤潮红、灼痛时，术者用手指或镊子迅速移去艾炷；或术者用手在施灸穴位的周围轻轻拍打或抓挠，以分散患者注意力，减轻施灸时的痛苦，直至艾炷燃毕。

可根据需要更换艾炷，连续灸足应灸的壮数。

（6）施术后处理：灸后注意保持局部皮肤清洁干燥，无须特殊护理。

施灸后处理还应符合GB/T 21709.1—2008的相关规定。

（五）注意事项

（1）施灸前应告知患者该技术的治疗目的及简单操作过程，并征得患者同意。

（2）制备艾炷时应注意控制艾炷的大小，过大的艾炷在施灸时易造成皮肤灼伤。

（3）发泡后局部灸疮当日勿沾水，预防感染。

（4）幼儿患者皮肤稚嫩，应注意控制艾灸量。

（5）注意防止线香灰烬掉落而烫伤皮肤或烧坏衣被，治疗结束应及时熄灭线香。

（6）患者在接受精灸治疗时一般不会发生晕灸现象；如发生晕灸现象，应按照GB/T 21709.1—2008的相关规定进行处理。

（六）禁忌

（1）颜面、心前区、大血管部和关节、肌腱处不可用瘢痕灸；乳头、外生殖器不宜施灸。

（2）中暑、高血压危象、肺结核晚期大量咯血、高热炎性疾病、局部疮疡等情况不宜施灸，糖尿病血糖控制欠佳者的肢端处、脑出血急性期者慎用精灸。

（3）孕妇腹部与腰骶部不宜施灸。

（七）附录

1．附录A（资料性附录）：精灸艾灸炷规格图例

精灸艾灸炷规格（图3-37）。

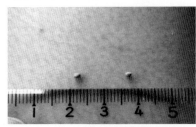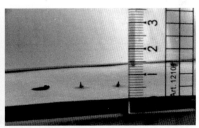

注：精灸艾灸炷底面直径约为2 mm，高为3 mm

图3-37　精灸艾灸炷规格图例

2．附录B（资料性附录）：艾灸量的区分

应根据施灸部位、病情及患者耐受程度把握精灸的艾灸量、时间和疗程。

一般情况下，精灸治疗频次为每周2～3次，每穴精灸的灸量为1～3壮，每壮燃烧3～5秒。轻度疾病者可行1壮，艾炷燃到1/2，或灸至局部皮肤红晕为度；中度疾病者可行2壮，艾炷燃到2/3，或灸至穴位皮肤潮红为度；重度疾病者可行3壮或以上，艾炷燃尽，灸至穴位皮肤发白或轻微发泡为度。

3．附录C（资料性附录）：临床适应证

根据前期文献与临床调研，列举如下精灸适应证。

（1）痛症：头痛、颈痛、面痛、肩痛、腕管综合征、腰椎间盘突出症、膝骨关节炎、痛风性关节炎、痛经、产后身痛等。

（2）脑病：中风、眩晕、面瘫、面肌痉挛、失眠、抑郁、焦虑、帕

金森病、小脑共济失调、慢性疲劳综合征等。

（3）肝胆脾胃病症：呕吐、呃逆、消化不良、肠易激综合征、慢性胃炎等。

（4）肺系及过敏病症：哮喘、支气管炎、过敏性咳嗽、过敏性鼻炎、荨麻疹等。

（5）代谢内分泌疾病：肥胖症、高脂血症、高尿酸血症、糖耐量异常等。

（6）妇儿病症：月经病、围绝经期综合征、子宫肌瘤、多囊卵巢综合征、妇科恶性肿瘤术后或放化疗后调理、小儿抽动障碍、小儿遗尿、小儿发育不良等。

（7）养生保健：预防中风、调节血压、美容等。

（八）团体标准文件

图3-38为精灸技术团体标准文件封面。

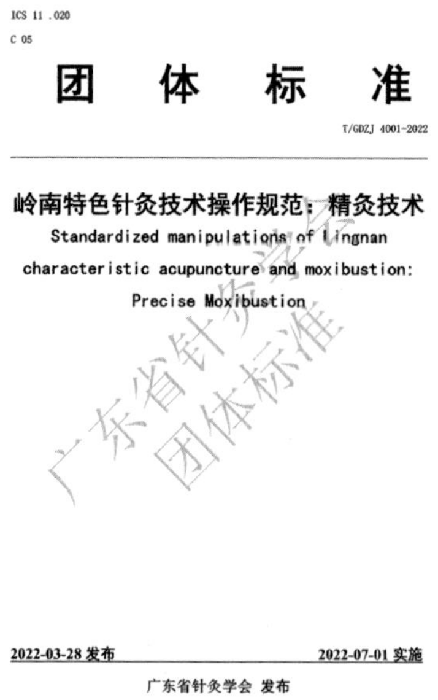

ICS 11 .020
C 05

团 体 标 准

T/GDZJ 4001-2022

岭南特色针灸技术操作规范：精灸技术

Standardized manipulations of Lingnan
characteristic acupuncture and moxibustion:
Precise Moxibustion

2022-03-28 发布　　　　　　　　2022-07-01 实施

广东省针灸学会 发布

图3-38　广东省针灸学会团体标准《岭南特色针灸技术操作规范：精灸技术》文件封面

二、岭南特色针灸技术操作规范：岭南传统天灸技术

天灸疗法是一种将对皮肤有刺激性的药物敷贴于穴位或患处，通过局部皮肤自然充血、潮红或起泡来治疗疾病的方法。晋代葛洪、鲍姑夫妇是传统天灸疗法在岭南传播的开创者。从葛洪夫妇在岭南以天灸行医以来，天灸疗法在岭南至少有1 700多年的应用历史。近现代岭南医家曾

天治、周仲房通过创建中医学校、编写教材等方式，把岭南传统天灸疗法纳入现代中医院治疗体系，至此岭南传统天灸疗法得到整理和发展，已成为具有浓郁地方特色的中医外治疗法，并成功入选广东省第四批省级非物质文化遗产名录。

据统计，自1984年大规模开展天灸疗法以来，现每年在广东省中医院接受天灸人次约30万，且呈逐年上升趋势。该疗法凭其简便的操作、可靠的疗效，获得了社会的广泛认同，已推广应用至四川、海南、新疆、宁夏、山东、河北、广西、湖南、青海、广东及香港、澳门地区等全国近20个省市50多家医院。现制定本技术操作的标准性文件，以利于岭南特色针灸技术的规范，以及针灸同人的学习与运用。本标准由符文彬教授牵头完成，于2022年3月28日发布。标准主要技术内容如下。

（一）范围

本部分规定了岭南传统天灸的术语和定义、操作步骤与要求、注意事项与禁忌。

本部分适用于岭南传统天灸技术操作。

（二）规范性引用文件

下列文件对于本文件的应用是必不可少的。凡是注明日期的引用文件，其注明日期的版本适用于本文件。凡是不注明日期的引用文件，其最新版本（包括所有的修改单）适用于本文件。

《针灸技术操作规范　第9部分：穴位敷贴》（GB/T 21709.9—2008）。

《穴位敷贴用药规范》（GB/T 33414—2016）。

《中华人民共和国药典》。

《腧穴名称与定位》（GB/T 12346）。

（三）术语和定义

1. 岭南传统天灸（lingnan traditional tianjiu）

岭南传统天灸是根据经络腧穴理论与中医时间学理论，结合岭南地区人群体质特点，在特定时间将某些对皮肤有刺激作用的岭南道地药物涂敷于腧穴或患处，使局部充血潮红、皮肤起泡，以治疗疾病的灸法。又称为药物发疱灸、发疱疗法。

2. 三伏（sanfu days）

三伏分为初伏、中伏、末伏，夏至后第三个庚日为初伏之始，第四个庚日为中伏之始，立秋后第一个庚日为末伏之始。

3. 三九（sanjiu days）

三九从冬至算起，每九天为一"九"，第一个九天叫"一九"，第二个九天叫"二九"，第三个九天叫"三九"。

（四）操作步骤与要求

1. 施术前准备

（1）药物：根据中医辨病、辨证原则选择敷贴药物，其中应含有刺激皮肤发泡的药物。

药物的使用应遵守《中华人民共和国药典》规定；药物的使用、制备、贮藏原则还应符合GB/T 33414—2016的规定。

将药物制成1 cm×1 cm ×1 cm大小的药饼或软膏备用。

（2）医用胶布与敷料：准备好医用胶布，胶布中心应有直径约5 cm的圆形或方形防渗液敷料。

（3）穴位选择及定位：根据病症选取适当的穴位或治疗部位。穴位的定位应符合GB/T 12346的规定。

（4）体位选择：选择患者舒适、医者便于治疗的体位。

（5）环境要求：应注意环境清洁卫生，避免污染。

（6）消毒：医者双手应用肥皂水清洗干净。用75%乙醇消毒液或0.5%～1%碘伏棉球或棉签在施术部位消毒。

2. 施术方法

将药饼或适量药膏直接置于穴位上，然后外覆医用胶布固定；或先将药物置于医用胶布粘面正中，再对准穴位粘贴。

3. 施术后处理

（1）贴药时间：贴药处皮肤潮红或自觉贴药处瘙痒、灼热、刺痛时，即可移去敷贴药物。成人一般敷贴30～60分钟为宜，老人及部分人皮肤耐受，可适当延长时间，但敷贴时间不宜超过2小时；青少年一般敷贴15～45分钟为宜；儿童一般敷贴5～15分钟为宜；幼儿敷贴时间一般在5分钟之内。具体贴药时间应根据药物成分及个体差异酌情调整。

（2）贴药反应与处理：贴药治疗后，局部皮肤出现轻微灼痛、红晕属正常现象。必要时可外涂皮肤软膏以缓解不适。

贴药时间过长可有红肿、瘙痒、水泡出现，避免搔抓。水泡处理应参照GB/T 21709.9—2008。

敷贴后若出现范围较大、程度较重的皮肤红斑、水泡、瘙痒等现象，应立即停药，并对症处理，必要时至专科就诊。

（3）换药：局部皮肤炎症反应消退后，可根据治疗需要再次行天灸治疗。

（五）注意事项

（1）药物选择与加工、助透剂的选择、敷贴穴位、敷贴时间等因素均可影响疗效。

（2）岭南传统天灸常于三伏、三九应用。三伏天灸期间可根据病情在三伏天前后或中间增加治疗次数。

（3）贴药时皮肤应保持干燥，贴药后不宜剧烈活动，以免出汗致药膏脱落。

（4）贴药当日戒酒，忌食辛辣食物、海鲜、菇类、牛肉、芋头等易致化脓的食物，并避免进食生冷食品及进行冷水浴。

（5）年龄越小，则贴药时间相应缩短。

（六）禁忌

（1）对敷料或药物过敏者、局部皮肤溃疡者不可应用天灸。

（2）发热、血证、合并严重心脑血管疾病、肝肾功能不全、糖尿病血糖控制不佳者或有严重并发症者不宜使用天灸。

（3）颜面部、关节活动面、肚脐不宜使用天灸。

（4）1岁以下的婴儿、孕妇慎用天灸。

（七）附录

1. 附录A（资料性附录）：岭南传统天灸的常用药物

（1）岭南传统天灸药物的一般选用原则：①药物的选择以岭南道地药材为佳；②药物常为辛散通经活络、辛香化浊开窍之品，多具有刺激皮肤发泡的作用；③部分药物需生用或使用鲜品，以保留其辛散、辛香之气。

（2）岭南传统天灸常用药物的功效与主治：岭南传统天灸使用的药物具有地域特色。常用的无毒药物包括大蒜、生姜、葱白、胡椒、醋、地龙、黄芥子、延胡索、鹅不食草、墨旱莲、大黄、威灵仙、五倍子、何首乌、丁香、肉桂、爵床、小茴香、干姜、明矾；常用的有毒药物包括土荆芥、细辛、吴茱萸、天南星、巴豆、甘遂、斑蝥。本标准介绍部分药物的功效与主治，其余药物的功效与主治可参考GB/T 33414—2016。

葱白：性微温，味辛；归肺经、胃经。具有发汗解表，散寒通阳之功。主治风寒感冒，阴寒腹痛，二便不通，痢疾，疮痈肿痛，虫积腹痛等病症。每日内服用量6～30 g，亦可取汁服，外用适量。

鹅不食草：性温，味辛；归肺经。具有发散风寒，通鼻窍，止咳之功。主治风寒头痛，咳嗽痰多，鼻塞不通，鼻渊流涕等病症。每日内服用量6～9 g，外用适量。

墨旱莲：性寒，味甘、酸；归肾经、肝经。具有滋补肝肾，凉血止血之功。主治肝肾阴虚，牙齿松动，须发早白，眩晕耳鸣，腰膝酸软，阴虚血热所致吐血、衄血、尿血，血痢，崩漏下血，外伤出血等病症。每日内服用量6～12 g，外用适量。

何首乌：性微温，味苦、甘、涩；归肝经、心经、肾经。具有补肝肾，益精血，乌须发，强筋骨，化浊降脂之功。主治血虚萎黄，眩晕耳鸣，须发早白，腰膝酸软，肢体麻木，崩漏带下等病症。每日内服用量6～12 g，外用适量。

小茴香：性温，味辛；归肝经、肾经、脾经、胃经。具有散寒止痛，理气和胃之功。主治寒疝腹痛，睾丸偏坠，痛经，少腹冷痛，脘腹胀痛，食少吐泻等病症。每日内服用量3～6 g，外用适量。

明矾：性寒，味酸、涩；归肺经、脾经、肝经、大肠经。外用解毒杀虫，燥湿止痒；内服止血止泻，祛除风痰。外治用于湿疹，疥癣，脱肛，痔疮，聤耳流脓等病症；内服用于久泻不止，便血，崩漏，癫痫发狂等病症。每日内服用量0.6～1.5 g，外用适量，研末敷或化水洗患处。

巴豆：性热，味辛，有大毒；归胃经、大肠经。外用具有蚀疮之功。主治恶疮疥癣，疣痣等病症。外用适量，研末涂患处，或捣烂以纱布包擦患处。

黄芥子：性温，味辛；归肺经。具有温肺豁痰利气，散结通络止痛之功。主治寒痰咳嗽，胸胁胀痛，痰滞经络，关节麻木、疼痛，痰湿流注，阴疽肿毒等病症。每日内服用量3～9 g，外用适量。

2. 附录B（资料性附录）：岭南传统天灸的药物制备方法

岭南传统天灸药物常用剂型为饼剂或软膏剂，药物的加工流程为：配药—清洗—粉碎—过筛—混合。依照处方配药，清水清洗药物后晾干，续将药物粉碎成细末，然后以60～80目的细筛筛过，混合拌匀即成。使用时取药物适量，以姜汁调和成药饼或药膏后，置于胶布上敷贴于穴位或患处。

3. 附录C（资料性附录）：岭南传统天灸的临床适应证与选穴原则

（1）岭南传统天灸的临床适应证：根据文献与临床调研，列举如下适应证，辨证属虚寒证、痰湿证者为主。

肺系相关病症：慢性支气管炎、支气管哮喘、过敏性鼻炎、虚人感冒、慢性肺气肿、慢性咳嗽等。

胃肠病症：慢性结肠炎、功能性腹胀、慢性胃炎、食管反流性胃炎、胃动力性疾病、便秘等。

痛症：颈椎病、腰椎间盘突出症、腰肌劳损、膝骨关节炎、肱骨外上髁炎、肩周炎等。

抑郁相关病症：抑郁障碍、焦虑障碍、睡眠障碍、阈下抑郁、慢性疲劳综合征、产后抑郁等。

其他：肥胖症、遗尿、慢性盆腔炎、乳腺增生等。

（2）岭南传统天灸的选穴原则：按照辨证一般选取背部的膀胱经、督脉，腹部的任脉、胃经、脾经穴位为主，必要时配合四肢穴位。一般每次选8～12个穴位。根据病症制定多个穴组处方，轮换敷贴治疗。

（八）团体标准文件

图3-39为岭南传统天灸技术团体标准文件封面。

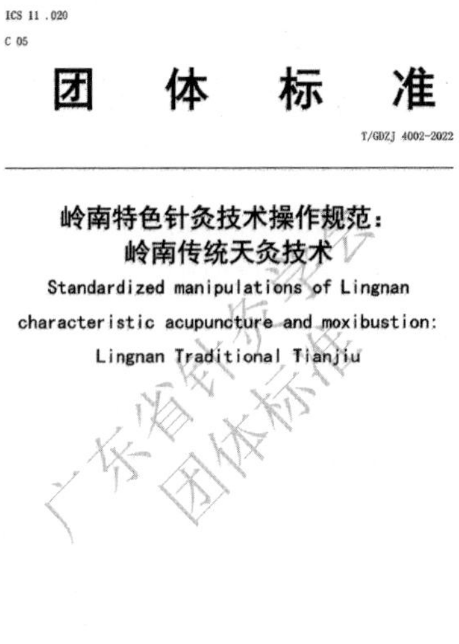

ICS 11 .020
C 05

团　体　标　准

T/GDZJ 4002-2022

岭南特色针灸技术操作规范：
岭南传统天灸技术

Standardized manipulations of Lingnan
characteristic acupuncture and moxibustion:
Lingnan Traditional Tianjiu

2022-03-28 发布　　　　　2022-07-01 实施

广东省针灸学会　发布

图3-39　广东省针灸学会团体标准《岭南特色针灸技术操作规范：岭南传统天灸技术》文件封面

三、岭南特色针灸技术操作规范：司徒氏针挑技术

岭南针灸名家司徒铃教授基于"锋针疗法""半刺法""刺络法"

等古代针法，吸纳民间针挑疗法经验，系统总结了针挑疗法的理论和适应证。司徒铃教授入室弟子符文彬教授进一步细化针挑技术操作、改良针挑工具、拓宽临床适应证，对针挑疗法的完善和发展作出重要贡献。现司徒氏针挑已成为岭南地区广泛应用且独具特色的针刺技术之一，故制定本技术操作的标准性文件，以利于岭南特色针灸技术的规范，以及针灸同仁学习与运用。本标准由符文彬教授牵头完成，于2022年3月28日发布。标准主要技术内容如下。

（一）范围

本部分规定了司徒氏针挑的术语和定义、操作步骤与要求、注意事项与禁忌。

本部分适用于司徒氏针挑技术操作。

（二）规范性引用文件

下列文件对于本文件的应用是必不可少的。凡是注明日期的引用文件，其注明日期的版本适用于本文件。凡是不注明日期的引用文件，其最新版本（包括所有的修改单）适用于本文件。

《针灸技术操作规范　第4部分：三棱针》（GB/T 21709.4—2008）。

《针灸技术操作规范　第20部分：毫针基本刺法》（GB/T 21709.20—2009）。

《腧穴名称与定位》（GB/T 12346）。

《医院消毒卫生标准》（GB 15982—2012）。

（三）术语和定义

1. 司徒氏针挑（Situ's needle-pricking）

使用特制挑治针，于人体特定部位或穴位处，挑断皮下白色纤维样组织，或伴有少许血液放出，以达到防治疾病目的的一种针刺方法。

2. 挑治针（pricking needle）

针体坚硬，针尖弯折呈钩状，可用于挑拨皮下纤维样组织的针具。司徒氏针挑所用的挑治针主要包括一次性挑治针（专利号：ZL 2011 2 0081478.3）和钩状挑治针（专利号：ZL 2011 2 0077280.8）。

（四）操作步骤与要求

1. 施术前准备

（1）针具、消毒及麻醉准备：准备好一次性挑治针或用高压消毒法消毒的钩状挑治针。根据需要，准备好0.5%盐酸利多卡因注射液、注射器等麻醉工具。准备好75%乙醇或碘伏等消毒工具，以及棉签、敷料、医用胶布等辅助工具。

（2）穴位选择及定位：根据病症选取适当的穴位或治疗部位，常用背俞穴、华佗夹脊穴、阿是穴等，或根据病位选取相应脊神经节段分布区域。穴位的定位应符合GB/T 12346的规定。

（3）体位选择：选择患者舒适、医者便于治疗的体位。常选用俯卧位或俯伏坐位等。

（4）环境要求：应注意环境清洁卫生，避免污染。

（5）消毒：应对针具器械、施术部位和医者双手进行严格消毒，具体方法应符合GB/T 21709.4—2008与GB 15982—2012的部分规定。

2．施术方法

（1）挑治点选择：根据病症选取适当的穴位或治疗部位，常取背俞穴、华佗夹脊穴与阿是穴。穴位的定位应符合GB/T 12346的规定。

（2）局部麻醉：根据需要，可在施治部位消毒后进行局部麻醉。局部麻醉方法参见附录。

（3）挑治操作：用挑治针针尖对准施治部位中心或麻醉皮丘最高点，挑破皮肤2～3 mm。将针尖探入创口处的皮下2～3 mm，挑起少许皮下白色纤维样组织，做左右挑拨或旋转牵拉动作。重复挑治动作，直至将施术部位皮下白色纤维组织挑断。一般挑治动作需要做10～15次。

3．施术后处理

施术后以碘伏消毒，再以无菌纱布覆盖施术部位，并用胶布固定。

施术后处理还应符合GB/T 21709.4—2008的相关规定。

（五）注意事项

（1）施术前，应告知患者该技术的治疗目的及简单操作过程。

（2）挑治时，针尖应局限在皮下创口内，不要在挑动过程中扩大创面，亦不能挑至肌肉层，防止伤口愈合难或留有瘢痕。

（3）注意预防和处理晕针。具体应参照GB/T 21709.20—2009中附录F中的处理方法处理。

（4）挑治后若创口处有白色纤维断端露出皮肤外，应将其剪断或埋于皮下后再覆盖纱布。

（5）挑治后注意保护创口，防止感染。

（6）嘱患者治疗期间少食辛辣等刺激性食物。

（六）禁忌

（1）血管瘤部位、不明原因的肿块部位不可使用针挑疗法。

（2）严重心脏病、血液病、糖尿病血糖控制不佳或有严重并发症、肺结核、高血压危象的患者不宜使用针挑疗法。

（3）孕妇、瘢痕体质人群、精神病患者或精神过度紧张无法配合者不宜使用针挑疗法。

（七）附录

1. 附录A（资料性附录）：针挑常用的局部麻醉方法

常用药物：0.5%利多卡因。

方法：在施治部位皮下注射约0.1 mL药物，形成一个皮丘。

2. 附录B（资料性附录）：针挑的适应证与疗程

根据文献与临床调研，列举如下适应证。

（1）痛症：偏头痛、三叉神经痛、枕神经痛、颈椎病、肩周炎、肋间神经痛、腰椎间盘突出症、原发性坐骨神经痛、强直性脊柱炎、类风湿关节炎、膝骨关节炎、肌筋膜综合征、带状疱疹后遗神经痛等。

（2）肺系病症：慢性咽喉炎、支气管哮喘、慢性支气管炎、过敏性鼻炎、过敏性湿疹、荨麻疹、顽固性色素沉着、特应性皮炎等。

（3）心脑病症：中风后遗偏瘫或感觉障碍、癫痫、抑郁障碍、双相情感障碍、面肌痉挛、肌张力障碍、外伤性截瘫、失眠症。

（4）妇科肾膀胱病症：不孕症、慢性盆腔炎、子宫内膜异位症、多囊卵巢综合征、慢性前列腺炎、前列腺增生、不育症等。

（5）其他：甲状腺肿大、痔疮、顽固性呃逆、慢性结肠炎等。

一般每次选穴4～10个，根据病情、选穴以及整体和病位局部，针挑治疗频率为1周1～2次，疗程根据病种病情决定。

3. 附录C（资料性附录）：司徒氏钩状挑治针

图3-40为司徒氏钩状挑治针。

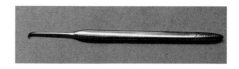

图3-40　司徒氏钩状挑治针

（八）团体标准文件

图3-41为司徒氏针挑技术团体标准文件封面。

ICS 11.020
C 05

团 体 标 准

T/GDZJ 4004-2022

岭南特色针灸技术操作规范：
司徒氏针挑技术

Standardized manipulations of Lingnan
characteristic acupuncture and moxibustion:
Situ's Needle-Pricking

2022-03-28 发布　　　　　　　2022-07-01 实施

广东省针灸学会 发布

图3-41　广东省针灸学会团体标准《岭南特色针灸技术操作规范：司徒氏针挑技术》
文件封面

第四章

深耕科学研究

第一节　岭南疏肝调神针灸治疗抑郁相关病症的研究

抑郁障碍是高患病率、高复发率的疾病，发病率约17%。药物是目前抗抑郁的主要手段，但存在起效慢、副作用大、仅约60%的患者可解除症状等缺点。1996年，世界卫生组织（WHO）推荐针灸治疗抑郁障碍，为抑郁患者带来了新的希望。但针灸治疗抑郁障碍存在如下问题：①缺乏理论创新和系统科学的整体治疗方案；②缺乏对临床具有实际指导作用的基础研究；③缺乏完整、系统、规范的高质量循证医学证据，国际上对针灸抗抑郁的有效性存在争议。1990年开始符文彬教授率领团队针对存在的问题进行针灸治疗抑郁障碍的理论构建—基础研究—临床实践，历经30多年的探索与完善，形成具有理论、机制和治疗的创新优势。

一、理论创新：确立岭南疏肝调神针灸为治疗抑郁障碍的理论

符文彬教授团队突破"疏肝"为主治疗抑郁障碍的传统理论，突出脑与肝在抑郁障碍发病中的重要地位，认为抑郁障碍的发病机制为"脑（心）神失调，肝失疏泄"，从而确立岭南疏肝调神针灸为治疗抑郁障碍的理论。

（一）突出脑与肝在抑郁障碍发病中的重要地位

抑郁障碍，中医称为"郁病"。传统治疗郁病，以"疏肝"理论为主，但单纯"疏肝"疗效存在一定的局限。符文彬教授率领团队在传承经典和名师经验的基础上，突出脑（心）与肝在郁病发病中的重要地位。

五志七情是人体对客观事物的不同反应，然而强烈或持久的情志刺激，超过人体的正常承受范围，使脑（心）神失调，气机紊乱，脏腑功能失调，可导致郁病发生。郁病的病机分为两方面：一方面，七情可直接影响脑（心）神，各种异常的情志刺激通过苗窍感知、经络传导，直接干扰脑（心）神，使人出现郁病神志方面的症状，如闷闷不乐、郁郁寡欢、忧心忡忡、多疑善虑等。同时，脑作为神明之府，脑（心）神失

调则五脏六腑失安，出现"怒伤肝""思伤脾""恐伤肾"等脏腑受损表现。另一方面，情志内伤可影响脏腑气机，肝作为"将军之官""谋虑出焉"，主管一身气机疏泄与运行，若情志内伤，肝失疏泄，则气机郁滞，脏腑气机逆乱，表现为郁病的躯体症状，如胸闷、太息、心烦、口干、胁肋疼痛、食欲不振、睡眠障碍等。

综上所述，脑（心）主神明，肝主疏泄，脑（心）肝共同调畅气机，调节情志。故各种内外因素刺激，使情志内伤，脑（心）神失调，肝失疏泄，初期表现为肝郁气滞证型的郁病；久郁则诸脏失安，形成肝郁脾虚、心脾两虚、肝肾阴虚等证。因此，郁病的发病机制为"脑（心）神失调，肝失疏泄"，这一病机理论突出脑（心）与肝在郁病发病中的重要地位。

郁病的病机演变模式图如图4-1所示。

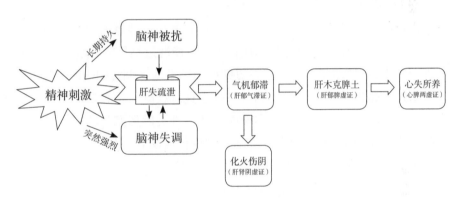

图4-1 郁病的病机演变模式图

（二）确立岭南疏肝调神针灸为治疗郁病的原则

由于郁病的病机是脑（心）神失调、肝失疏泄，因此，确立郁病的治疗原则为疏肝调神，疏肝是调神的基础，调神能更好地疏肝，二者不可分割。疏肝的本质为调气，通过改善肝的疏泄功能，帮助一身气机恢复正常运行，从而保护脑（心）神不继续受扰，得以正常完成意识与思维活动。调神的重点在脑（心）。因脑（心）为神明之府，调节脏腑功能，处理情志变化，协调形体平衡。故调理脑（心）神是为进一步协调五脏六腑，使机体维系正常生命活动。脑神受护则肝主疏泄的功能更加完善，进而实现良性循环。疏肝调神即从整体观出发，调节整个机体，使机体保持统一性和完整性，"神动则气行，气畅则神安"。所以，疏肝调神在郁病的治疗中极为重要，确立疏肝调神为治疗郁病的原则。

（三）确立岭南疏肝调神针灸的理法和思路

经络学说认为"督脉入络脑"，因此，通过调理督脉可调理脑神。《灵枢·海论》说："脑为髓之海，其输上在于其盖。"已明确指出百会、印堂等穴是调节脑的重要穴位，因此，通过针刺百会、印堂可直接调理脑神。四关穴是合谷与太冲的合称，二者分别为手阳明大肠经和足厥阴肝经原穴，善调五脏六腑失和、机体升降失常之气机。四穴合用，临床广泛用于各种以脑（心）神失调、肝失疏泄为基本病机的病症。

综上所述，脑（心）神失调、肝失疏泄是郁病发生的根本病机，调神疏肝是郁病针灸治疗的大法。

二、机制创新：明确岭南疏肝调神针灸从神经元保护和脑可塑性治疗抑郁障碍的神经生物学机制

在神经元保护方面，证实保护前额叶和海马内神经细胞、胶质细胞形态与功能，其保护作用与抑郁症状改善可能通过拮抗SST型GABA能中间神经元上的M1-AChR，调节谷氨酸/GABA平衡，调控CREB-BDNF通路，增加兴奋性氨基酸转运体和谷氨酸表达。在脑结构和功能的可塑性方面，证实增加突触数密度、体密度，能改善突触形态与功能，增加突触间兴奋性神经递质的转运。主要研究结论包括以下几方面。

（1）岭南疏肝调神针灸可明显改善抑郁模型大鼠快感缺乏、运动能力下降、探索欲望降低的抑郁样行为。

（2）岭南疏肝调神针灸可上调AC-AMP-PKA胞内信号通路及其下游核内信号分子CREB-BDNF，提高关键分子物质PKA的活性，避免应激对海马神经元形态结构造成的损伤。

（3）岭南疏肝调神针灸干预抑郁模型大鼠后，增加脑内星形胶质细胞上的兴奋性氨基酸转运体表达，促进谷氨酰胺合成酶合成，降低谷氨酸含量，提高突触蛋白表达，增加脑突触数密度、体密度，改善突触间隙谷氨酸转运；同时，岭南疏肝调神针灸可减轻海马星形胶质细胞的形态结构和功能的变化，发挥其对神经元的保护和支持作用。

（4）岭南疏肝调神针灸可能拮抗前额叶SST型GABA能中间神经元上的M1-AChR，调节谷氨酸/GABA平衡，调控AMPA-BDNF-mTORC1通路，促进突触相关蛋白表达，从而修复受损神经元。

三、治疗创新：制定岭南疏肝调神针灸整合方案和临床操作规范

围绕抑郁障碍及抑郁合病，符文彬教授主持国家级、省部级及厅局级课题32项，总经费为3 424万元，证实岭南疏肝调神针灸整合方案对轻中度抑郁障碍及其合病的有效性与安全性。根据病症的不同时期、病情轻重、疾病缓急等，制定了"一针二灸三巩固"的岭南疏肝调神针灸整合方案和临床操作规范。

（一）整合针灸方案

目前针灸的治疗模式过于简单，大多单纯采用毫针技术、三棱针技术、灸法技术、埋线技术等，单一的技术只能治疗疾病的某一阶段或简单的病症，或病情较轻的疾病。如复杂的疾病或病情较重的疾病，往往难以达到理想的治疗效果。因此，符文彬教授团队在整合医学思维的指导下，根据病症、病情、辨证，选择针刺、灸法、耳针等合适技术进行整合，形成"一针二灸三巩固"的整合针灸治疗方案。

（二）临床操作规范

岭南疏肝调神针灸技术是围绕"脑（心）神失调，肝失疏泄"为抑郁障碍发生的根本病机，选取肝经或与肝经相关的穴位及督脉穴位以治疗疾病的一种针灸技术。由于该技术未形成操作规范，因此由本团队制定操作规范，该操作规范已在《针灸临床特色技术教程》呈现，并得到针灸界的认可，发布了广东省针灸学会团体标准。同时，疏肝调神针法获邀参加第二届杏林寻宝全国中医药特色技术演示会。

（三）围绕抑郁障碍及抑郁合病，进行大样本RCT和RWS研究

1. 岭南疏肝调神针灸整合治疗轻中度抑郁障碍

岭南疏肝调神针灸整合方案治疗抑郁障碍，降低汉密尔顿抑郁量表（HAMD）和心理健康自评量表（SCL-90）等评分优于药物和安慰剂，治疗肝气郁结型抑郁障碍在治疗12周内的总有效率为82.9%，且无明显副作用。

2. 岭南疏肝调神针灸治疗阈下抑郁

岭南疏肝调神针灸采用皮内针治疗能有效改善阈下抑郁人群的抑郁情绪、焦虑情绪、心理健康状况，提高整体生活质量，并且改善阈下抑郁人群注意力网络中的警觉效应，提高警惕性、注意力，但对定向效应和执行控制效应没有显著影响。

3. 岭南疏肝调神针灸整合治疗抑郁共病

（1）岭南疏肝调神针灸整合治疗抑郁相关失眠、焦虑：失眠和焦虑是抑郁障碍常见的共病，也是其加重和复发的主要危险因素，其中失眠共病率为85%，焦虑共病率可达30%～50%。团队在研究岭南疏肝调神针灸治疗抑郁障碍有效的基础上，开展岭南"疏肝调神针灸"治疗抑郁相关失眠和焦虑的优化性研究。研究表明，岭南"疏肝调神针灸"能够较好地改善轻中度抑郁症患者睡眠质量，联合经颅磁刺激可改善重度抑郁患者的躯体障碍、认知障碍、睡眠障碍等症状，改善轻中度抑郁相关失眠患者症状的总有效率达82.0%，对广泛性焦虑和经前期焦虑的总有效率可达70%以上。

（2）岭南疏肝调神针灸整合治疗围绝经期抑郁状态、睡眠障碍：围绝经期综合征是指女性绝经前后出现性激素波动或减少所致的一系列以自主神经功能紊乱为主，伴有神经心理症状的一组症候群。而抑郁症状是围绝经期常见的并发症之一。团队以围绝经期的抑郁状态和睡眠障碍为切入点进行研究。研究发现，岭南疏肝调神针灸可显著降低围绝经期女性的抑郁自评量表（SDS）和生存质量量表评分，对围绝经期睡眠障碍有较好的治疗作用，总有效率为80%。

（3）岭南疏肝调神针灸整合治疗脑卒中后抑郁：脑卒中后抑郁是脑卒中后的常见精神障碍，在脑卒中幸存者中的发生率为5%～67%。由于脑卒中也是针灸治疗的优势病种，因此符文彬教授团队研究发现岭南疏肝调神针灸治疗脑卒中后抑郁的3周内总有效率为71.9%。

（4）岭南疏肝调神针灸整合治疗抑郁合并其他疾病：在抑郁障碍的临床实践中，患者临床症状常常表现为不同情感、躯体和认知症状上的叠加与组合，常合并胃肠功能紊乱、强迫症、物质使用障碍、慢性疼痛等共病，现代医学很难兼顾此病的各个兼症。而中医治疗疾病的精髓就是"整体思想""辨证论治"。符文彬教授团队从中医理论出发，在岭南疏肝调神针灸方案治疗抑郁障碍的基础上，进行个体化调整。研究发现，岭南疏肝调神针灸缓解甲状腺术后焦虑抑郁症状的总有效率为83.23%，改善纤维肌痛综合征的疼痛及抑郁症状的总有效率为78.4%。

4. 岭南疏肝调神针灸有快速抗抑郁作用

岭南疏肝调神针灸治疗轻度抑郁可在第3天达到早期起效，且以睡眠障碍最早改善为特点，并在1周内出现较高应答。治疗2周后领悟社会支持量表（PSSS）、SCL-90评分及认知功能的高警觉、执行控制效率得到改善。

围绕抑郁相关病症的研究，符文彬教授团队制定国家标准规范1项，获国家实用新型专利授权2项；发表相关论文102篇，其中SCI 15篇，中文核心42篇；出版专著8部。岭南疏肝调神针刺治疗抑郁性神经症技术已纳入第三批国家中医药管理局适宜技术推广项目（图4-2）；"岭南传统天灸疗法"已入选广东省非物质文化遗产名录；岭南疏肝调神针灸整合方案治疗抑郁障碍在北京、上海、湖南、浙江等16个省市100余家单位，以及美国、英国、比利时、德国等24个国家及地区推广应用。治疗抑郁障碍及抑郁相关的焦虑、失眠、脑卒中后抑郁、胃肠功能紊乱、强迫症、物质使用障碍、慢性疼痛等病症的总有效率均在70%以上，每年临床应用大于16 000例。

团队培养教育部新世纪优秀人才1名，全国百名杰出青年中医1名，广东省名中医3名，广东省医学领军人才1名，广东省杰出青年医学人才3名；相关博士后、博士、硕士58名，针灸治疗抑郁相关疾病医生209名。项目负责人受邀参加国际、国内会议25次，其中疏肝调神针法获邀参加第二届杏林寻宝全国中医药特色技术演示会（图4-3）。同时与哈佛大学医学院、加拿大多伦多大学、香港理工大学、华南师范大学和中山大学等国际知名学府与研究所建立了长期合作关系，对在国内外推广岭南疏肝调神针灸技术起到积极作用。

附件：

国家中医药管理局第三批中医临床适宜技术推广项目表

一、需要特定医疗条件的适宜技术

序号	技术名称	研究单位	推荐单位
1	靳三针治疗儿童自闭症技术	广州中医药大学	广东省中医药局
2	埋线法治疗癫痫技术	广州中医药大学针灸学院	广东省中医药局
3	经皮穿针外支架固定治疗股骨转子间不稳定型骨折技术	河南省洛阳正骨医院	河南省中医管理局
4	冷冻疗法治疗沙眼技术	长春中医药大学附属医院	吉林省中医药管理局
5	过伸复位外固定治疗胸腰椎压缩性骨折技术	山东中医药大学附属医院	山东省中医管理局
6	推拿治疗原发性痛经技术	上海中医药大学附属岳阳中西医结合医院	上海市卫生局中医处

二、农村和社区适宜技术

序号	技术名称	研究单位	推荐单位
1	推拿治疗婴幼儿便秘技术	广州中医药大学	广东省中医药局
2	病灶头皮反射区围针治疗中风失语症技术	广州中医药大学第一附属医院	广东省中医药局
3	针刺治疗抑郁性神经症技术	广州中医药大学第二附属医院	广东省中医药局
4	隔物灸治疗原发性痛经技术	河北医科大学中医学院	河北省中医药管理局
5	经跟距反弹固定器治疗跟骨关节内骨折技术	河南省洛阳正骨医院	河南省中医管理局
6	益气通督手法治疗小儿脾虚泻技术	河南中医学院第三附属医院	河南省中医管理局
7	自血穴位注射配合放血疗法治疗痤疮技术	湖北中医学院附属医院	湖北省卫生厅中医处
8	电针健脑安神法治疗中风后抑郁技术	长春中医药大学附属医院	吉林省中医药管理局
9	人迎、水突穴推拿及脉冲电刺激治疗慢性喉炎技术	南京中医药大学	江苏省中医药局
10	针刺治疗急性创伤性喉炎技术	江西中医学院附属医院	江西省中医管理局
11	督灸治疗强直性脊柱炎肾阳亏虚证技术	山东中医药大学附属医院	山东省中医管理局
12	推拿按揉法治疗变应性鼻炎技术	山东中医药大学附属医院	山东省中医管理局
13	啄治法治疗慢性扁桃体炎技术	山东中医药大学附属医院	山东省中医管理局
14	董氏指压手法治疗婴儿吐乳症技术	上海市中医医院	上海市卫生局中医处
15	揉散法治疗急性乳腺炎初期技术	上海中医药大学附属岳阳中西医结合医院	上海市卫生局中医处
16	导引手法治疗青少年特发性脊柱侧凸症技术	上海中医药大学附属龙华医院	上海市卫生局中医处
17	"经筋刺法"治疗周围性面神经麻痹技术	天津中医药大学第一附属医院	天津市卫生局中医处
18	"通关利窍"针刺法治疗假性延髓麻痹技术	天津中医药大学第一附属医院	天津市卫生局中医处
19	火针加拔罐法治疗急性带状疱疹技术	中国中医科学院广安门医院	中国中医科学院

注：1. 具体推广应用事宜可咨询中国中医药科技开发交流中心（010－64176168）
　　2. 参加每项技术培训并通过考核者可获得国家继续教育学分2—3分

图4-2　国家中医药管理局第三批中医临床适宜技术推广项目：针刺治疗抑郁性神经症技术

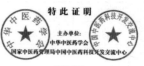

图4-3　"疏肝调神针法"参加第二届杏林寻宝全国中医药特色技术演示会

第二节　心胆肾论治针灸治疗颈椎病颈痛的研究

颈椎病是最常见疾病之一，颈椎病伴颈痛症状的发病率达16.2%，已成为WHO公布"全球十大顽症"的第二名。多数疗法存在易复发、疗效持续时间短等缺点。针灸自1996年已被WHO推荐治疗该病，但也存在以下问题：①操作技术未规范；②缺乏疗效持久且系统、完整的治疗方案；③缺乏高质量循证医学证据。符文彬教授率领团队针对以上问题，在"十一五"国家科技支撑计划项目等15项课题的支持下，历经20余年的研究，取得以下创新性成果。

一、创新性提出心胆肾论治针灸治疗颈椎病颈痛的理论

符文彬教授团队突破颈椎病颈痛的传统治疗理论，突出心、胆、肾在颈椎病颈痛治疗中的重要地位，基于"诸痛痒疮，皆属于心"和"肾主骨生髓"等理论，挖掘和运用胆经病候"胆主骨所生病"的经典理论，创新性地提出针灸从心胆肾论治颈椎病颈痛，开创了针灸治疗颈椎病颈痛新的理论体系。

（一）确立心胆肾论治针灸治疗的理法和思路

在经络循行方面，足少阳胆经"循颈行手少阳之前"；足少阴肾经"循脊内挟膂，上至项，结于枕骨，与足太阳之筋合""直者系舌本，复出于项""心手少阴之脉，起于心中，出属心系，下膈，络小肠。其支者，从心系，上挟咽，系目系""手少阴之别，名曰通里。去腕一寸；别而上行，循经入于心中，系舌本，属目系""心主手厥阴心包络之脉，起于胸中，出属心包，下膈，历络三焦""三焦手少阳之脉……布膻中，散络心包，下膈遍属三焦；其支者，从膻中上出缺盆，上项""手心主之正，别下渊腋三寸，入胸中，别属三焦，出循喉咙，出耳后，合少阳完骨之下"。在脏腑功能方面，心主血脉、主神明，"诸痛痒疮皆属于心"，对颈部的疼痛认知有整体调控作用；胆主筋、主骨所生病，对颈部肌肉运动有调节作用；肾主骨、主髓，对颈部骨关节结构起到稳定作用。此外，心、胆、肾三脏三经自身亦相互关联：生理上，足少阳胆经之经别"散之上肝，贯心"，足少阴肾经"从肺出

络心"，胆、肾二经则在颈部相互交会；病理上，手少阴心经"是动则病嗌干心痛""主心所生病者，目黄胁痛"，足少阳胆经"是动则病口苦""主骨所生病者"，足少阴肾经"是动则病饥不欲食……心惕惕如人将捕之，是为骨厥""主肾所生病者……嗌干及痛、烦心心痛"。

（二）指导临床实践

心胆肾论治针灸理论（图4-4）指导针灸选穴，临床上选用心经、心包经、胆经、肾经相关的腧穴或心经、心包经、胆经、肾经的募穴配合，并运用"一针二灸三巩固"的整合针灸模式治疗疾病。如治疗颈椎病颈痛，主穴为内关、阳陵泉、太溪、颈百劳、肩中俞、心俞、胆俞、肾俞等。

综上所述，心、胆、肾三脏三经在生理方面相互关联，病理方面相互影响，三脏三经与颈部具有经络循行、经别出入、经筋联结的关联，同时也在认知、功能、结构等方面维护着颈部的正常功能。由此提出了心胆肾论治作为更全面立体的针灸治疗颈椎病颈痛理论，完善了针灸治疗颈椎病颈痛的理论体系。

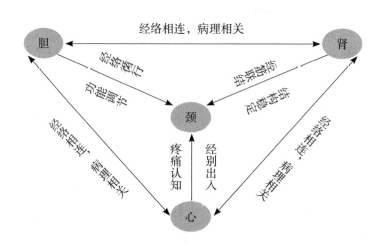

图4-4　心胆肾论治颈椎病颈痛理论

二、创立并拓展特色针灸技术，制定技术的操作规范

在毫针技术治疗颈椎病颈痛基础上，创立"精灸技术"，拓展"司徒氏针挑技术"和"岭南传统天灸疗法"，制定技术的操作规范。三项技术均被《针灸临床特色技术教程》教材收录；精灸技术被广东省评为拥有自主知识产权技术；精灸技术、司徒氏针挑技术已在广东省针灸学

会团体标准发布；一次性挑针、钩状挑治针、精灸艾炷制作器授权国家实用新型专利；岭南传统天灸疗法入选广东省非物质文化遗产目录。

（一）创新性创立"精灸技术"

灸法是针灸的重要组成部分，《黄帝内经·灵枢》有云："针所不为，灸之所宜。"宋代医家窦材在《扁鹊心书》中则说："保命之法：灼艾第一，丹药第二，附子第三。"《医学入门》则言："凡病药之不及，针之不到，必须灸之。"可见，灸法在临证中有不可替代的作用。但近代以来，"国内重针轻灸，或只针不灸，国外有针无灸"的现状逐渐形成，存针废灸的趋势愈演愈烈。所以，学术界迫切需要灸法在技术上进行一次革新。究其原因，传统艾灸壮数多、烟雾大、耗时久、灸量难以控制，这些是掣肘灸法现代化及其推广应用的关键。为了推动灸法的发展，改良传统灸法势在必行。通过灸法对颈椎病颈痛治疗作用的相关研究，符文彬教授创立了"精灸技术"，这是应用直径2～3 mm的小艾炷进行直接灸的一种灸法。此技术具有烟极少、热力集中、热穿透性好、操作时间短、灸量灸度易掌握、容易推广等优点，解决了上述问题，得到业内的广泛认可，在治疗颈椎病颈痛反复发作中起到重要作用。

（二）传承与创新"司徒氏针挑技术"

针挑技术是在人体特定部位或穴位上用特制挑治针挑刺，挑断皮下的白色纤维样物或适当出一点血，以治疗疾病的一种针灸微创技术。本项目在继承传统理论的基础上，经过多年临床实践和总结，创新了"钩状挑治针"和"一次性挑治针"，并获得针具专利。基于针挑技术及"宛陈则除之"法则治疗疾病，拓展应用范围，使该技术能更好地治疗顽固性颈椎病颈痛。

（三）拓展"岭南传统天灸疗法"治疗范围

岭南传统天灸疗法是由晋代岭南名医葛洪、鲍姑夫妇开创，是将药物敷贴于特定穴位，通过温经散寒、疏通经络、活血通脉、调节脏腑等作用防治疾病的疗法，具有简、便、效、验等优势。经过近1 800年的传承与发展，该疗法有明确的适应证，对于呼吸系统疾病如哮喘、慢性支气管炎、鼻炎等有较好的疗效。本团队对传统药物配方进行改良，并设立了阳性药物对照组、安慰剂组进行随机对照试验，发现改良配方可以起到良好的缓解颈椎病颈痛的作用，有效率达79%，拓展了岭南传统天灸疗法的应用范围。同时，团队将传统散剂改良为铝管装膏剂（粤药制字：Z20080128），使其操作更加规范、简便，节省大量人力、物力，容易推广。

三、制定整合针灸方案和临床操作规范

经20余年6 000余例的临床研究，符文彬教授团队创新性地制定了"一针二灸三巩固"整合针灸方案，使针灸治疗颈椎病颈痛的有效率提高至90.4%，随访3个月，有效率提高至85.4%，解决了针灸疗效持续时间短、易复发等问题。研究结果发表于JCR一区杂志*Pain*，获国际认可；该方案亦已纳入国家中医药管理局《颈椎病临床路径》及《临床针灸学》教材。

（一）创新性制定"一针二灸三巩固"的整合针灸方案

该方案对颈型和神经根型颈椎病颈痛、证候为风寒湿型及气滞血瘀型、病程在3年以内的、疼痛程度为中度以上（视觉模拟评分量表VAS > 5分）的颈痛患者的有效率达90.4%，随访3个月的有效率达85.4%，解决了针灸疗效持续时间短的问题。

（二）规范整合针灸方案的临床操作

率先引入针灸标准化的理念，严格执行整合针灸方案的操作规范，注重针灸技术实效性与临床应用，确保各技术的安全性。

四、率先建立针灸治疗颈椎病颈痛的评价体系

率先引入患者报告结局的评价模式，引进国际公认的Northwick Park颈痛量表（NPQ），建立中西医认可的针灸治疗颈椎病颈痛疗效评估数学模型和基于实效比较研究（CER）模式的真实世界中医诊疗数据集标准、数据挖掘技术共性平台，实现了证治疗效指标的统一化标识，成功建立疾病疗效评估的小样本学习模型并准确估计疗效参数，为针灸临床研究提供有力支撑，推动学科发展。

（一）创新性设置科学的安慰针刺设计方法

符文彬教授团队发现，前期同类研究很少应用安慰对照设计，设计存在多种缺陷，导致选择性偏倚较大，严重影响了研究结果。因此，团队以假针刺（非穴位浅刺、套叠式钝头针等）进行安慰组设计，并进行蒙蔽试验的检测，很好地实现了单盲设计，在方法学设计上较严谨，保证了试验的可重复性和数据测量的准确性，能准确反映患者的病情和生存质量变化情况。

（二）率先引入PRO的评价模式和国际认可的NPQ颈痛量表

既往对颈椎病颈痛的临床研究中，疗效评价方法多种多样，使得研究的结果存在较大的偏倚。团队针对国内外同类研究在科研设计方法学上的不足，引入了患者报告结局评价量表（PRO）的临床评价模式和国际认可的NPQ颈痛量表，从疼痛缓解、功能恢复、生存质量等多方面进行了综合评价，在疗效指标的测量方面达到国际领先水平。

（三）制定针灸中远期疗效评价的时限

国内外同类型临床干预试验的随访期通常为1个月，而团队设计了3个月的随访期，故能更好地评价针灸优化治疗方案的中远期疗效和疗效的巩固情况，也回答了针灸治疗效应是否持久的问题。

（四）建立数据集标准和数据挖掘技术共性平台

符文彬教授团队以主持的"十一五"国家科技支撑计划项目"不同针灸方法治疗颈椎病颈痛优化方案的临床研究"所收集的大样本（896例）、多中心高质量的随机对照试验（RCT）临床病例数据作为标准数据集，建立以国际认可的NPQ颈痛量表为主要疗效指标，VAS疼痛简表和健康调查量表（SF-36）健康问卷为次要疗效指标的针灸治疗颈椎病疗效PRO评价标准数据集，作为数据挖掘算法机器学习的样本训练集。针对临床研究中存在的干预复杂、疗效指标不一致、样本量不足等问题，以回顾性和前瞻性针灸治疗颈椎病的临床诊疗数据为研究对象，开展真实条件下中医临床数据挖掘共性技术的研究。评价了不同疗效指标的结局一致性，建立了针灸治疗颈椎病疗效评估数学模型，获得较好的模型评价效果。最终，建立了基于CER模式的真实世界中医诊疗数据集标准和数据挖掘技术共性平台，使该评价体系得到中西医认可，达到世界领先水平。

围绕颈椎病颈痛的研究，本团队制定国家标准1项；发表论文96篇，共被引467次，他引416次；出版专著5部；获国家实用新型专利授权2项。受邀参加国际、国内会议做主题报告年均15次以上。"从心胆论治针灸术（图4-5）""精灸疗法""岭南传统天灸疗法"3次获邀参加中央电视台、国家中医药管理局、中华中医药学会共同举办的"杏林寻宝——全国中医药特色技术演示会"。培养全国百名杰出青年中医、广东省名中医、广东省医学领军人才各1名，广东省杰出青年医学人才2名，广东省百名博士、博士后创新人物1名，博士后、博士、硕士57名，从心胆肾论治颈椎病颈痛针灸医生5 000多名。

项目通过在广东梅州、云浮等地建立工作室、传承基地等多种方式，推动粤东、粤西、粤北医疗事业的快速发展，提高了粤东、粤西、粤北科学研究水平；项目亦在北京、上海、浙江等16个省市100余家单位，以及美国、英国、德国等24个国家及地区推广应用，每年应用超3万人次。

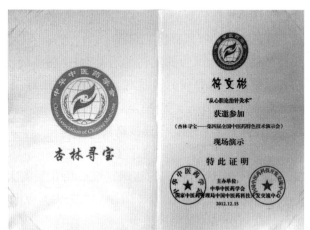

图4-5　"从心胆论治针灸术"获邀参加"杏林寻宝第四届全国中医药特色技术演示会"

第三节　岭南传统天灸疗法的研究

天灸疗法具有简、便、廉、验等特点，深受广大人民喜爱。为进一步提高岭南地区天灸的疗效，晋代名医葛洪、鲍姑夫妇结合岭南地理环境、气候和人群体质开创了岭南传统天灸疗法。但该疗法仍存在效率低、适应证少、操作不规范等问题。符文彬教授率领团队历经近35年开展系列工作，形成以下创新成果。

一、创新形成独特的治疗理论体系

针对该疗法理论体系未形成的问题，根据"天人相应""经络腧穴""三因制宜"等理论，本团队重视道地药材和民间经验，创新形成独特药物处方和选穴原则，如专病专方、三伏通十二经、三九调任督等。率先将该疗法从民间疗法纳入现代医疗体系，编入《临床针灸学》

和《针灸临床特色技术教程》等教材，引领岭南特色疗法的传承和发展，推进学科体系建设。出版3部专著（图4-6），其中，《岭南天灸疗法精要》入选"十三五"国家重点图书出版规划项目及国家出版基金项目，作为传播中医文化的媒介图书参加德国法兰克福书展、英国伦敦国际书展（图4-7）和韩国首尔国际书展（图4-8），加快推动中医药文化的传播。

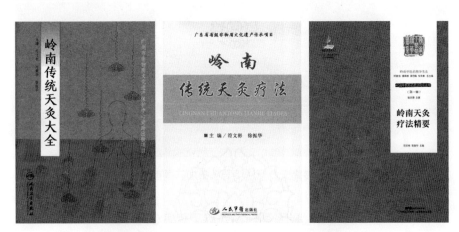

图4-6 已出版的岭南传统天灸疗法相关著作

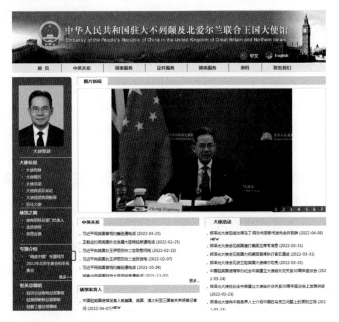

图4-7 符文彬教授受邀参加《岭南天灸疗法精要》线上英国伦敦国际书展

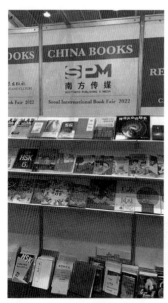
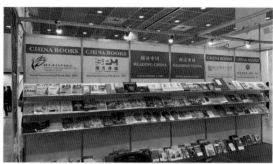

图4-8 《岭南天灸疗法精要》参加韩国首尔国际书展

（一）创新形成独特的系列药物处方及专病专方

针对天灸药物处方在岭南地区疗效差的问题，团队根据"天人相应""三因制宜"等理论，吸取民间经验和医学新知，充分利用本地药材资源，创新形成独特的系列药物处方，如岭南传统天灸1号方，适应证为阳虚证、哮喘、鼻炎、咽喉炎、虚人感冒等；岭南传统天灸2号方，适应证为心火偏亢、心肾不交型失眠；岭南传统天灸3号方，适应证为颈肩腰腿痛症；岭南传统天灸4号方，适应证为抑郁、焦虑等情绪障碍；岭南传统天灸5号方，适应证为功能性便秘。随着研究深入，针对不同的病症特点，创新性地研发出专病专方——岭南传统天灸疗法拓展系列方，提高了临床疗效。

（二）创新形成独特的选穴原则——三伏通十二经、三九调任督

影响天灸疗法起效的因素包括药物的治疗作用和经脉腧穴的治疗作用等，在创新形成独特的系列药物处方及专病专方的基础上，进一步优化穴位处方。项目组查阅古籍发现：夏季气血充溢于十二经，冬季气血藏于内。根据奇经蓄藏功能及任督为阴阳之脉，冬天可执简驭繁地取奇经调脏腑，选任督二脉同调阴阳脏腑，涵养脏腑精血。故创新性地形成独特的选穴原则——三伏通十二经、三九调任督，从而达到随气血所在治之而应四时之气的目的，进一步提高临床疗效。

（三）率先将岭南传统天灸疗法从民间疗法纳入现代医疗体系

针对岭南传统天灸疗法没有独特的治疗理论体系，只属于民间特色疗法的问题，在形成治疗理论体系后，项目组将该疗法纳入现代诊疗项目，应用于肺系、疼痛、失眠、抑郁、胃肠等180个病症。同时，编撰了广州中医药大学特色教材《临床针灸学》和广州中医药大学研究生班、岭南班教材《针灸临床特色技术教程》，两部教材都详细讲述了岭南传统天灸疗法。撰写、出版了《岭南传统天灸疗法》《岭南传统天灸大全》《岭南天灸疗法精要》等专著。这些措施使岭南传统天灸疗法由民间疗法正式进入现代医疗体系，引领岭南特色疗法的传承和发展，推进学科体系建设。

二、全面构建科学的循证证据体系

针对该疗法适应证少、有效率低、治疗方案不完备等问题，在优势病种——肺系病症的基础上，项目组率先拓展治疗疼痛、失眠、抑郁、胃肠等病症，进行病例达9 000余名的多个临床研究，完备和优化治疗方案。结果显示，岭南传统天灸疗法对所治疗的病症有效率均达70%以上，显著提高了临床疗效，全面构建了科学的循证证据体系。授权3项国家发明专利，主持的“天灸防治支气管哮喘技术”纳入国家中医药管理局第一批中医临床适宜技术推广项目（图4-9）。

国家中医药管理局
National Administration of Traditional Chinese Medicine
(工作动态)

首页 政策文件 工作动态 关于我们

工作动态

国家中医药管理局第一批中医临床适宜技术推广项目表

时间：2007-10-16 00:00:00

一、农村适宜技术

序号	技术名称	研究单位	推荐单位
1	平衡针灸针刺肩痛穴治疗肩痛技术	北京军区总医院全军平衡针灸治疗中心	解放军总后勤部卫生部
2	电针加手法针刺治疗女性尿道综合征技术	上海中医药大学岳阳医院	上海市卫生局中医处
3	隔药灸治疗溃疡性结肠炎技术	上海市中医药研究院针灸经络研究所	上海市卫生局中医处
4	靳三针治疗儿童精神发育迟滞技术	广州中医药大学	广东省中医药局
5	天灸防治支气管哮喘技术	广州中医药大学	广东省中医药局
6	耳尖放血法治疗高血压病技术	浙江中医学院	浙江省中医药管理局

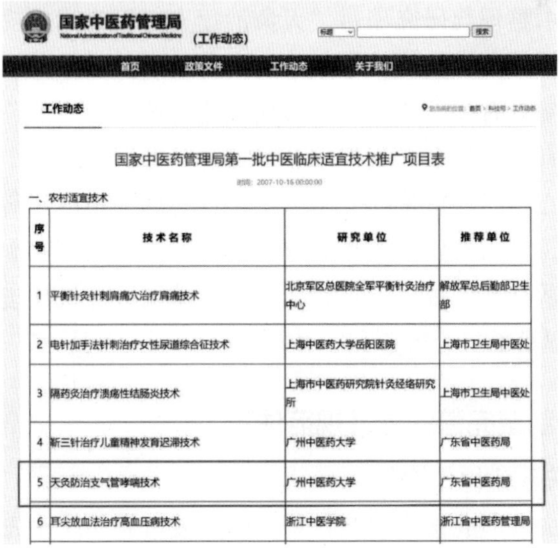

图4-9 “天灸防治支气管哮喘技术”列入国家中医药管理局第一批中医临床适宜技术推广项目

（一）拓展病种、提高有效率、优化治疗方案

针对岭南传统天灸疗法适应证少、有效率低、治疗方案不完备等问题，项目组进行了大量临床研究。病例数2 880例的临床研究显示，岭南传统天灸疗法治疗肺系疾病具有优势，如慢性咳喘、过敏性鼻炎、慢性咽炎、虚人感冒等病症，其总有效率可达85%；病例数2 389例的临床研究显示，岭南传统天灸疗法可拓展应用于疼痛类疾病，如颈肩腰腿痛、骨性关节炎、肱骨外上髁炎、胃痛、痛经等，总有效率约80%；病例数983例的临床研究显示，岭南传统天灸拓展系列方可以提升睡眠质量、缩短入睡时间、延长睡眠时间，减少对催眠药物的依赖，总有效率达74.5%；病例数810例的临床研究显示，岭南传统天灸疗法能改善阈下抑郁症状，预防抑郁发作，同时改善轻中度抑郁障碍症状，提高患者生存质量。本项目组通过科学研究，优化、完备治疗方案，形成了循证医学证据，"一种治疗抑郁障碍的中药穴位贴膏剂及其制备方法（ZL 2018 1 0658445.7）""一种治疗肥胖症的中药穴位贴膏剂及其制备方法（ZL 2018 1 0658471.X）"和"一种治疗帕金森病的中药穴位贴膏剂及其制备方法（ZL 2018 1 0658487.0）"授权国家发明专利。

（二）率先将"天灸防治支气管哮喘技术"纳入国家中医药管理局第一批中医临床适宜技术推广项目

针对中医药诊疗项目推广难的问题，项目组以国家中医药管理局中医临床诊疗技术整理与研究项目"天灸治疗支气管哮喘的规范化研究"为基础，经多年研究和实践，探索出岭南传统天灸疗法对预防和治疗缓解期支气管哮喘具有显著优势，并形成规范化操作。"天灸防治支气管哮喘技术"具有"学得会、用得上、可持续"的特点，被中国中医药科技开发交流中心组织评审推荐为国家中医药管理局中医药科技成果推广项目。2007年，"天灸防治支气管哮喘技术"纳入国家中医药管理局第一批中医临床适宜技术推广项目，在各地区基层医疗机构进行技术推广应用，取得了显著的社会效益和经济效益。

三、率先制定完善的标准规范体系

（一）率先制定操作规范

针对该疗法未形成操作规范，符文彬教授带领团队率先制定操作规范，牵头起草广东省针灸学会团体标准《岭南特色针灸技术操作规范：岭南传统天灸技术》，保障了医疗安全，极大地提高了医疗质量。

（二）创新改良剂型

针对药物稳定性差、治疗工作效率低等问题，项目组在药方的配置上及药剂的方式上都进行了一系列的研究创新，率先创新性地改良了药物剂型，将传统散剂改良为铝管装膏剂（粤药制字：Z20080128），成为第一个取得医疗机构制剂批准文号的天灸药物，使岭南传统天灸疗法药物的稳定性提高，便于储存，操作简便，容易推广。

四、推动建设优秀的文化传承体系

针对传承保护体系未建立的问题，项目组秉承活态传承理念，率先使这岭南医学的瑰宝荣登广东省、广州市非物质文化遗产名录，成为广东省非物质文化遗产名录里最早的传统医药针灸类项目，推动优秀传统文化传承体系建设。至今已培养省级代表性传承人1人，市级代表性传承人4人，传承人500余人，博士和硕士400余人，掌握该疗法的医生10 000余人。

（一）岭南传统天灸疗法成功入选广东省及广州市非物质文化遗产项目

岭南传统天灸疗法是在岭南地区自然和历史文化条件下发展起来的，历史悠久，民俗传统深厚，是中国传统治疗技术与地方民间经验相融合的产物。岭南传统天灸疗法的传承与发展均体现出岭南地区的地理环境特异性及岭南医家注重实践，具有开放性和创新性的特点。针对传承保护体系未建立的问题，项目组秉承活态传承理念，在国家对传统医药文化重视的前提下，分别使这岭南医学的瑰宝于2011年6月、2012年2月成功入选广州市第三批非物质文化遗产名录（图4-10）、广东省第四批非物质文化遗产名录（图4-11），遴选出省级代表性传承人符文彬（图4-12），市级代表性传承人徐振华、刘健华、李滋平，以及传承人500多人，这使岭南传统天灸疗法的传承和保护有了保障。

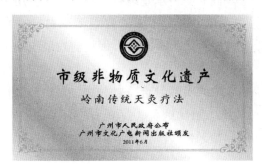

图4-10 "岭南传统天灸疗法"入选市级非物质文化遗产名录

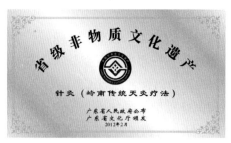

图4-11 "岭南传统天灸疗法"入选广东省非物质文化遗产名录

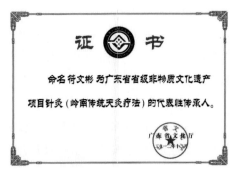

图4-12 符文彬被评为广东省省级非物质文化遗产项目针灸（岭南传统天灸疗法）
的代表性传承人

（二）传承保护基地的大力传承和保护

2017年，广东省确定了广州中医药大学第二附属医院（广东省中
医院）为第三批省级非物质文化遗产的传承基地。作为中国近代史上最
早的中医院之一，广东省中医院享有"南粤杏林第一家"的美誉，医院
年门诊量连续20多年位居全国同行前列，已成为全国每年服务患者数最
多、全国规模最大、实力最强的中医医院之一，本传承基地也成功入选
"国家中医适宜技术推广基地"和中国针灸学会"针灸标准示范基地"
（华南地区唯一）。同时，传承基地投入足够的经费用于岭南传统天灸
疗法的传承和保护工作，制定了保护规划，建立了完善机制，如制定
《广东省中医院"岭南传统天灸疗法"保护与发展规划》并实施，全面
提供组织、人才和机制保障，设有专职人员负责岭南传统天灸疗法保护
工作，职责明确，工作人员数量合适、结构合理、分工科学。同时，建
立广州中医药大学第二附属医院（广东省中医院）"岭南传统天灸疗
法"保护中心和展示馆，使岭南传统天灸疗法这一民间医学宝藏得以更
好地传承和发展。

本项目保护单位广东省中医院成为国家重点针灸专科、国家中医药管理局"中医适宜技术推广基地"（图4-13）、中国针灸学会针灸标准示范基地（华南地区唯一，图4-14）。该项目获邀参加中央电视台、国家中医药管理局、中华中医药学会共同举办的第一届"杏林寻宝"演示会。

图4-13 "天灸治疗、预防支气管哮喘疗法"列入国家中医药管理局推广项目

图4-14 广东省中医院成为"中国针灸学会针灸标准示范基地建设单位"

目前，该疗法已在全国建立31家传承基地，在广东、广西、海南等23个省市，以及马来西亚、新加坡、澳大利亚等49个国家及地区推广应用。自1984年至2021年，到保护单位接受该疗法治疗的人次累计达400万，在全国保持领先地位，推广应用超600万人次，取得显著的社会效益和经济效益。

第四节　心胆论治针灸治疗动脉粥样硬化的研究

动脉粥样硬化是一种以血管内壁增厚或脂质沉淀为特征的全身性血管疾病，主要累及大中动脉。动脉粥样硬化可进一步进展为缺血性脑卒中、缺血性心脏病等心脑血管疾病。动脉粥样硬化相关心脑血管疾病在全球疾病负担中排名首位。就我国而言，动脉粥样硬化相关的脑卒中仍是我国居民疾病死亡第三大死亡原因，也是长期致残的主要原因。抗血小板聚集及降脂药物一直是治疗动脉粥样硬化的首选药物，临床中也常多种药物联合对其治疗。然而多种药物的长期服用势必会给患者增加身体负担及药物副作用风险，因此，探索控制动脉粥样硬化进展的新疗法显得尤为重要。

针灸治疗动脉粥样硬化的研究较少，并存在以下问题：①缺乏理论创新及整体治疗方案；②缺乏对单纯动脉粥样硬化机制的研究；符文彬教授及其团队在针灸治疗动脉粥样硬化的研究中进行了"理论构建—基础研究—临床实践"的深入研究。

一、理论研究：确立心胆论治为针灸治疗动脉粥样硬化的理论

本团队在既往动脉粥样硬化研究的基础上，对其原有治法进行了突破创新，提出了心胆论治理论，认为动脉粥样硬化的发病机制在原本基础上，应更关注"心、胆"。

（一）突出"心"与"胆"在治疗动脉粥样硬化中的作用

动脉粥样硬化的中医病名为"脉积""脉痹"。脉痹首见于《素问》："脉痹不已，复感于邪，内舍于心……痹在于脉则血凝而不流。"可见《黄帝内经》中脉痹指邪客于血脉而导致脉道不畅、血脉瘀阻的病症。脉为气血运行通路，指明其病变在血管；痹，闭塞不通之意，符合动脉粥样硬化导致血管闭阻之象。明代医家李梴在《医学入门》"五脏穿凿论"中就提出"心与胆相通"。由于心主血脉、心主神明的功能，决定了心与血脉病症的直接关联。对于本病，痰浊、瘀血等有形之邪的影响显而易见，痰瘀互结附着在血管壁，导致血管壁增厚，形成斑块，进而阻碍血液运行，影响了心脏与脑的供血，故治疗动脉粥

样硬化必先治心。另外，动脉粥样硬化多与饮食相关，食用肥甘厚腻，致脾失健运，并加重了胆的负担，胆汁的产生、分泌、排泄受阻，影响了食物的消化、吸收及排泄，变生痰浊，作用于全身。《格致余论》中提到"司疏泄者肝也"，《医贯》中也提到"脾能化食升清，全借少阳相火无形者"。脾主运化，脾失健运则痰湿不化，从而在机体形成痰瘀，发而为脉痹，同时脾的升清降浊之功离不开肝胆的疏泄。"凡十一藏，取决于胆也"，胆腑内胆液的生成有赖于胆气的升发，其升发表现在胆液的疏泄，帮助脾胃运化水谷精微，调人一身之气，以降为顺，流畅为安，助肝气以调达情志，故动脉粥样硬化与胆的疏泄失常有直接关系。

综上所述，心胆论治理论治疗动脉粥样硬化疾病在原有脾失健运、痰瘀阻络的基础上，更加突出了心与胆的功能，做到养心利胆，才能保证血脉的通畅。

（二）确立心胆论治治疗动脉粥样硬化的针灸方案

符文彬教授提出心胆论治，并运用"一针二灸三巩固"的整合针灸思路对动脉粥样硬化疾病进行治疗。"一针"首针"百会、印堂"，百会居巅顶，内通于脑，为督脉要穴，乃足三阳经、肝经和督脉等多经交会之处，连贯周身经穴，通达阴阳脉络。《针灸大成》云："百会主心烦闷，惊悸健忘，忘前失后，心神恍惚。"针刺百会可疏通气机、醒脑宁神，是调神之要穴。《玉龙赋》记载"印堂治其惊搐"，刺之可醒神调神、安神定志。百会、印堂两穴相配可通调任督气血，振奋一身之阳。次针人迎，针刺时应使得针随脉动，调动人迎脉周围的气血。人迎位于阳明经，为多气多血之经脉，针刺人迎可达到调节全身血脉的作用。此外，针刺人迎可以引起颈动脉血流动力学的改变，改善脑部供血。最后针内关、阳陵泉，内关为手厥阴心包经络穴，心包主脉所生病，具有行气血、治脉痹之效；阳陵泉为足少阳胆经合穴，为胆经经气流注旺盛之处。两穴相配，调心利胆，调心有血脉通畅之功，利胆可消肥甘厚腻之积。"二灸"选穴为膈俞、胆俞及引气归元四穴，血会膈俞可行血化瘀，胆俞可利胆祛痰，引气归元四穴有培土固元之功。"三巩固"为选用皮内针对穴位进行持久的刺激以巩固疗效，选穴心俞、胆俞，启动对心、胆二俞的长期疗效机制，能更大程度地达到"气机调、血脉通"的效果。

二、机制研究：心胆论治针灸抗动脉粥样硬化的分子生物学机制研究

（一）心胆论治针灸在改善载脂蛋白A-Ⅳ上的作用

载脂蛋白A-Ⅳ是一种常见的脂蛋白，它可以与血小板结合，并竞争性抑制纤维蛋白原与血小板结合，从而产生抗血小板聚集的作用。心胆论治针灸疗法在正常人群中观察到对载脂蛋白A-Ⅳ提升的作用。根据载脂蛋白A-Ⅳ的昼夜变化规律，"心胆论治"针灸可以提高载脂蛋白A-Ⅳ清晨6点时的水平，这对于预防清晨高发的血栓性事件具有重要意义。经过12周心胆论治针灸疗法干预，颈动脉粥样硬化斑块患者血载脂蛋白A-Ⅳ由141.87 μg/mL提升至168.96 μg/mL。另外，在对动脉粥样硬化患者的血小板聚集率检测中发现，针灸后，其聚集率由56.38%降低至49.46%，但在凝血酶原时间、活化部分凝血活酶时间、凝血酶时间和纤维蛋白原等指标方面无明显改变，血小板计数上也无明显改变。因此，符文彬教授考虑心胆论治针灸改变血小板聚集率的作用与提高载脂蛋白A-Ⅳ的水平有关。

（二）心胆论治针灸方案在血脂中的作用

胆固醇、甘油三酯和低密度脂蛋白升高都是导致动脉粥样硬化斑块形成的重要因素，控制血脂水平也是临床治疗动脉粥样硬化斑块的治疗方案之一。研究发现，经过12周心胆论治针灸方案干预，颈动脉粥样硬化斑块的体积减小、硬度增加，斑块中脂质部分出现减少，斑块趋于更加稳定的状态。但是，总胆固醇、甘油三酯和低密度脂蛋白水平未发现明显改变。因此，符文彬教授考虑心胆论治针灸方案可能对血脂水平无显著改善作用。

三、临床研究：围绕动脉粥样硬化血管功能改变开展针灸临床研究

（一）心胆论治针灸治疗动脉粥样硬化斑块的研究

动脉血管内斑块的形成是动脉粥样硬化过程中的产物，我国《血管超声检查指南》认为：颈动脉内-中膜大于1.0 mm为动脉内膜增厚，局部内-中膜厚度大于1.5 mm为斑块形成。根据斑块结构不同，又细分为稳定型和不稳定型斑块。此外，研究认为当颈动脉出现斑块的时候，全身其他大中动脉也会有斑块形成。在心胆论治针灸治疗动脉粥样硬化斑块的

研究中，联合三维血管超声技术（VPQ）对颈动脉内斑块总体积、斑块回声灰阶值（GSM）进行评估。结果显示，针灸组、西药组、假针灸组治疗前后颈动脉斑块体积整体缩小比率分别为18.2%、10.5%、−1.9%；左侧灰阶值平均提升分别为19.6%、4.4%、0.2%；右侧灰阶值平均提升分别为14.5%、22.9%、−3.2%。综上得出，心胆论治针灸方案具有减小颈动脉斑块体积和提升斑块密度的作用。针灸与阿司匹林联合阿托伐他汀的药物治疗疗效相当。心胆论治针灸方案可能具有抗血小板聚集，减缓动脉粥样硬化斑块进展及消斑稳斑的效果。此外，针灸对于斑块中脂质部分的消除作用更加显著。

（二）心胆论治针灸对动脉粥样硬化血管弹性影响的研究

动脉粥样硬化斑块形成之前会先经历动脉血管弹性改变的过程。从血流动力学角度分析，在动脉粥样硬化早期，血管内皮损伤及动脉弹性改变会率先出现，并且贯穿整个动脉硬化过程。其中，血管内皮损伤是动脉粥样硬化形成的使动因素，也是影响动脉弹性的直接病因。动脉血管正常状态下，完整、光滑的动脉内皮组织能够减少血流对血管内皮冲击所带来的剪切应力，动脉良好的弹性能保持血管形态，又能通过平滑肌舒缩来提高血管顺应性，起到缓冲血流对血管内壁损伤的作用。因此，我们假设心胆论治针灸方案能够改善动脉弹性，增加血管顺应性，减少内皮损伤，从而达到防治动脉粥样硬化斑块形成，延缓动脉硬化进程的效果。结果显示，针灸组双侧颈动脉收缩早期脉搏波速度（BS）、收缩末期脉搏波速度（ES）得分呈现下降趋势，在第8周、12周存在显著差异，治疗前后右侧BS数值下降了0.59，右侧ES数值下降了1.25，左侧BS数值下降了0.74，右侧ES数值下降了1.49。针灸组在8周、12周相较于假针灸组、空白组具有更显著的BS、ES得分下降趋势，并且ES下降比BS更加明显。综上得出，心胆论治针灸方案具有改善颈动脉弹性的作用，特别在改善颈动脉收缩末期血流ES上更加明显，提示针灸可能具有调节颈动脉血管顺应性的作用。

（三）心胆论治优化穴位人迎的研究

心胆论治优化方案探讨了单纯针刺人迎对动脉粥样硬化斑块的疗效。结果显示，针刺优化方案可以有效改善颈动脉粥样硬化斑块，具有减少斑块厚度及体积的作用，同时可以提高斑块的稳定性。但是，单纯针刺人迎对于动脉弹性的改变无明显作用。

四、心胆论治针灸治疗动脉粥样硬化的推广及应用

通过建立医院协作、名医工作室、师带徒等多种方式的培养模式，符文彬教授团队培养了多名相关领域的博士、硕士研究生，并发表多篇论文，使心胆论治方案在临床中得到广泛的推广应用。团队先后与加拿大多伦多大学心血管研究中心、广东省超声医学会进行了跨领域、跨地域和跨学科的合作，加深了心胆论治针灸治疗动脉粥样硬化的临床与基础研究。

第五节　针灸治疗中风的研究

中风，又名脑卒中，是一种以脑血管缺血或出血性损伤为主要临床表现的脑血管疾病，其中缺血性脑卒中占全部脑卒中的60%～80%。循证医学研究表明，针灸治疗中风疗效肯定，针灸早期介入能明显提高患者生存质量，后遗症期针灸虽能改善部分患者的症状，但难以提高患者的生存质量。针灸按病症分型和分期治疗采取不同的手段，并且在临床与机制研究中已经被大量证实。但针灸治疗中风的研究仍然存在以下不足：①中风的针灸治疗手段种类不足；②中风后相关并发症的研究不足。符文彬教授及其团队在针灸治疗中风的研究中进行了深入探索，在汲取"石氏醒脑开窍"及"通督调神"的针灸理念基础上，擅于运用大接经疗法、眼针疗法及灸法，并且对中风后并发症有深入研究。在针灸治疗中风的文献研究、基础研究及临床研究中进行了深入探索。

一、文献研究：针灸联合康复疗法治疗中风后单侧感觉丧失的Meta分析

Meta分析结果显示，针灸联合康复疗法在改善中风患者Fugl-Meyer运动功能评分（FMA）、日常生活能力方面具有一定优势。但因受纳入研究数量和质量的限制，上述结论仍需高质量、高水平设计的RCT加以验证。

二、基础研究：针灸对脑出血后脑细胞、脑血管保护作用的研究

研究显示，针刺、针刺加艾灸对急性脑出血家兔模型脑细胞损伤均有保护作用，早期应用针灸有利于促进脑出血后脑细胞损伤的恢复。针灸在保护神经细胞和胶质细胞的细胞核形态，减轻细胞器肿胀，抑制脂褐素增多，抑制微血管管腔狭窄，保护内皮细胞等方面作用明显。同时，针灸有促进脑水肿减轻、改善脑血管通透性和减轻脑组织损伤的作用。

三、临床研究：针灸治疗中风的临床研究

（一）不同针灸疗法治疗中风的临床研究

1. 眼针在中风治疗中的作用

研究发现，眼针治疗选择患侧上焦区、下焦区，配合健肢阳陵泉、内关，对急性脑梗死患者神经功能缺损恢复有一定作用，对急性脑梗死有治疗作用。眼针配合运动疗法的研究提示对脑梗死恢复期3级肌力以下患者Brunnstrom分级和Barthel指数有较好的改善作用。

2. 大接经疗法在中风治疗中的作用

治疗中风，大接经疗法有"从阳引阴"和"从阴引阳"二法。研究发现，经大接经疗法治疗后，瘫痪上肢Brunnstrom活动功能评价由Ⅳ阶段的16.7%升高到70.0%，瘫痪下肢Brunnstrom活动功能评价由Ⅳ阶段的20.0%升高到73.3%。结果显示，大接经疗法对脑梗死瘫痪肢体功能具有改善作用。

（二）针灸治疗中风相关并发症的研究

1. 针刺治疗中风后运动性失语的临床研究

运动性失语，又称Broca失语，是脑卒中后常见的症状之一，表现为语量少、讲话费力、发音和语调障碍。研究发现，针灸可以减轻中风患者运动性失语程度，提高患者日常沟通能力，主要表现在语言流畅性、复述、命名、阅读等方面。

2. 针灸治疗脑卒中后抑郁

脑卒中后抑郁是指在脑卒中发病后出现继发性抑郁障碍，可直接影响患者功能的康复，降低生活质量。研究显示，约有30%的患者在脑卒中后出现不同程度的抑郁。在我国，心脑血管疾病发病率高，其伴随的抑郁症也呈现不断增加的趋势。符文彬教授团队在脑卒中合并抑郁的临床

研究中发现，针灸与针药联合可以有效改善患者抑郁及脑卒中症状，提高生活质量，疗效优于单纯服用帕罗西汀药物。

3. 针灸治疗脑卒中后焦虑

脑卒中后焦虑是指脑卒中发病后出现继发性焦虑障碍，其与抑郁障碍一样，是脑卒中后的常见病之一，在脑卒中人群中的发病率约为22.8%。符文彬教授采用心胆论治方案治疗脑卒中后焦虑，其在精神性焦虑和躯体性焦虑方面具有一定优势，并能有效改善患者的生活质量。

4. 针灸治疗脑卒中后尿失禁

尿失禁在脑卒中后排泄障碍中排名首位，其发病率为27%～58%，也是脑卒中严重程度的标志。针灸在改善中风后尿失禁方面具有一定优势，能有效改善尿失禁症状及治疗分级。

（三）针灸治疗中风的其他研究：针灸治疗中风的功能磁共振研究

功能磁共振（fMRI）是观察脑功能活动的重要手段，也是评价脑卒中后神经功能损伤的指标。研究发现，针灸治疗后患者梗死灶功能磁共振表观弥散系数（ADC）和各向异性分数（FA）值升高，并改善了患者的运动功能和提高了生活质量。

本团队在针灸治疗中风领域深耕多年，作为主要完成人之一参与"针刺治疗缺血性中风的理论创新与临床应用"研究并获得国家科技进步奖二等奖。在全国首次开展及参与了多中心、大样本、随机对照的规范化针灸治疗中风病的临床研究，多中心样本共纳入病例3 962例。推广以"通督调神针刺法"为主治疗缺血性中风的分期治疗方案，建立针灸治疗中风的临床路径1项。培养相关领域硕博士11人，发表学术论文15篇，其中SCI 2篇，中文核心13篇。团队参与制定了针灸治疗中风的行业标准，所创建的临床治疗方案及规范化实施方案均得到广泛的推广应用，起到了良好的示范效应，对行业进步具有重要的促进作用。

第五章

临证精要

第一节　针灸临床诊治思维

针灸临床诊治思维是针灸医生在诊断、治疗过程中以患者为中心，运用思维工具，收集、综合、分析四诊资料证据，形成个体化诊疗、康复、预防方案的思维过程与活动。针灸临床先通过四诊，明确疾病的中西医诊断，对疾病进行评估，运用经络、脏腑、八纲辨证分析病情，确定病症属何经、何脏腑、何性质，属寒热虚实哪一类，以做出辨证，分清标本缓急、抓住主要矛盾，确定治则。然后依照治则，结合腧穴主治作用取穴配伍，根据针灸性能（实则泻之，虚则补之，热则疾之，寒则留之，陷下则灸之，宛陈则除之），决定用针或灸或针灸并用，以取得预期疗效。

一、明确疾病的诊断

正确诊断是临床决策的基础，是使用针灸对疾病进行治疗、预后、预防的前提。早期明确诊断，才能为患者制订最佳治疗方案。正确的诊断依赖于详细的病史、准确全面的体格检查、合理的辅助检查资料以及正确的临床诊断思维方法，忽视其中任一项就可能使临床医生做出错误诊断和错误治疗，给患者造成不必要的损害。为避免上述情况发生，要求临床医生在全面掌握临床资料的前提下，用科学的思维方式综合分析，才能得出正确的诊断，使患者获得正确的治疗。

作为现代针灸临床医生，我们可以借助现代医学手段，如CT、MRI、肌电图、超声和理化检查充实临床针灸的诊断，但也要结合针灸学的特点，加强经络诊断以指导临床决策。

二、加强病症的评估

病症的评估指针灸治疗前对病症进行风险与病情评估，以确保针灸治疗的安全性和预后判断。

（一）风险评估

风险评估是评估相对病症是否存在危及生命指征或对脏器及组织伤害是否可逆，如心肌梗死、缺血性疼痛、压迫性神经痛、肌筋膜损伤等。对于不同病症，重要和急迫的事情先处理，以确保患者的生命安全。

如常见的疼痛，应评估疼痛程度、部位、性质、加重缓解因素及发病时间。急性痛症应加强风险评估，如急性剧烈头痛伴呕吐、高血压等是否存在颅内出血，如伴有发热是否存在颅内感染；如胸痛伴心前区压缩样疼痛由轻至剧烈、口唇发绀等应高度怀疑心肌梗死；哮喘应考虑心源性哮喘、支气管哮喘或过敏性喉头水肿，针对症状和病因治疗；眩晕应明确脑动脉硬化症、椎-基底动脉供血不足、梅尼埃病、小脑病变或听神经鞘瘤；晕厥应区分心源性晕厥、低血糖反应、阿-斯综合征、癔症、短暂性脑缺血发作等；抽搐需区别是癫痫、高热、急性药物中毒、代谢性脑病还是中枢神经系统感染。

（二）病情评估

病情评估是对病情进行全面评估，以便对疾病进行决策制定和预后判断。

1. 心理评估

评估患者是否存在心理障碍，可使用SCL-90进行抑郁、焦虑、强迫等障碍的筛选；抑郁症筛查量表（PHQ-9）、HAMD用于抑郁障碍的诊断；HAMD用于焦虑障碍的诊断；Marks恐怖强迫量表（MSCPOR）用于恐惧症、强迫症的诊断。

2. 疼痛评估

关于疼痛应了解患者自述疼痛严重程度（1～4分为轻度疼痛、5～7分为中度疼痛、8～10分为重度疼痛）、功能障碍与残疾是否一致。常用测量工具是VAS、McGill疼痛量表（MPQ）、疼痛信念与感知量表（PBPI）、SF-36、多维疼痛调查量表等。对不同特点的疼痛应用相应量表，如颈痛可用NPQ颈痛量表、腰痛用日本骨科协会评估治疗分数（JOA）下腰痛评定量表、膝痛用西安大略大学与麦克马斯特大学骨关节炎指数（WOMAC）量表等。

3. 疾病评估

对疾病进行全面评估是制定治疗决策和预后判断的前提。如对颈椎病引起的疼痛属轻中度者仅用针灸治疗可达到治疗目的，而重度患者可同时运用针灸、穴位注射及针挑等整合方法综合治疗；如轻中度抑郁障碍者可用针灸配合心理疏导治疗，但重度患者需配合其他疗法，必要时给予中西医结合疗法治疗；如面神经麻痹肌电图检查提示患侧面神经损伤超过80%，一般预后不良。

（三）治疗后再评估

再评估目的是明确针灸治疗后是否达到预期治疗目标、临床症状是否好转、病理和生化指标是改善或加重，以修改完善针灸治疗方案。针对疾病难点进行分析，提出解决思路。

三、重视经脉辨证

针灸治病以中医基本理论——脏腑、经络、阴阳、五行为指导。古人云"治病不明脏腑经络，开口动手便错"，临床上必须运用四诊八纲进行分析，找出疾病的关键，辨别疾病的性质，确定病变属于哪一经脉、哪一脏腑，辨明它属于寒、热、虚、实哪一类型，以做出辨证，然后结合经络腧穴功能和针灸特性，进行临床治疗。因《灵枢·海论》说："夫十二经脉者，内属于腑脏，外络于支节。"故经络主要表现为本经所属脏腑病症和经脉所过病变，在《灵枢》中有"是动病""所生病"的记载，在《经络全书》中有脏腑身形与经脉关系。

四、注重经典应用

中医针灸经典诸如《黄帝内经》《难经》《针灸甲乙经》是学习针灸的基础，又是提高针灸临床疗效的圣经，只有学好经典、用好经典，扩大针灸视野，临证才能得心应手，解决疑难重症应针取效。如《灵枢·经脉》载"经脉者，所以能决死生，处百病，调虚实，不可不通也"。所以，要学好经脉的循行病候原文，明确经脉诊断，精准选用经穴治疗；又如《金匮真言论》载"南方赤色，入通于心，开窍于耳"，根据经典理论选取心胆针灸论治，可以提高治疗突发性耳聋的疗效。《素问·生气通天论》中有"阳气者，若天与日，失其所，则折寿而不彰""阳气者，精则养神，柔则养筋"，认为阳虚是疑难病（脑病）的本质，最终痰瘀互生，虚实夹杂，从阳论治，方能治病求本。

五、针灸相关知识更新

知识更新是针灸医师不断进步的重要源泉之一，是针灸研究追求的定律。

（一）经络疲劳现象与针灸临床

经络疲劳现象是在针灸临床过程中由于过多重复使用同一穴位、同一经脉、同一部位穴位或者反复使用过强的手法、电针等致经络疲惫而出现针感迟钝、得气困难，甚或出现气逆、病情加重等异常反应；一些貌似简单的疾病虽经多方治疗，而病势不减；一些疾病经针灸治疗后病情好转，但进一步治疗则症状缓解不明显；等等。这些现象称为经络疲劳现象，所以长时间治疗或疾病治疗效果欠佳时也要注意经络疲劳现象。

（二）心理模式与针灸治痛

研究认为慢性疼痛患者的抑郁患病率为30%～54%，明显高于普通人群（Banks and Kems，1996），事实上心境障碍与疼痛的高共病率使得两者非常难以区别（Dersh et al.，2002）。研究发现，焦虑状态与关节炎（McWilliams et al.，2003）、偏头痛（Swartz et al.，2000）、背痛（McWilliams et al.，2004）和纤维肌痛（H. Cohen et al.，2002）相关。Dawn A. Marcus博士等在《慢性疼痛临床诊疗指南》指出，大约一半慢性疼痛患者会出现抑郁，所以针灸治痛要重视疏肝调神。

（三）灸法抗癌作用

研究表明，灸法不仅具有抗炎、镇痛、免疫调节、调节代谢和抗衰老等功效，还具有抗癌的作用。

（四）针灸与自愈

人体自愈力是指机体具有修复再生、清除自由基以摆脱疾病、老化与亚健康状态的一种依靠遗传获得的维持生命健康的能力。研究证实，针灸对内源性生物活性物质的释放和调整都是对人体自愈力的诱发和促进，针灸是一种正向强化的微调治疗手段。

（五）针灸的抗炎作用

研究表明，对于针刺刺激诱导迷走神经-肾上腺抗炎通路，存在躯体部位的选择性、穴位特异性，这种穴位的相对特异性与PROKR2神经纤维的部位特异性分布有关。此外，针刺强度、深度、检测结果指标都是影响穴位特异性发挥作用的重要因素，这些发现丰富了针灸等体表刺激疗法的现代科学内涵，为临床优化针刺刺激参数提供依据。

六、明确针灸治疗策略

针灸治疗应从经验决策向科学决策转变，根据病症的病程、病情、风险程度进行综合决策，使治疗有针对性。

（一）明确针灸治疗目标

目标是根据疾病的缓急轻重、针灸对该疾病的治疗经验或研究结论，制定针灸治疗该病的可行性目标，围绕目标制定针灸治疗决策，并对目标进行管理。如癌症疼痛的治疗目标是控制疼痛、提高生存质量，急性哮喘的治疗目标是控制哮喘发作，腰椎间盘突出症引起的疼痛治疗目标是止痛、防复发、恢复生活工作能力。

（二）掌握针灸治疗作用

1. 疏通经络

针灸的疏通经络作用是通过针灸使瘀滞的经络通畅，从而发挥经络"内属于腑脏，外络于支节"运行气血的生理功能。气血运行通畅则人体脏腑器官、体表肌肤及四肢百骸得以濡养，发挥其正常的功能；若经络气血运行不畅、功能失常则会影响正常生理功能，从而出现病理变化而产生疾病。经络不通、气血运行受阻可以引起疼痛、麻木、肿胀、瘀斑等临床症状，通过不同的针灸技术能疏通经络，使经络气血运行正常，达到治疗疾病的目的。

2. 调和阴阳

调和阴阳是通过针灸纠正机体阴阳失调状态，是针灸治疗的根本目的。《素问·阴阳应象大论》有"阴胜则阳病，阳胜则阴病"，治疗有"阳病治阴，阴病治阳"，针对人体偏盛偏衰产生的疾病，运用针灸技术促使其阴阳平衡，恢复"阴平阳秘"，从而达到治愈疾病的目的。针灸调和阴阳的作用可体现在经脉选择、穴位配伍、手法补泻、针灸技术选择。如"阳胜则热，阴胜则寒"，取毫针或三棱针技术泻热，灸法技术温寒；"阳气盛则失眠，阴气盛则多寐"，根据阳跷、阴跷主司眼睑开合的作用，取与阴跷相通的照海与阳跷相通的申脉进行治疗，失眠应补阴跷（照海）、泻阳跷（申脉），多寐应补阳跷（申脉）、泻阴跷（照海），使阴阳平衡。

3. 扶正祛邪

针灸的扶正祛邪作用是通过针灸技术将虚衰的正气得以扶正、邪实得以祛除。疾病的发生、发展及转归是正邪相争的过程，正胜邪退则病缓解，正不胜邪则病情加重。扶正祛邪既是疾病向良性方向转归的基本保证，又是针灸治疗疾病的作用过程。如一位年老腰扭伤的患者，运用毫针或三棱针技术泻其"瘀血"的邪实，用灸法补其年老"肾气虚衰"的正气，达到补虚、泻实和扶正祛邪的目的。

（三）明确针灸治疗原则

针灸治疗原则就是运用针灸治疗疾病所遵循的基本法则，是确立穴位处方、针灸技术、针灸量学的基础，包括补虚泻实、清热温寒、治病求本和三因制宜。

1. 补虚泻实

补虚泻实是扶助正气、祛除邪气的原则。"虚"指正气不足，"实"指邪气盛。虚则补，实则泻，是正治法则。根据《灵枢·经脉》中"盛则泻之，虚则补之……陷下则灸之，不盛不虚，以经取之"的原则，补虚泻实有以下含义。

（1）虚则补之，陷下则灸之："虚则补之"就是虚证采取补法治疗。针灸治疗虚证可用毫针、灸法等具有补法作用的技术和具有补益作用的穴位来实现，穴位主要选择背俞穴、原穴或关元、气海、命门、足三里等偏补益性能的腧穴，运用施行补法起补益正气的作用。"陷下则灸之"是属于虚则补之的范畴，当气虚下陷时灸治以益气、升阳举陷，如子宫脱垂灸百会、气海、关元等。

（2）实则泻之，宛陈则除之："实则泻之"是实证采取泻法治疗，可用毫针、三棱针等具有泻法作用的技术和具有泻法作用的穴位来实现。穴位选择十宣穴、水沟、素髎、丰隆、血海等偏泻性能的腧穴。"宛陈则除之"中"宛陈"泛指络脉瘀阻之类的病症，"除"即清除，就是对络脉瘀阻不通引起的病症，应采用三棱针等刺络出血达到活血化瘀目的，如闪挫扭伤、丹毒等引起皮肤红肿热痛、青紫肿胀，可在局部络脉或瘀血部位行三棱针刺络以活血化瘀、消肿止痛。

（3）不盛不虚，以经取之："不盛不虚"是指脏腑、经络的虚实表现不明显，主要是脏腑、经络本身的病变，不涉及其他脏腑、经脉，属本经自病。治疗应按本经循经取穴，毫针多采用平补平泻手法。

2. 清热温寒

"清热"指热性病症用"清"法治疗；"温寒"指寒性病症用"温"法治疗。《灵枢·经脉》中"热则疾之，寒则留之"，是针对热性疾病和寒性疾病制定的清热、温寒的治疗原则。

（1）热则疾之：即热性病症的治疗原则是浅刺疾出或点刺出血，手法宜轻而快，可不留针或针用泻法，以清泻邪热。例如，风热感冒者当取大椎、曲池、合谷、外关等穴浅刺疾出以清热解表，伴有咽喉肿痛者可以加少商、商阳三棱针刺络放血以加强清热消肿止痛的作用。

（2）寒则留之：即寒性病症的治疗原则是深刺而久留针以达温经散寒目的。因寒性凝滞而主收引，针刺时不易得气，应留针候气；也可用灸法温阳散寒。如寒邪在表留于经络，则艾灸法适宜；寒邪在里凝滞脏腑，则应深而留之。

3. 治病求本

治病求本是指治疗疾病要抓住疾病的根本原因，采取针对性的治疗方法。"标""本"是一组相对的概念，用以说明病变过程中各种矛盾的主次关系。如从正邪双方而言，正气为本，邪气为标；从病因与症状而论，病因为本，症状为标；从疾病的先后来看，旧病、原发病为本，新病、继发病为标；等等。治病求本是基本法则，明确了疾病的标本缓急，才能明确哪些是针灸的适应证或辅助治疗和疾病治疗的先后次序。

（1）急则治标：即当标病处于紧急状态时，优先治疗急症、标病，目的在于抢救生命或缓解患者的急迫症状，为治疗本病创造有利的条件。如各种原因引起的高热抽搐，应当急于针刺大椎、水沟、合谷、太冲等穴以泻热、开窍、息风止痉；各种原因引起的昏迷都应先针刺水沟以醒脑开窍。

（2）缓则治本：针灸治疗应坚持"治病求本"的原则，尤其对慢性病和急性病恢复期有重要指导意义。正如《素问·阴阳应象大论》中所强调的"治病必求于本"，正虚者固其本，邪胜者祛其邪，治其病因，诸证可除；治其先病，后病可解。如肾阳虚引起的腰痛，腰痛症状为标，肾阳不足证为本，治宜灸气海、关元、命门、肾俞、腰阳关、膀胱俞。

（3）标本同治：临床上标病和本病并重，针灸应采取标本同治的方法。如体虚感冒，若一味解表会使机体正气更虚，而单纯扶正可能留邪，治疗当益气解表，益气为治本，解表为治标，宜补足三里、关元，泻合谷、风池、列缺等穴。

4. 三因制宜

"三因制宜"是指因时、因地、因人制宜，即根据患者所处的季节（时辰）、地理环境和个人具体原因不同，治疗方案各异。

（1）因时制宜：应用针灸治疗疾病时，考虑患者所处的季节和时辰有一定意义。因四时气候变化对人体的生理功能和病理变化有一定影响。针灸中有根据人体气血流注盛衰与不同时辰的相应变化规律，创立了子午流注针法等。另外，因时制宜还包括根据某些疾病的发作或加重规律而选择有效的治疗时机，如精神疾患多在春季发作，故应在春季前进行治疗，乳腺增生症患者常在经前乳房胀痛较重，治疗也应在经前一周开始。

（2）因地制宜：《素问·异法方宜论》指出"北方者……其地高陵居，风寒冰冽，其民乐野处而乳食，藏寒生满病其治宜艾焫""南方者……其地下，水土弱，雾露之所聚也，其民嗜酸而食胕，故其民皆致理而赤色，其病挛痹，其治宜微针"，由于地理环境、气候条件以及人体的生理功能、病理特点有所区别，治疗应有差异，如在寒冷的地区，治疗多用温灸，而且应用壮数较多，在温热地区，多用毫针调理。

（3）因人制宜：是根据患者的性别、年龄、体质等的不同特点而制订适宜的治疗方案。男女在生理上有不同的特点，妇人以血为用，在治疗妇人病时要多考虑调理冲脉（血海）、任脉等。年龄不同，针刺方法也有差别，正如《灵枢·逆顺肥瘦》所说："年质壮大，血气充盈，肤革坚固，因加以邪，刺此者，深而留之……婴儿者，其肉脆，血少气弱，刺此者，以毫针，浅刺而疾发针，日再可也。"体质虚弱、皮肤薄嫩、对针刺较敏感者，针刺手法宜轻且浅刺；体质强壮、皮肤粗厚、针感较迟钝者，针刺手法可重些且深刺。随着生物医学技术的发展，越来越多的遗传学证据揭示，与生俱来、与遗传有关的针灸疗效上的差异，很大程度上决定了个体对针灸的敏感度（详见针灸遗传学部分）。

（四）确立针灸治疗方案决策

针灸治疗方案决策是基于针灸目标、病症、病情、标本缓急等制定，根据疾病的评估、病情的缓急、病症的轻重、病因、病位等，采取针灸并用或毫针、灸法、其他针灸技术整合或以针灸为主针药并用。如颈椎病表现以重度颈痛为主，辨证属寒湿阻滞证，病位在督脉和足太阳膀胱经，治疗决策是针灸以止痛为主，辨证与辨经结合，采用毫针、灸法、皮内针等技术整合治疗，对以疼痛为主的病症，根据病情一般针灸治疗原则为：1～4分为轻度疼痛者可用单纯针灸治疗；5～7分为中度疼痛者以"一针二灸三巩固"的整合针灸治疗；8～10分为重度疼痛者可针灸技术整合治疗或针药并用。又如郁病，病情属轻者单纯针灸即可；属中度者应毫针、灸法、三棱针、皮内针技术等整合治疗；属重度者应针药并用。

七、治疗方案的确定

治疗方案即根据治疗决策，对病症的诊断、评估、辨证所制定的针灸处方。针灸治疗方案，包括穴位选择、针灸技术的选择、刺灸法、治疗频率、疗程等。

（一）穴位的选择

穴位是治疗方案的第一组成要素，穴位选择是否精当直接关系着针灸的治疗效果。在穴位选择上应遵循基本的选穴原则和配穴方法。

1. 选穴原则

临证选取穴位的基本法则：近部选穴、远部选穴、辨证选穴和对症选穴。

（1）近部选穴：是在病变局部或附近选取穴位的方法，体现腧穴的局部治疗作用，如巅顶痛选百会，胃痛选中脘，面瘫局部选穴选颊车、地仓、颧髎，近部选穴选风池。

（2）远部选穴：是在病变部位所属或相关的经脉上，距病位较远的部位选取穴位的方法，是"经络所过，主治所及"治疗规律的体现，如胃痛选足阳明胃经的足三里，上牙痛选足阳明胃经的内庭，下牙痛选手阳明大肠经的合谷等。

（3）辨证选穴：是根据疾病的证候特点，分析其属寒热虚实或属何脏何腑或属何经脉，来选取穴位的方法。如胃火牙痛选内庭、二间，肾虚牙痛选太溪、行间，肾阴不足导致的虚热选肾俞、太溪，肝阳化风导致的抽搐选太冲、行间等，腰痛证属督脉选后溪、水沟，属膀胱经选委中、昆仑。

（4）对症选穴：是根据疾病的特殊症状而选取穴位的原则，是腧穴特殊治疗作用及临床经验在针灸中的具体运用，如发热选大椎或曲池，痰多选丰隆或中脘，贫血选膈俞或足三里，恶心、呕吐选中脘或内关，哮喘选定喘，虫证选百虫窝，腰痛选腰痛点，落枕选落枕，崩漏选断红，"四总穴歌"中"肚腹三里留，腰背委中求，头项寻列缺，面口合谷收"是临床经验选穴的典范。

2. 配穴方法

这是在选穴原则的指导下，针对疾病的病位、病因等选取主治作用相同或相近，或对于治疗疾病具有协同作用的腧穴进行配伍应用的方法。临床上穴位配伍的方法主要有经脉配穴法、部位配穴法。

（1）经脉配穴法：是以经脉或经脉相互联系而进行穴位配伍的方法，主要包括本经配穴法、表里经配穴法、同名经配穴法、多经配穴法等。

本经配穴法：当某一脏腑、经脉发生病变时，即选相应脏腑、经脉的腧穴配成处方。如胆经郁热导致的少阳头痛，可近取胆经的率谷、风池，远取本经的荥穴侠溪；胃火循经上扰导致的牙痛，可在足阳明胃经上近取颊车，远取该经的荥穴内庭。

表里经配穴法：本法是以脏腑、经脉的阴阳表里配合关系为依据的配穴方法。当某一脏腑经脉发生疾病时，取该经和其相表里的经脉腧穴配合成方，《灵枢·五邪》中的"邪在肾，则病骨痛，阴痹……取之涌泉、昆仑"就是表里配穴的体现，如风热袭肺导致的感冒咳嗽，选肺经的尺泽和大肠经的曲池、合谷，原络配穴法是表里经配穴法中的特殊实例，在特定穴的临床应用中已详细论述。

同名经配穴法：基于同名经"同气相通"的理论，手足同名经的腧穴相配而成。如阳明头痛取手阳明的合谷配足阳明的内庭，落枕取手太阳经的后溪配足太阳经的昆仑。

多经配穴法：疾病的发展累及多条经脉应考虑多经取穴。如《灵枢·四时气》篇所述"小腹控睾，引腰脊，上冲心，邪在小肠者，连睾系，属于脊，贯肝肺，络心系。气盛则厥逆，上冲肠胃，熏肝，散于肓，结于脐，故取肓原以散之，刺太阴以予之，取厥阴以下之，取巨虚下廉以去之，按其所过之经以调之"，这就是疾病发展累及多经，以多经配穴治疗的例子。

（2）部位配穴法：是结合身体上腧穴分布的部位进行穴位配伍的方法。主要包括上下配穴法、前后配穴法、左右配穴法和局部配穴法。

上下配穴法：是指将腰部以上或上肢腧穴和腰部以下或下肢腧穴配合应用的方法。在临床上应用较为广泛，如胃脘痛可上取内关，下取足三里；阴挺（子宫脱垂）上取百会，下取三阴交；肾阴不足导致的咽喉肿痛，上取鱼际，下取太溪或照海。八脉交会穴的配穴应用也属上下配穴法。

前后配穴法：是指将人体前部和后部的腧穴配合应用的方法。主要指将胸腹部和背腰部的腧穴配合应用。在《黄帝内经》中称"偶刺"，本配穴方法常用于治疗脏腑疾患如膀胱疾患，前取水道或中极，后取膀胱俞或秩边；肺病可前取华盖、中府，后取肺俞。临床上常见的俞、募穴配合应用就属于本配穴法的典型实例。

左右配穴法：是指将人体左侧和右侧的腧穴配合应用的方法。本方法是基于人体十二经脉左右对称分布和部分经脉左右交叉的特点，在临床上常选择左右同一腧穴配合运用，是为了加强腧穴的协同作用。如胃痛可选双侧足三里、梁丘等，左右配穴法并不局限于选双侧同一腧穴，如左侧偏头痛，可选同侧的太阳、头维和对侧的外关、足临泣，左侧面瘫可选同侧的太阳、颊车、地仓和对侧的合谷。

局部配穴法：对于病变部位比较明确、比较局限的病症以及某些器质性病变。可以采用局部配穴法，以疏调局部的经络之气，如头痛加印堂、太阳、百会、头维，面瘫加四白、地仓、颊车、下关，胃痛加中脘、梁门、不容、承满，膝关节病加膝眼、鹤顶、阳陵泉、阴陵泉等。

以上选穴原则和配穴方法，在临床上要灵活应用。

（二）针灸技术的选择

针灸技术是针灸治疗方案的第二组成要素，包括技术类型、操作方法和治疗时机的选择。

1. 技术类型的选择

这是针对患者的疾病缓急、病情轻重、病因、证候等具体情况而确立的治疗手段。如用毫针技术、灸法技术、耳针技术或火针技术、三棱针技术等均应说明，在技术选择上应注意从风险、益处、不良反应等方面进行考虑。

2. 操作方法的选择

当确立了疗法后，要对疗法的操作加以说明，如毫针技术用补法、泻法还是平补平泻法，灸法技术是用温和灸、直接灸还是隔物灸等。另外，对于治疗方案中的部分穴位如背部腧穴、胸部腧穴等，应注意针刺操作的方向、深度等。

3. 治疗时机的选择

治疗时机是提高针灸疗效的重要手段，一般疾病治疗没有特殊的时间要求，但是，临床上部分疾病在特殊时间治疗，疗效较佳，如痛经在月经来潮前几天开始针灸，直到月经过去为止；女性不孕症在排卵期前后几天连续针灸；疟疾发作前针灸治疗等能大大地提高疗效。

（三）把握治疗时间

把握治疗时间，也是针灸处方的重要因素，主要有选择适宜的治疗时间、掌握好留针施灸时间、制定疗程时间和间歇时间、预测总体治疗时间等几个方面。

1. 治疗时间

选择适宜的治疗时间，对有些病症来说，能够更好地发挥治疗作用，提高疗效。如失眠症，上午治疗就不如下午或晚间治疗效果好，尤其是睡前1～2小时为最佳。有些周期性发作的病症，如疟疾、癫痫、月经不调、痛经等，在发作前施术，疗效才好。《素问·刺疟》篇曰："凡治疟，先发如食顷乃可以治，过之则失时也。"实践证明，针灸治疗疟疾的最佳时间是在规律性发作前2小时左右；癫痫应在发作前5～7天开始针刺；月经不调和痛经，则应该在月经来潮之前3～5天开始治疗，直到月经干净为止；女子不孕最好能在排卵期前后连续针灸。

2. 留针时间

留针时间也是针灸处方中的重要内容，一般病症以留针20～30分钟为宜。在留针时间内，每隔5～10分钟行针1次。一般年老、体弱、小儿留针时间应缩短，如不配合针刺操作的婴幼儿及肢体痉挛性疾病的患者，针后行针手法即出针。对于一些急性痛症例如急性阑尾炎、急性胆绞痛、急性肾绞痛等则需要较长时间留针，可达1～2小时。

3. 治疗频率

《灵枢·经脉》曰："凡刺寒热者，皆多血络，必间日而一取之。"《灵枢·逆顺肥瘦》指出："婴儿者，其肉脆，血少气弱，刺此者，以毫针，浅刺而疾发针，日再可也。"《灵枢·寿夭刚柔》记载："形先病而未入脏者，刺之半其日，脏先病者而形乃应者，刺之倍其日。"说明针灸的频率不一样，有的两天针1次，有的则1天针2次，一般慢性病症，可每天或隔天治疗1次，急性传染病、剧烈疼痛等，则需要每天2次或每隔5～6小时针灸1次，才能达到治疗量。另外，针灸频率因不同针灸技术而定，如皮内针技术、埋线技术、针挑技术等可1周左右治疗1次。

4. 疗程时间

一般疾病如面瘫、风湿痹痛等，针灸10次左右为1个疗程。部分急性或简单的病症，如急性扭伤、牙痛、目赤肿痛等，3～5次为1个疗程。慢性病、疑难病和运动功能障碍性疾病，如肥胖症、男性不育、女子不孕、中风偏瘫、截瘫等至少1个月为1个疗程。

第二节　针灸定位诊断与分层治疗

符文彬教授认为针灸的定位诊断是运用基础理论、基础知识、基本技能和诊断思维进行的综合判断，依疾病的症状、体征等去判断疾病的经脉、脏腑所在，揭示疾病的本质，为针灸临床提供依据。而疾病的轻重不同、病位不同、所在的经脉不同、脏腑不同、皮肉筋脉不一，只有明确病症和病位，采用不同层次精准治疗，才能取得良好的效果。正如《素问·刺要论》所言，"病有浮沉，刺有浅深，各至其理，无过其道，过之则内伤，不及则生外壅，壅则邪从之。浅深不得，反为大贼，内动五藏，后生大病"；《灵枢·百病始生》指出"察其所痛，以知其应，有余不足，当补则补，当泻则泻，毋逆天时，是谓至治"；《灵枢·本藏》有"视其外应，以知其内脏，则知所病矣"；《灵枢·九针十二原》有"明知其原，睹其应，而知五脏之害矣"；《灵枢·官针》指出"凡刺之要，官针最妙。九针之宜，各有所为，长短大小，各有所施也，不得其用，病弗能移。病浅针深，内伤良肉，皮肤为痛；病深针浅，病气不泻，反为大脓。病小针大，气泻太甚，疾必为害；病大针小，气不泄泻，亦复为败"。

一、针灸的定位诊断

《灵枢·邪客》指出"肺心有邪，其气留于两肘；肝有邪，其气流于两腋；脾有邪，其气留于两髀；肾有邪，其气留于两腘。凡此八虚者，皆机关之室，真气之所过，血络之所游，邪气恶血，固不得仇留，住留则伤筋络骨节；机关不得屈伸，故拘挛也"。

所以只有明确病症和病位，才能做到"针所不为，灸之所宜"；当"阴阳皆虚，火自当之……经陷下者，火则当之。结络坚紧，火之所治""法于往古，验于来今，观于窈冥，通于无穷"。

（一）病在经脉的定位诊断

《灵枢·经脉》所述的脉经循行和症候为十二经的定位诊断提供依据，如胃经"是动则病洒洒振寒，善伸，数欠颜黑，病至，恶人与火，闻木声则惕然而惊，心动，欲独闭户牖而处，甚则欲上高而歌，弃衣而走，贲响腹胀，是为骭厥。是主血所生病者，狂疟温淫汗出，鼽衄，口㖞唇胗，颈肿喉痹，大腹水肿，膝膑肿痛，循膺、乳、气街、股、伏兔、骭外廉、足跗上皆痛，中趾不用。气盛则身以前皆热，其有余于胃，则消谷善饥，溺色黄。气不足则身以前皆寒栗，胃中寒则胀满"。《素问·刺腰痛》为腰痛的经脉辨证和治疗提供依据，如"少阳令人腰痛，如以针刺其皮中，循循然不可以俯仰，不可以顾，刺少阳成骨之端出血，成骨在膝外廉之骨独专己者，夏无出血"。

（二）病在络脉的定位诊断

《灵枢·经脉》指出十五络脉的证候，为其定位诊断提供参考。如"实则身尽痛，虚则百节尽皆纵"为脾之大络病，《灵枢·百病始生》阐述积于络脉的定位诊断，如"其著孙络之脉而成积者……其著于阳明之经，则挟脐而居，饱食则益大，饥则益小。其著于缓筋也，似阳明之积，饱食则痛，饥则安。其著于肠胃之募原也，痛而外连于缓筋，饱食则安，饥则痛。其著于伏冲之脉者，揣揣应手而动，发手则热气下于两股，如汤沃之状。其著于膂筋，在肠后者，饥则积见，饱则积不见，按之不得。其著于输之脉者，闭塞不通，津液不下，孔窍干壅，此邪气之从外入内，从上下也"。

（三）病在十二经筋的定位诊断

通过《灵枢·经筋》中十二经筋的证候特征可进行十二经筋的定位诊断。如"其病小指支，跟肿痛，腘挛，脊反折，项筋急，肩不举，腋支，缺盆中纽痛，不可左右摇"，定位为足太阳之筋病；又如"足太阴之筋……其病足大指支，内踝痛，转筋痛，膝内辅骨痛，阴股引髀而痛，阴器纽痛，上引脐两胁痛，引膺中脊内痛"，定位为足太阴之筋病。

（四）病在五脏六腑的定位诊断

《素问·痹论》论述五脏痹及部分腑痹的证候，为脏腑痹的定位诊断提供依据，如"肝痹者，夜卧则惊，多饮数小便，上为引如怀""肠痹者，数饮而出不得，中气喘争，时发飧泄"；《素问·风论》叙述了脏腑风证的不同证候为其定位诊断提供借鉴，如"肝风之状，多汗恶风，善悲，色微苍，嗌干善怒，时憎女子，诊在目下，其色青""胃风之状，颈多汗恶风，食饮不下，膈塞不通，腹善满，失衣则䐜胀，食寒则泄，诊形瘦而腹大"。《素问·咳论》论述五脏咳嗽的证候和久咳传变规律为表里相传，为其定位诊断提供帮助，并提出治疗原则，如"心咳之状，咳则心痛，喉中介介如梗状，甚则咽肿喉痹……心咳不已则小肠受之，小肠咳状，咳而失气，气与咳俱失"，提出"治脏者治其俞，治腑者治其合，浮肿者治其经"的治咳原则。

（五）神志病的定位诊断

《灵枢·本神》论述了神志病五脏虚实的不同表现，为神志病的五脏定位诊断提供借鉴，如"肝藏血，血舍魂，肝气虚则恐，实则怒。脾藏营，营舍意，脾气虚则四肢不用，五脏不安，实则腹胀，经溲不利"。另外，《素问·血气形志》记载了形志不同产生病变部位不同和治疗不同，如"形乐志苦，病生于脉，治之以灸刺；形乐志乐，病生于肉，治之以针石；形苦志乐，病生于筋，治之以熨引；形苦志苦，病生于咽嗌，治之以百药；形数惊恐，经络不通，病生于不仁，治之以按摩醪药"。

（六）四海的病位诊断

《灵枢·海论》详细论述气海、血海、水谷之海和髓海的虚实的证候特点，如"气海有余，则气满胸中悗，急息面赤；气海不足，则气少不足以言。血海有余，则常想其身大，怫然不知其所病；血海不足，则常想其身小，狭然不知其所病。水谷之海有余，则腹满；水谷之海不足，则饥不受谷食。髓海有余，则轻劲多力，自过其度；髓海不足，则脑转耳鸣，胫酸眩冒，目无所见，懈怠安卧"。

（七）皮肉筋脉骨病的定位诊断

《素问·长刺节论》明确记载了骨痹的定义与治则，如"病在骨，骨重不可举，骨髓酸痛，寒气至，名曰骨痹，深者刺，无伤脉肉为故，其道大分小分，骨热病已止"。说明骨痹以关节不利，骨节重痛、酸痛或自觉寒冷为特征，其病机为风寒湿邪久羁，气血痹阻不通，或年老体衰，骨失充养，骨质脆弱，故肢体麻木无力，骨骼疼痛。《素问·痹论》又指出"风寒湿三气杂至，合而为痹也。其风气胜者为行痹，寒气胜者为痛痹，湿气胜者为着痹也……痹在于骨则重，在于脉则血凝而不流，在于筋则屈不伸，在于肉则不仁，在于皮则寒。故具此五者则不痛也"。进一步阐明了痹证的病因和骨痹、脉痹、筋痹、肉痹、皮痹等证候，为它们的定位诊断提供了依据。《灵枢·卫气失常》言"色起两眉薄泽者，病在皮。唇色青黄赤白黑者，病在肌肉。营气濡然者，病在血气。目色青黄赤白黑者，病在筋。耳焦枯受尘垢，病在骨"。阐明了不同部位的望诊可对皮肉血气筋骨病进行定位诊断。

（八）根据现代解剖生理病理进行定位诊断

现代解剖生理病理为我们进行定位诊断提供依据，如四肢瘫可能大脑皮质和皮质下广泛病变、脑干双侧病变、颈髓病变、周围神经损害、肌源性瘫痪等。感觉障碍的定位诊断，要记住体表皮肤的周围神经分布和脊髓节段分布，感觉皮区的特殊体表皮肤标志是：上臂外侧—C_5；乳头连线—T_4；剑突—T_7；脐—T_{10}；腹股沟—T_{12}；小腿外侧—L_5。全身感觉皮肤定位如图5-1所示。

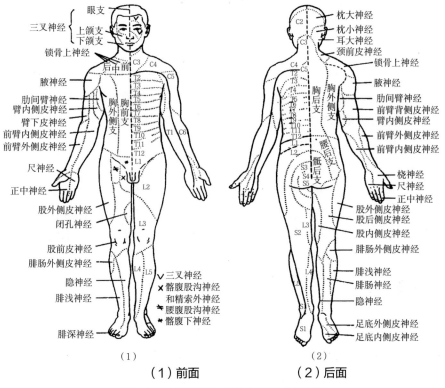

（1）前面　　（2）后面

图5-1　体表周围神经分布与根式分布图

二、针灸的分层治疗

《素问·调经论》指出"病在脉，调之血；病在血，调之络；病在气，调之卫；病在肉，调之分肉；病在筋，调之筋；病在骨，调之骨；燔针劫刺其下及与急者；病在骨，焠针药熨；病不知所痛，两跷为上；身形有痛，九候莫病，则缪刺之；痛在于左而右脉病者，巨刺之。必谨察其九候，针道备矣"。这是《黄帝内经》对病变部位不同采取分层治疗的具体阐述。临床针灸应根据病变部位采用分层治疗，才能应针取效。

（一）不同脏腑病选取不同经穴治疗

《素问·藏气法时论》阐述五脏病虚实证候不同和取穴规律，如"肝病者，两胁下痛引少腹，令人善怒；虚则目䀮䀮无所见，耳无所闻，善恐，如人将捕之，取其经，厥阴与少阳，气逆，则头痛耳聋不聪颊肿。取血者。心病者，胸中痛，胁支满，胁下痛，膺背肩甲间痛，两臂内痛；虚则胸腹大，胁下与腰相引而痛，取其经，少阴太阳，舌下血者。其变病刺郄中血者"等。

《灵枢·四时气》根据证候不同对邪在六腑的定位诊断和治疗，如"腹中常鸣，气上冲胸，喘不能久立，邪在大肠，刺肓之原，巨虚上廉、三里。小腹控睾，引腰脊，上冲心，邪在小肠者，连睾系，属于脊，贯肝肺，络心系。气盛则厥逆，上冲肠胃，熏肝，散于肓，结于脐，故取之肓原以散之，刺太阴以予之，取厥阴以下之，取巨虚下廉以去之，按其所过之经以调之"等。

《灵枢·五邪》明确邪在五脏及其针刺治疗，如"邪在肺，则病皮肤痛，寒热，上气喘，汗出，咳动肩背；取之膺中外腧，背三节五脏之傍，以手疾按之，快然，乃刺之，取之缺盆中以越之。邪在肝，则两胁中痛，寒中，恶血在内，行善掣节，时脚肿，取之行间，以引胁下，补三里以温胃中，取血脉以散恶血；取耳间青脉，以去其掣"等。

（二）病在不同经脉取穴各异

《灵枢·杂病》指出"厥挟脊而痛者，至顶，头沉沉然，目𥄎𥄎然，腰脊强，取足太阳腘中血络。厥胸满面肿，唇漯漯然，暴言难，甚则不能言，取足阳明。厥气走喉而不能言，手足清，大便不利，取足少阴。厥而腹向向然，多寒气，腹中谷谷，便溲难，取足太阴。嗌干，口中热如胶，取足少阴"。这提示不同经脉病变症状各异，取穴也不同。

（三）因时不同针刺浅深不一

《黄帝内经》不仅因人因地制宜，而且因时制宜。《灵枢·四时气》指出"四时之气，各有所在，灸刺之道，得气穴为定。故春取经、血脉、分肉之间，甚者，深刺之，间者，浅刺之；夏取盛经孙络，取分间绝皮肤；秋取经俞，邪在腑，取之合；冬取井荥，必深以留之"。《灵枢·卫气行》有"谨候其时，病可与期，失时反候者，百病不治。故曰：刺实者，刺其来也，刺虚者，刺其去也。此言气存亡之时，以候虚实而刺之，是故谨候气之所在而刺之，是谓逢时。在于三阳，必候其气在于阳而刺之，病在于三阴，必候其气在阴分而刺之"。

（四）疾病标本、阴阳、内外与针灸治疗

《灵枢·病本》指出"病而后逆者，治其本；先逆而后病者，治其本；先寒而后生病者，治其本；先病而后生寒者，治其本；先热而后生病者，治其本；先泄而后生他病者，治其本，必且调之，乃治其他病。先病而后中满者，治其标；先病后泄者，治其本；先中满而后烦心者，治其本。有客气，有同气，大小便不利治其标；大小便利，治其本。病发而有余，本而标之，先治其本，后治其标；病发而不足，标而本之，先治其标，后治其本，谨详察间甚，以意调之，间者并行，甚为独行；先小大便不利而后生他病者，治其本也"。这是对疾病产生的先后和症状的缓急进行标本论治。

《灵枢·寿夭刚柔》有"病在阴之阴者，刺阴之荥俞，病在阳之阳者，刺阳之合，病在阳之阴者，刺阴之经，病在阴之阳者，刺络脉。故曰，病在阳者名曰风，病在阴者名曰痹，阴阳俱病名曰风痹。病有形而不痛者，阳之类也；无形而痛者，阴之类也。无形而痛者，其阳完而阴伤之也，急治其阴，无攻其阳。有形而不痛者，其阴完而阳伤之也，急治其阳，无攻其阴。阴阳俱动，乍有形，乍无形，加以烦心，命曰阴胜其阳，此谓不表不里，其形不久"。

《素问·至真要大论》载"从内之外者，调其内，从外之内者，治其外；从内之外而盛于外者，先调其内而后治其外，从外之内而盛于内者，先治其外而后调其内；中外不相及，则治主病"。这是疾病内外不同，针灸治疗先后不同。

（五）皮肉筋骨病变与针灸分层治疗

《黄帝内经》中皮肉筋骨病变部位不同，治疗方法也各异。如《灵枢·寒热病》有"皮寒热者，不可附席，毛发焦，鼻槁腊，不得汗，取三阳之络，以补手太阴。肌寒热者，肌痛，毛发焦而唇槁腊，不得汗，取三阳于下，以去其血者，补足太阴，以出其汗。骨寒热者，病无所安，汗注不休，齿未槁，取其少阴于阴股之络；齿已槁，死不治，骨厥亦然。骨痹，举节不用而痛，汗注、烦心，取三阴之经，补之；春取络脉，夏取分腠，秋取气口，冬取经输，凡此四时，各以时为齐。络脉治皮肤，分腠治肌肉，气口治筋脉，经输治骨髓"。《灵枢·终始》有"手屈而不伸者，其病在筋；伸而不屈者，其病在骨。在骨守骨，在筋守筋"。《素问·长刺节论》有"病在筋，筋挛节痛，不可以行，名曰筋痹，刺筋上为故，刺分肉间，不可中骨也。病在肌肤，肌肤尽痛，名曰肌痹，伤于寒湿，刺大分小分，多发针而深之，以热为故，无伤筋骨，伤筋骨，痈发若变，诸分尽热病已止。病在骨，骨重不可举，骨髓酸痛，寒气至，名曰骨痹，深者刺无伤脉肉为故，其道大分小分，骨热病已止"。另外，《素问·长刺节论》明确记载了骨痹的定义，刺法有《灵枢·官针》中记载的"输刺""短刺"等。

（六）疾病不同阶段的分层治疗

正如《灵枢·杂病》指出"喉痹，不能言，取足阳明；能言，取手阳明。疟，不渴，间日而作，取足阳明；渴而日作，取手阳明。齿痛，不恶清饮，取足阳明；恶清饮，取手阳明。聋而不痛者，取足少阳；聋而痛者，取手阳明；衄而不止，衃血流，取足太阳；衃血，取手太阳，不已，刺宛骨下；不已，刺腘中出血。腰痛，痛上寒，取足太阳阳明；痛上热，取足厥阴；不可以俯仰，取足少阳；中热而喘，取足少阴、腘中血络。喜怒而不欲食，言益小，刺足太阴；怒而多言，刺足少阳……项痛不可俯仰，刺足太阳；不可以顾，刺手太阳也。小腹满大，上走胃，至心，淅淅身时寒热，小便不利，取足厥阴。腹满，大便不利，腹大，亦上走胸嗌，喘息喝喝然，取足少阴。腹满食不化，腹向向然，不能大便，取足太阴。心痛引腰脊，欲呕，取足少阴。心痛，腹胀，啬啬然大便不利，取足太阴。心痛引背，不得息，刺足少阴，不已，取手少阳。心痛引小腹满，上下无常处，便溲难，刺足厥阴。心痛，但短气不足以息，刺手太阴。心痛，当九节刺之，不已，刺按之，立已；不已，上下求之，得之立已。颠痛，刺足阳明曲周动脉见血，立已；不已，按人迎于经，立已。气逆上，刺膺中陷者与下胸动脉。腹痛，刺脐左右动脉，已刺按之，立已；不已，刺气街，已刺按之，立已"。

又如《灵枢·厥病》有"耳聋无闻，取耳中；耳鸣，取耳前动脉；耳痛不可刺者，耳中有脓，若有干耵聍，耳无闻也；耳聋取手足小指次指爪甲上与肉交者，先取手，后取足；耳鸣取手足中指爪甲上，左取右，右取左，先取手，后取足。足髀不可举，侧而取之，在枢合中，以员利针，大针不可刺。病注下血，取曲泉"。

再如《灵枢·热病》有"偏枯，身偏不用而痛，言不变，志不乱，病在分腠之间，宜温卧取汗，巨针取之，益其不足，损其有余，乃可复也。痱之为病也，身无痛者，四肢不收，智乱不甚，其言微知，可治，甚则不能言，不可治也。病先起于阳，后入于阴者，先取其阳，后取其阴，浮而取之"。

（七）病症结合针灸治疗

根据疾病的定位、定性诊断和中医诊断、辨证分型、经脉辨证等进行分层治疗，如病在皮肤感觉障碍者用毫针浅刺平浅治疗或梅花针点刺，肌筋膜损伤、关节肌腱损伤用火针治疗，腰大肌损伤用毫针深刺治疗，高血压刺人迎、太渊，骨关节病按"胆主骨所生病"从心胆论治，肌萎缩性侧索硬化、帕金森综合征、多系统萎缩应加强后颅窝和督脉的大灸等。

（八）皮肉筋脉骨、脏腑及经脉、络脉、经筋等病变部位的针灸方法

见表5-1。

表5-1　皮肉筋脉骨、脏腑及经脉、络脉、经筋等病变部位的针灸方法

病变部位	取穴	《黄帝内经》刺灸法	针灸方法
病位在脏	取之于井，背俞穴，刺诸经荥、输、藏腧（循经远取、结合近取背俞），章门	《灵枢·官针》九刺中的输刺	毫针、灸法
病位在腑	募穴、合穴，病在上取之下，刺府输（循经远端取穴）（合穴），中脘	《灵枢·官针》九刺中的远道刺。《灵枢邪气藏府病形》合治内府	毫针
病位在经脉（实证）	经穴	《灵枢·官针》九刺中的经刺，刺大经之结络经分	三棱针
病位在经脉（虚证）	经穴、背俞穴	《灵枢·邪气藏府病形》荥俞治外经	毫针、灸法
病位在络脉（实证）	经穴	《灵枢·官针》九刺中的络刺，刺浮络之血脉。《灵枢·官针》五刺中的豹文刺者，左右前后针之，中脉为故，以取经络之血者	三棱针
病位在肌肉	经穴	《灵枢·官针》九刺中的分刺，刺分肉之间。《灵枢·官针》十二刺中的浮刺，傍入而浮之，以治肌急而寒者。《灵枢·官针》五刺中合谷刺，左右鸡足，针于分肉之间，以取肌痹。形乐志乐，病生于肉	圆利针、针石
病位在局部	阿是穴	《灵枢·官针》九刺中的大泻刺，刺大脓局部切开引流。十二刺中的报刺，报刺者，刺痛无常处也	铍针、毫针

病变部位	取穴	《黄帝内经》刺灸法	针灸方法
病位在皮肤	肺经经穴、背俞穴、阿是穴	《灵枢·官针》九刺中的毛刺，刺浮痹浅刺在皮肤部。 《灵枢·官针》十二刺中的扬刺，正内一，傍内四，而浮之，以治寒气之博大者。 《灵枢·官针》十二刺中的直针刺，引皮乃刺之，以治寒气之浅者。 《灵枢·官针》五刺中的半刺者，浅内而疾发针，无针伤肉，如拔毛状，以取皮气	毫针，皮肤针，镵针
病位在经脉（新发病）	经穴	《灵枢·官针》九刺中的巨刺，左取右，右取左。 形乐志苦，病生于脉	毫针、灸
病位在经脉（久病顽固）	背俞穴、郄穴、阿是穴	病在经络痼痹者，取以锋针	锋钩针，挑针
病位在经筋	阿是穴、肝俞、膀胱俞	《灵枢·官针》九刺中的焠刺，以痛为输，以知为数。恢刺，直刺傍之，举之前后，恢筋急。 《灵枢·官针》五刺中的关刺，直刺左右尽筋上，以取筋痹。 《灵枢·官针》形苦志乐，病生于筋。 《灵枢·官针》形数惊恐，筋脉不通，病生于不仁。 转筋于阳，治其阳；转筋于阴，治其阴。皆卒刺之	火针、毫针、熨引、按摩醪药
病位在骨	肾经经穴、胆经经穴、肾俞、胆俞、大杼	《灵枢·官针》十二刺中的短刺，刺骨痹，稍摇而深之，致针骨所，以上下摩骨也。 《灵枢·官针》五刺中的输刺，直入直出，深内之至骨，以取骨痹	—

第三节　特定穴的临床应用

古人对腧穴主治的经验总结，形成许多特殊的腧穴理论，如五输穴、络穴、脏腑背俞穴、募穴、十二原穴、下合穴、八脉交会穴等，现代多概称为"特定穴"。早在《黄帝内经》中就已有特定穴配伍的记载，如《素问·奇病论》曰："胆虚，气上溢而口为之苦，治之以胆募俞。"特定穴理论经历代医家发展，逐渐成熟，临床适应证不断扩大。符文彬教授总结古籍医案经典，传承岭南针灸名家经验，尤其重视特定穴的临床应用，形成独特而系统的临床经验。

一、熟谙五输原穴性

符文彬教授十分重视五输穴的辨证应用。《素问·离合真邪论》载"有余不足，补泻于荥输"；《灵枢·官针》载"病在脉，气少当补之者，取以针于井荥分输……病在五脏固居者，取以锋针，泻于井荥分输"，均强调了五输穴对脏腑气血调节的重要作用，符文彬教授基于《黄帝内经》《难经》的五输穴理论，熟谙穴性特点，据证灵活选穴。

（一）穴性阐微

1. 井穴有开窍、醒神、启闭之功。

《灵枢·顺气一日分为四时》载"病在脏者，取之井"，"病变于脏"多见于中风中脏腑者，以意识障碍为重要临床特点，该经文已反映了井穴开窍醒神的功效，可用于治疗病位深至脏腑的病症。符文彬教授重视井穴开窍、醒神、启闭之功，将井穴拓展应用于脑病、精神障碍、中暑等病症。正如《乾坤生意》云："凡初中风，暴卒昏沉，痰涎壅盛，不省人事，牙关紧闭，药水不下，急以三棱针刺此穴（指少商）及少冲、中冲、关冲、少泽、商阳，合血气流行，乃起死回生急救之妙穴。"对于急性脑血管病、意识障碍等病症，符文彬教授进一步发挥《卫生宝鉴·卷七》的大接经法，采用毫针刺、精灸、刺络等方法，依次取十二井穴治疗。《灵枢·根结》言"奇邪离经，不可胜数，不知根结，五脏六腑，折关败枢，开合而走，阴阳大失，不可复取"。他根据根结理论，常在头颈官窍痛症辨证属火热郁滞时，循经远取六阳经井穴治疗，以发挥开窍启闭通滞之功。此外，符文彬教授还重视井穴的特异性作用，例如涌泉有引火下行之功，少泽可通乳消痈，隐白、大敦固崩止带等，临床中常选穴施用。

2. 荥穴以清热泻火见长

如《难经·六十八难》言"荥主身热"，但符文彬教授认为荥穴与井穴有近似作用，尤善治疗脏腑郁热所致五官头面病症，常据《难经·七十三难》的"泻井刺荥法"施用毫针法、刺络放血等，亦常交替使用荥穴、井穴以满足长疗程治疗需要。例如，心火上炎导致口舌生疮、小便短赤、灼热刺痛，符文彬教授常取心经劳宫、心包经荥穴少府，以泻心经的火邪；亦可从后溪进针，一针透三穴表里经同治，增强泻火之力。少阳头痛属胆经郁热者，局部刺络放血的同时，循经远取本经荥穴侠溪，清泻少阳火热。

3. 输穴功善行气通经活络，治疗痛症为佳

符文彬教授常言"输主体重节痛"（《难经·六十八难》），善用手足阳经输穴作为疼痛治疗的远端选穴。例如，常选取手足阳经的输穴，如后溪、中渚、三间、足临泣、陷谷，治疗紧张性头痛、偏头痛、腰骶痛、急性肌肉关节疼痛等痛症，同时配合关节运动，效果较为显著；常用手足太阳经的输穴后溪、束骨作为治疗外感初期全身酸楚强痛的配穴。在手足阴经中，由于脾经主病"身体皆重"，脾之大络病变"实则身尽痛，虚则百节尽皆纵""肝主筋，脾主肌"。符文彬教授亦擅取脾、肝二经输穴治疗全身疼痛的病症。如太白、太冲治疗全身体重节痛的肌纤维疼痛综合征等。此外，根据"病时间时甚者，取之输"，符文彬教授常应用输穴接经法治疗病情时轻时重的疾病，如重症肌无力等。

4. 原穴

《灵枢·九针十二原》的"五脏有疾，当取之十二原"强调原穴对脏病的治疗作用，此时原穴主要指的是五脏之原。原气对于人体具有重要意义，是生命之根，五脏六腑功能活动之本，诚如《难经·六十六难》所说："脐下肾间动气者，人之生命也，五脏六腑之本，十二经脉之根，故名曰原。"符文彬教授认为，脏腑经络必得原气的激发和温养才能发挥各自的功能，维持人体的正常生命活动。原气愈是充沛，脏腑经络功能就愈强健，反之则脏腑经络机能低下而诸病自生。他在溯本求源的基础上吸取历代医家临床经验，尤为重视五脏原穴对脏腑病的治疗

作用，临证时常根据经络辨证与脏腑辨证明确五脏病位，选取五脏原穴治疗。正如王好古《此事难知·拔源例》提出的"拔原"论强调了原穴对脏腑经络的重要作用："假令针本经病，又于本经原穴亦针一针。如补肝经，亦于肝原穴上补一针；如泻肝经，亦于肝经原穴上泻一针。如余经有补、泻，针皆仿此例，亦补泻各经原穴。"对于多脏腑虚损的病症，如中风后遗症期气血不足、虚劳等，符文彬教授又善用原穴接经扶正固本治疗。对于阳经原穴，他根据"经脉所过，主治所及"的原理，常以六腑原穴与输穴交替使用治疗外经病，如热病无汗、头痛项强、臂痛用小肠经原穴腕骨；头面五官、寒热、痛、痹可用大肠经原穴合谷；耳聋、寒热、疟疾及经脉病可用三焦经原穴阳池；癫狂、寒热、经脉病可用膀胱经京骨；寒热、汗、经脉病可取胃经原穴冲阳；目赤肿痛、疟疾、疝、经脉病可取胆经原穴丘墟。

（二）灵活配穴

五输五行配穴法是符文彬教授重要的配穴方法。《难经·十四难》明确了五输穴的五行属性："阴井木，阳井金，阴荥火，阳荥水，阴俞土，阳俞木，阴经金，阳经火，阴合水，阳合土。"并在《六十九难》《七十三难》《七十八难》据此分别提出"补母泻子法"、"泻井刺荥法"和"泻南补北法"。符文彬教授熟谙五输穴五行属性，基于《难经·六十九难》提出"虚者补其母，实者泻其子"的治则，同施本经、他经"补母泻子法"或"泻南补北法"，用于治疗脏腑病位明确的内科病症，如咳喘、腹痛、胸闷胸痛、抑郁相关病症、睡眠障碍等。

另外，符文彬教授常用的四关穴与奇经八穴类同，为临床疏肝解郁、调节神志之要穴，可调畅气机、调和气血，《针灸集成》甚至应用合谷、太冲相配治疗气机逆乱之关格。合谷为手阳明大肠经的原穴，主调气，有通经活络、行气开窍、清热疏风、镇静安神等作用。太冲为足厥阴肝经的输穴、原穴，主调血，有疏肝理气、平肝息风之功。足厥阴肝经与督脉交于巅顶，可见肝经之太冲亦可调理脑神。阳明多气多血，足厥阴多血少气，合谷属阳主气，清轻升散；太冲属阴主血，重浊下降，两穴合用有调和气血、行血通经、调节神志之功，可以治疗因五脏六腑气血失和、气机升降失常而致的病症，如精神障碍、心脑病症、痛症、妇科病症等。

二、背俞穴补泻疗顽疾

脏腑之气输注于背腰部的腧穴，称为背俞穴，又称为"俞穴"。俞，有输注、转输之意。六脏六腑各有一背俞穴，共12个。背俞穴均位于背腰部足太阳膀胱经第1侧线上，大体依脏腑位置的高低而上下排列，并分别冠以脏腑之名。背俞穴首见于《灵枢·背腧》，但仅载有五脏背俞穴的名称和位置，至于六腑背俞穴《素问·气府论》只提出"六腑之俞各六"，尚未列出具体穴名和位置，至王叔和的《脉经》才补充了六腑背俞穴中的大肠俞、小肠俞、胃俞、胆俞、膀胱俞五穴，此后《针灸甲乙经》又补充了三焦俞，《备急千金要方》补充厥阴俞，至此背俞穴方完备。

（一）整合多种技术优势

《灵枢·背腧》有"黄帝问于岐伯曰：愿闻五脏之腧，出于背者。岐伯曰：胸中大腧在杼骨之端，肺腧在三椎之傍，心腧在五椎之傍，膈腧在七椎之傍，肝腧在九椎之傍，脾腧在十一椎之傍，肾腧在十四椎之傍。皆挟脊相去三寸所，则欲得而验之，按其处，应在中而痛解，乃其腧也。灸之则可，刺之则不可。气盛则泻之，虚则补之。以火补者，毋吹其火，须自灭也。以火泻者，疾吹其火，传其艾，须其火灭也"。《灵枢》强调背俞穴的刺灸技术为只灸不针，但符文彬教授在传承司徒铃教授的基础上，对背俞穴刺灸技术应用有所发挥，不仅在灸法技术上采用艾炷灸、艾条灸、精灸、天灸等技术，而且整合多种技术优势，灵活运用毫针技术、三棱针技术、针挑技术、皮内针技术、植线技术。例如毫针调脏腑气机，艾灸温阳通脉，挑刺舒筋通络，皮内针巩固疗效，三棱针刺络泻热祛瘀又可调五脏神。

（二）拓展背俞穴应用

符文彬教授继承司徒铃教授的经验对背俞穴的应用有所发挥，如运用肺俞治疗郁病、关节痛、皮肤痛、慢性疲劳综合征、眼病等；心俞治疗血管病、过敏性疾病、免疫性疾病、痛症；胆俞治疗神志病、骨病、过敏性疾病；膈俞治疗过敏性疾病、精神类疾病；五脏俞治疗中风、多系统萎缩、小脑共济失调、帕金森病；肝俞治疗月经病、精神病、围绝经期综合征、子宫肌瘤；脾俞治疗肌源性疾病、慢性疲劳综合征；脾俞、膀胱俞治疗前列腺病、不育症、腰腿痛；肾俞治疗骨病、焦虑障碍、强迫障碍、脑萎缩。

俞募配穴调脏腑虚损。背俞穴乃五脏六腑之精气输注于体表的部位，是调节脏腑功能、振奋人体正气之要穴。《类经》也谓"十二俞，皆通于脏气"。滑伯仁《难经本义》说："阴阳经络，气相互贯，脏腑腹背，气相通应。"《难经·六十六难》有"阴病行阳，阳病行阴。故令募在阴，俞在阳"。符文彬教授常以俞募配穴调节脏腑功能，尤其对于虚证、寒证、脏腑病疗效较好。

三、活用八脉交会穴

符文彬教授勤学古训，临证选经用穴常出其不意，却每获良效，在符文彬教授早年出版的《针灸奇法治病术》中就提到这些"针灸奇法"概念及妙用。多年来，符文彬教授临证尤重奇经八脉学说，在临床上善用八脉奇穴（八脉交会穴），治疗多经疾病，并灵活运用于临床各科，诚如《医学入门》所说："此八穴配合定位，刺法最奇者也，是故头病取足，而应之以手；足病取手，而应之以足。左病取右，而应之以左；右病取左，而应之以右。散针亦当如是也。散针者，治杂病而散用某穴，因病之所宜而针之，初不拘于流注也。"兹从源流、穴性、功能、主治及配穴应用层面撷菁，探析如下。

（一）源流

奇经八穴（八脉交会穴）最早见于金元时期窦汉卿著的《针经指南》中，原称"交经八穴"和"流注八穴"，后来明代徐凤在《针灸大全》中提出了"八脉交会穴"的概念。窦汉卿在《流注八穴》的序中写道："交经八穴者，针道之要也。"其强调此八穴为针灸调经通脉的重要关隘，更在《标幽赋》中把幽冥隐晦、深奥难懂的八脉交会穴的针灸理论采用歌赋的形式记载下来，让后世朗诵学习。徐凤在《针灸大全》中则详细阐明了奇经八脉与八穴的联系及八穴间的交通、会合关系，并记载了灵龟八法与飞腾八法，将八穴与八卦相配，扩大了八穴的主治证候。明代吴昆的《针方六集》更对八穴的治疗范围及配合方法等结合临床实践提出了创见性的看法，颇有独到之处；此外，还强调了上下二穴相互配合的问题，对后人颇有影响。除外，明代高武的《针灸聚英》、杨继洲的《针灸大成》、清代吴谦的《医宗金鉴》，以及近代针灸大师承淡安先生的《子午流注针法》等，皆能从中寻找到他们对八脉交会穴的重视和推崇。

（二）穴性主治

八脉交会穴指内关、公孙、外关、足临泣、列缺、后溪、照海、申脉，它是十二经脉与奇经八脉相通的8个腧穴，都位于腕踝部的以下十二正经上，与奇经八脉相通，但八穴中只有申脉、照海分别是足太阳膀胱经与阳跷脉、足少阴肾经与阴跷脉直接相交会，其余六穴均未在所在部位与奇经八脉交会，而是通过所属经脉和奇经八脉相会。其范围涉及内、外、妇、儿、骨伤、皮肤、五官各科及急诊等疾病，疗效显著，为历代医家所重视。因此，徐凤有言"以上八穴主治诸证，用之无不捷效"（《针灸大全》）。《标幽赋》以歌诀记载其配对及功效："公孙冲脉胃心胸，内关阴维下总同；临泣胆经连带脉，阳维目锐外关逢；后溪督脉内眦颈，申脉阳跷络亦通；列缺任脉行肺系，阴跷照海膈喉咙。"八脉交会穴主治范围广，主要机制就在于八穴与奇经八脉有着特殊的沟通关系，具体穴性、功能及主治如下。

1. 公孙

穴性：足太阴脾经络穴，通冲脉。

功能：健脾和胃，理气降逆，养血调经。

主治：胃肠疾病、冲脉上逆。

2. 内关

穴性：手厥阴心包经络穴，通阴维脉。

功能：和血行气，通经止痛，是治疗心胸病的要穴。

主治：心胸疾病、劳热疟疾、肘腋肿痛、失智。

3. 列缺

穴性：手太阴肺经络穴，通任脉。

功能：解表散邪，宣通肺气，通利咽喉。

主治：肺系、胸部及头项部疾病。

4. 照海

穴性：足少阴肾经穴，通阴跷脉。

功能：平衡阴阳，调节睡眠，安神定志，司眼睑开合。

主治：咽喉病、睡眠紊乱、神志病、二便失常。

5. 申脉

穴性：足太阳膀胱经穴，通阳跷脉。

功能：镇痉止痛，调阴阳，安神志。

主治：诸筋疼痛、睡眠紊乱、神志病、中风后遗症。

6. 后溪

穴性：手太阳小肠经输穴，通督脉。

功能：通络止痛，清热截疟，镇静安神。

主治：寒热、头脑、颈项肩肘、脊髓诸病以及癫狂病、痫病等神志病症。

7. 外关

穴性：三焦经络穴，通阳维脉。

功能：解表散邪，通利清窍，聪耳明目。

主治：伤寒、热病，头面、耳目、颈肩肘等病症。

8. 足临泣

穴性：足少阳胆经输穴，通带脉。

功能：平肝息风，清头明目，消肿散结。

主治：治诸骨节疼痛、中风偏瘫、头疼目疾、月经失调、乳痈、瘰疬，还治带脉失约之弛缓、痿废及经带诸病。

（三）临证心悟

1. 对穴巧用

八脉交会穴常根据经脉上下相通原理，搭配为四对组穴应用于临床，如《针灸大全》："公孙偏与内关合，列缺能消照海病，临泣外关分主客，后溪申脉正相合。"第一组——公孙（通冲脉）、内关（通阴维），称"父母"关系，主治胃、心、胸病症；第二组——列缺（通任脉）、照海（通阴跷脉），称"主客"关系，主治肺系、咽喉、胸膈病症；第三组——外关（通阳维）、足临泣（通带脉），称"男女"关系，主治目锐眦、耳后、颊、颈、肩病症；第四组——后溪（通督脉）、申脉（通阳跷），称"夫妻"关系，主治目内眦、颈项、耳、肩部、小肠、膀胱病症。

此八个腧穴成对配穴，又可分阴阳二组。阴经取母子相生之意，通调五脏，以补益而不伤正；阳经取同气相求之道，畅调六腑，以通行同名经气。更有《标幽赋》言："阳跷阳维并督带，主肩背腰腿在表之病；阴跷阴维任冲脉，去腹里胁肋在里之疑。"奇经中属阴的四脉（阴跷、阴维、任脉、冲脉）分布于胸腹胁肋部，对应交会穴（照海、内关、列缺、公孙）在手足四阴经（足少阴肾经、手厥阴心包经、手太阴肺经、足太阴脾经）上，主管里证；而奇经中属阳的四脉（阳跷、阳维、督脉、带脉）分布于肩背腰腿等处，对应交会穴（申脉、外关、后溪、足临泣）在手足四阳经（足太阳膀胱经、手少阳三焦经、手太阳小肠经、足少阳胆经）上，主管表证。阴经对应四脏唯独缺了"肝经"；阳经对应太阳、少阳四经唯独缺了"阳明经"，因此，符文彬教授早年首创的疏肝调神针法中所应用的"四关穴"（合谷、太冲）则是弥补了此处的空白。八脉交会穴关系图见下（图5-2）。

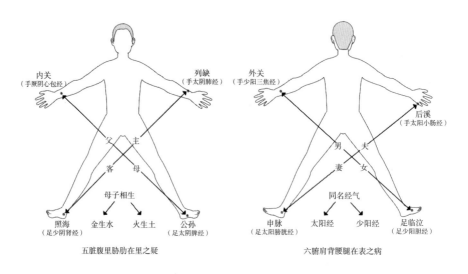

图5-2　八脉交会穴关系图

基于以上理论，符文彬教授临证常用奇经对穴治疗疑难杂症，特别在精神情志类疾病中有所发挥，并获得满意临床疗效。早在《灵枢·素问》就提到因情志失常致病，会导致多个脏腑失调的症状"悲哀愁忧则心动，心动则五脏六腑皆摇"。《古今医统大全》中亦有"郁为七情不舒，遂成气结，既郁日久，变生多端"之说。所谓"变生多端"，即变化无常，因人所遭遇的不同，而表现出不一样的症状，因症状多变，医者辨其归何经络归何脏腑成为临证难点。因此，符文彬教授推荐使用八脉交会穴配对治之，可通调多经多脏腑，且选穴精辟有效，如：取外关、足临泣治疗现代医学中的强迫症，他认为其病机为平素内有郁热，加上情志不畅、心胆失调，从而引动君火，少阳三焦壅塞，出现烦躁易怒、头疼目赤、口苦便结等气郁化火之证。外关为手少阳三焦经的络穴，联络于手厥阴心包经，与阳维脉相通；足临泣为足少阳胆经腧穴，与带脉相通。两者合用，可清肝利胆，清心除烦，宽胸和胁，增强降火安神之力。取后溪、申脉对穴治疗督脉及阳跷脉失常引起的神志疾病，如临床上常见的癫痫、痴呆、中风后抑郁等。后溪为手太阳小肠经输穴，小肠与心相表里，心主神志，其通于督脉，又入络于脑，脑为元神之府，故后溪可主治癫狂病、痫病，有通督安神的作用；申脉为足太阳膀胱经经穴，膀胱经络于脑，与阳跷脉相通，有安神定志之功。两穴均位于太阳经上，二穴合用，解郁安神之力倍增。内关、公孙对穴是符文彬教授临证应用较多的一组穴位，用以治疗伴有胃肠功能紊乱以及心悸、失眠等症状的抑郁、焦虑等情绪障碍。内关为手厥阴心包经络穴，与阴维脉相通，阴维脉又与足阳明胃经相合，可镇惊安神，清心除烦，理气和胃；公孙为足太阴脾经络穴，通于冲脉，可理脾和胃，平冲降逆，养血安神。两者相配，可健脾和胃，和调气血，安神助眠，益养心神，方能疗心脾两虚情绪障碍。另外，符文彬教授认为现代医学中的女性围绝经期综合征及焦虑失眠患者多有肝肾不足、阴虚火旺的表现，此时选用列缺、照海最为妥当。列缺为手太阴肺经的络穴，与任脉相通，可滋阴除热，止汗利咽、宣肺定魄；照海属足少阴肾经，与阴跷脉相通，对肾阴亏虚所致的虚烦少眠，口干咽喉燥有独特疗效。二穴相配，取金水相生之意，上下合用，可宣畅肺气，滋阴降火，宁心安神，此处虽无用肝经腧穴，但内含滋水涵木之功。

2. 按时取穴

常见的八脉交会穴按时取穴法有两种：即灵龟八法和飞腾八法。灵龟八法又称奇经纳卦法，是金代窦氏创立（《针经指南》）、明代徐凤（《针灸大全》）提出的一种运用八卦理论推导演算人体奇经八穴开阖的针刺方法，是将八脉交会穴纳入八卦系统的阴阳、五行、干支、数术、方位等全息信号，按日、按时、按卦取穴的方法。而飞腾八法也称奇经纳干法，同样是以八脉交会穴为基础按时开穴的方法，比灵龟八法更简便，只需要牢记"五子建辰歌"及飞腾八法歌即可。符文彬教授认为，此二法都借助了人体与大自然沟通关联的力量，充分体现了中医天人相应的观念，是医易结合的典范，具有取穴少而精、适应病种广的特点，临证中可作为辅助配穴，加速起效时间，巩固临床疗效。

第四节　腰膝同治的理论与临床

一、概述

腰椎病和膝关节病都是临床常见的疾病，临床研究数据显示膝关节病的患者中，80%左右都伴有腰椎退行性病变，接受下肢关节置换的老年患者术前常规行腰椎X线及MRI检查，发现几乎一半的患者存在不同程度的腰椎管狭窄。（范东华. 腰膝协同中医外治技术治疗膝骨关节炎的临床疗效观察[D].南京：南京中医药大学，2019.）两者均为退行性疾病，发病年龄常常重叠，两者相互影响且常常并发。因此，在针灸临床中，符文彬教授基于"腰膝同病"疾病特点，提出"腰膝同治"理论，是指在治疗腰部和膝关节的病变时，腰膝同时治疗，两者标本兼顾。

二、腰膝同治中医理论依据

（一）"肝肾同源"理论

肝属木，罢极之本，主藏血且主筋，膝为筋之府；肾属水，先天之本，又为腰之府，主藏精且主骨。在生理状态下，肝肾同源，精血充足而又疏泄有度，才能维持人体基本的功能活动。病理状态下，当肝血不足，筋失所养，骨失约束时，人体的关节活动受限；肾脏与腰府荣损与共，当腰府不荣，肾精不足，筋骨失养时，膝骨关节会产生疼痛，缠绵难愈。因此，符文彬教授认为腰膝二者在生理病理上是相互影响的，腰膝病病位虽在腰膝部，但属筋骨，本质却在肝肾，故在治疗腰膝病症时，要以"滋补肝肾、腰膝同治"为原则。

（二）经筋理论

经筋是十二经脉的附属部分，是十二经脉之气"结、聚、散、络"于筋肉、关节的体系。经筋具有联络四肢百骸、主司关节运动的作用，正如《素问·痿论》所载，经筋主束骨而利关节，若经筋起病，也多表现为痹证等。《灵枢·经筋》曰："足少阳之筋……其病小指次指支转筋，引膝外转筋，膝不可屈伸，腘筋急，前引髀，后引尻""足太阴之筋……其病足大指支，内踝痛，转筋痛，膝内辅骨痛，阴股引髀而痛，阴器纽痛，上引脐两胁痛，引膺中脊内痛""足少阴之筋……其病足下转筋，及所过而结者皆痛及转筋……故阳病者腰反折不能俯，阴病者不能仰""足厥阴之筋……其病足大指支，内踝之前痛，内辅痛，阴股痛转筋"。足三阳经筋和足三阴经筋的循行和生理功能都和腰、膝关节密切关联，足三阳、足三阴经筋的循行皆由脚趾向上而行，向上循行过程中分别经过足踝关节、小腿筋肉处、双侧膝关节、大腿筋肉处、双侧髋关节和整个腰腹部，将腰膝连接成了一个整体。

（三）经脉理论

《灵枢·经脉》记载有腰与膝的相关性。膀胱足太阳经之脉，其直者"挟脊抵腰中，入循膂"，其支者"从腰中下挟脊贯臀，入腘中"；是动脉则病"脊痛腰似折，髀不可以曲，腘如结"。肾足少阴之脉，"出腘内廉，上股内后廉，贯脊属肾络膀胱"。肝足厥阴之脉，"上腘内廉，循股阴入毛中，环阴器，抵小腹""是动则病腰痛不可以俯仰"。胆足少阳之脉，其直者"循胸过季胁，下合髀厌中。以下循髀阳，出膝外廉""是主骨所生病者……胸胁肋髀膝外至胫绝骨外踝前及诸节皆痛"。

另外，《素问·骨空论》有督脉"侠脊抵腰中，入循膂属肾"。所以足太阳膀胱经、足少阴肾经、足厥阴肝经、足少阳胆经、督脉把腰与膝联系在一起，为腰膝同治法经脉辨证选穴提供了理论依据。

三、腰膝同治的现代医学依据

（一）解剖及运动感觉神经支配

1. 生理联系

（1）肌肉：膝关节周围有较多肌肉及韧带，直接或间接地与骨盆相连，骨盆又和腰椎通过骶髂关节及其周围肌肉、韧带等软组织紧密结合，故膝关节和腰椎间接通过骨和软组织相连。

（2）运动神经：从腰椎间孔发出股神经和坐骨神经等，坐骨神经和股神经又分别发出较多分支，分别支配包括大腿前后内外侧和膝关节周围以及小腿部肌肉、肌腱等，进而完成及控制膝关节的活动。

（3）感觉神经：腰骶部的神经节段支配膝关节周围的肌肉、韧带等软组织，皮肤感觉节段位于$L_3 \sim S_2$的脊髓节段。其中L_3组成腰丛神经，与股神经共同参与影响股四头肌、膝骨关节前内两侧的感觉；而骶丛神经L_4与坐骨神经相互协同影响膝骨关节外、后两侧的感觉。因此L_3、L_4神经对膝关节影响最大。

2. 病理联系

当腰骶部发生病变引起腰骶神经节段的支配功能减弱，就会出现神经节段的营养支配障碍，其支配的膝骨关节内的软组织也会随之出现营养功能缺陷，从而导致膝关节内多种软组织发生病变，如半月板、韧带的缺损，滑膜、软骨的退化，逐步引起膝骨关节炎的发生，腰部病变造成运动及感觉神经功能障碍，会出现神经肌肉的不协调运动现象，引起下肢运动动力线改变，也会加快膝骨关节炎病情进展。国外学者发现腰部病变与膝关节功能及疼痛存在相关性，把这一现象称为"腰-膝综合征"。有研究发现在治疗膝关节疾病时候，运用腰膝同治法在膝关节周围及其疼痛感知皮节区域的背根神经节周围联合治疗，能降低机体对疼痛刺激的敏感度，提高痛阈，这为腰膝同治提供了神经学基础。

（二）生物力学平衡理论

生物力学失衡是腰膝病致病因素假说之一，膝关节患者为减轻膝关节疼痛和维持人体力学的平衡，在站立或行走时身体重心会向健侧及腰部、髋部转移，日久会导致腰部活动功能障碍。腰部居人体中间部位，是人体活动中的重要关节，一旦发生功能障碍就会导致下肢整体受力失衡，出现下肢力线偏移，使膝、踝关节受力不均衡，进而出现膝关节炎、踝关节炎等。膝关节作为腰部及整条下肢力线的中心，上接受来自腰部及髋部力量，下负责向踝关节传导力量，所以膝关节最易受伤，由此可见，腰—膝—踝关节是一条整体的动力链，任何一个关节发生病变，都会影响整个下肢力学平衡。

四、腰膝同治的临床应用

腰膝疾病密不可分，腰膝同治为治病求本，标本兼顾之举，不可不重视。符文彬教授基于腰膝关节疾病的中西医发病机制，并结合中医整体观的经络诊察，辨经辨证论治思维，将"腰膝同治"理论应用于针灸治疗腰膝关节疾病的临床实践中，效如桴鼓，复发者少。

（一）腰膝部疾病临床常用穴

1. 心俞、胆俞

心俞与胆俞两穴的应用是符文彬教授"从心胆论治痛症"的重要学术思想体现。背俞穴是脏腑之气输注于背腰部的穴位，他受明代著名医家李梴《医学入门·脏腑》中"五脏穿凿论"的启发，同时结合自身临床实践经验，总结并明确了心与胆的具体沟通关系。对于骨关节疾病、痛症的治疗，《素问》指出"诸痛痒疮，皆属于心"，明确了痛症的病机与心有关，心主神明，提示了调心的重要性；《灵枢·经脉》有胆经"主骨所生病者"；明代张景岳《类经·十二经之厥》有"少阳厥逆，机关不利，机关不利者，腰不可以行，项不可以顾"。足之少阳，胆经也；机关者，筋骨要会之所也；胆者筋其应，少阳厥逆则筋不利，故少阳胆经有调节骨关节筋脉的功能。心胆"沟通于经络""发病于君相之火""统一于神志"，故心俞、胆俞相配有治疗腰膝骨关节疾病、痛症的功能。

2. 脾俞、膀胱俞

脾俞位于第11胸椎棘突下，旁开1.5寸，为脾之背俞穴，本穴归属于足太阳膀胱经经穴，解剖位置在背阔肌、最长肌和髂肋肌之间，有第11肋间动、静脉的分支，布有第11、12胸神经后支的皮支，深层为第11、12胸神经后支的肌支。膀胱俞位于骶正中嵴（第2骶椎棘突下）旁开1.5寸，为足太阳膀胱经经穴，解剖位置在骶棘肌起始部和臀大肌起始部之间，有骶外侧动、静脉后支，布有臀中皮神经分支。双侧脾俞和膀胱俞合称"腰四穴"，是岭南名医司徒铃的经验效穴。脾俞具有健脾、利湿、行血之功，膀胱俞具有宣调下焦、培补下元、通利水道、祛湿利腰之用。两穴合用能够利水祛湿，缓解腰脊部拘挛僵硬。同时脾俞、膀胱俞本属膀胱经，足太阳膀胱经过膝关节后腘中，根据"经脉所过，主治所及"的循经规律，四穴合用可治腰膝病症。

3. 肾俞

位于第2腰椎棘突下，旁开1.5寸，在腰背筋膜、最长肌和髂肋肌之间，为肾之背俞穴，肾之寒湿水气由此外输于膀胱经，是肾的气血在腰背部流注出入的地方。《针灸大成·足太阳膀胱经·考正穴法》有"主虚劳羸瘦……肾中风，踞坐而腰痛……脚膝拘急，腰寒如冰"。《通玄指要赋》云"肾俞把腰疼而泻尽"。《外台秘要》有"主腰痛不可俯仰反侧"。肾俞有补肾益腰、舒筋活络之效，而肾又主骨生髓，腰为肾之府，且其生理解剖位置位于髂肋肌、最长肌和腰背筋膜之间，分布有第1腰神经后支外侧支，第2腰动脉、静脉后支，其深层为第1腰丛，故应用此穴治疗腰部疾患。同时肾俞本属膀胱经，足太阳膀胱经过膝关节后腘中，根据"经脉所过，主治所及"的循经规律，肾俞治疗膝部的疾患疗效佳，肾俞还是肾脏之气输注部位，内应于肾脏，可治肝肾不足型膝部疾患。

4. 腰三针（腰阳关、两侧腰眼）

腰阳关属督脉，《素问·骨空论》言"督脉生病治督脉，治在骨上"，指出治疗骨病可在督脉选穴；腰眼在第4腰椎棘突下，旁开约3.5寸凹陷中，在腰背筋膜、背阔肌、髂肋肌中，浅层主要布有臀上皮神经和第4腰神经后支的皮支，深层主要布有第4腰神经后支的肌支和第4腰动、静脉的分支，从神经解剖上看腰眼神经及血管密集，为阳气汇聚之处。因"阳关者，阳者气也，关为机关，阳气下通经络、上通命门，关乎全身之阳，强壮力之出入"，腰阳关及双侧腰眼可振奋人体一身阳气，使因元气亏虚引起的腰膝局部闭阻之气血能畅行，达到以通治痛的目的，为治疗腰膝痛之要穴。

5. 引气归元（中脘、下脘、气海、关元）

腰膝关节疾病属于"筋骨痹痛"范畴，《素问·痹论》曰："风、寒、湿三气杂至，合而为痹也"，肝脾肾虚，风寒湿困，痹阻经络，气血不通是发病关键病机。中脘、下脘均属胃脘，两穴有理中焦、调升降的作用；且手太阴肺经起于中焦，故兼有主肺气肃降的功能，气海为气之海，关元培肾固本；肾又主先天之原气，因此，四穴含"以后天养先天"之意，故名"引气归元"。《难经·四难》曰"呼出心与肺，吸入肾与肝"，故四穴合用治心肺、调脾胃、补肝肾以除痹止痛。

6. 气海、关元、水分

三者均为任脉穴位，任脉总任一身阴经，调节阴经气血，气海为气之海，关元培肾固本，两穴合用加强补肾益骨、益气养血之功；水分位于上腹部，前正中线上，当脐中上1寸，有调整腰腹核心肌肉群的力量作用，其接收神阙穴传来的冷降经水及下脘穴传来的地部经水，至本穴后，经水循地部分流而散，可通调水道、祛湿蠲痹止痛、滑利关节。

7. 大横

为脾经穴位，本穴接收腹结穴传来的水湿云气，至本穴后因受脾部外散之热，水湿云气胀散而形成风气，其运行方式为天部的横向传输，故又名"肾气"，脾主肌肉，灸之可除筋骨之寒湿，有补肾健脾之功，同时，脾经循行过"膝股内前廉"，《素问·缪刺论》曰"邪客于足太阴之络，令人腰痛，引少腹控䏚，不可以抑息"，故本穴对风寒湿三气夹杂的腰膝关节痹证有治疗作用。

8. 内关

位于前臂掌侧，当曲泽与大陵的连线上，腕横纹上2寸，掌长肌腱与桡侧腕屈肌腱之间，是手厥阴心包经的络穴，又是八脉交会穴，通阴维脉，络穴沟通表里两经，内关一穴贯连三经，具有养心安神、镇静止痛的作用。符文彬教授认为腰膝部疾病以疼痛为主要表现，归属于中医"痹证"中"骨痹""膝痹"范畴，与心、胆、肾有关。《素问·至真要大论》曰"诸痛痒疮，皆属于心"，心为五脏六腑之大主，藏神，防病治病，必先调心治神。心主血脉，血脉亏虚不能充分濡养颈部皮肉筋骨，从而出现腰膝部的机关不利。

9. 阳陵泉

在小腿外侧，当腓骨头前下方凹陷处，是足少阳胆经气血会合之处，故为胆经合穴，又为八会穴之筋会，可治局部膝关节筋病。《灵枢·邪气藏府病形篇》曰："……筋急，阳陵泉主之。"阳陵泉又可治疗足少阳经体表循行通路上腰部的病变。《针灸大全·卷一·马丹阳天星十二穴歌》曰："阳陵泉：膝肿并麻木，起坐腰背痛。"《针灸甲乙经》曰："髀痹引膝股外廉痛，不仁，筋急，阳陵泉主之""寒热，胁腰腹膝外廉痛，临泣主之""髀膝颈骨摇，酸痹不仁，阳辅主之"。胆经腰痛取阳陵泉、阳辅等穴治疗。

10. 委中

位于膝关节后，为足太阳膀胱经之合穴，膀胱经经脉夹行脊柱两侧，直达腰部，直下膝窝之腘窝中。委中位于腘窝正中，有疏调经气、强腰健膝的作用。依据穴位的近治作用，其不仅可以治疗膝关节的疾病，同时根据"经脉所过，主治所及"的循经取穴规律，其可治疗急性腰痛等病症。从解剖学来看，委中部有股后皮神经，深层有胫神经和腘动脉、腘静脉，刺激本穴针感可通过感受器及传入神经，引起脑内啡肽的释放，从而提示痛阈和耐痛阈，有较好的镇痛作用。

11. 阴陵泉

属足太阴脾经，位于小腿内侧，胫骨内侧髁下缘与胫骨内侧缘之间的凹陷中，根据穴位的近治作用，其可以治疗膝关节疾病。膝关节的劳损、内侧副韧带的损伤以及半月板内角导致炎性反应，也会引起阴陵泉穴区的疼痛。

同时，足太阴经病变引起的腰痛引及少腹或季肋，导致局部僵硬，仰身深呼吸加重。《针灸甲乙经》曰："腰痛，不可俯仰，阴陵泉主之。"脾经引起腰痛，取阴陵泉等穴治疗，疗效显著。

12. 悬钟

别名绝骨，属足少阳胆经，八会穴之髓会。髓会意指胆经的寒冷水气在此交汇，所属足少阳胆经：沿大腿外侧，出膝外侧；《灵枢·经脉》曰"胆足少阳之脉：胸胁肋髀膝外至胫悬钟外踝前及诸节皆痛"，《素问·厥论》有足少阳胆经"机关不利，不利者，腰不可以行"，《素问·刺腰痛》载"同阴之脉，令人腰痛，痛如小锤居其中，怫然肿；刺同阴之脉（少阳之别络），在外踝上绝骨之端"。《针灸大成》明确悬钟主治有"心腹胀满，胃中热……膝胻痛，筋骨挛痛足不收，逆气"。临床应用悬钟穴治疗下肢痿痹，缓解疼痛疗效甚佳。

13. 太溪

是足少阴肾经原穴，《素问·阴阳应象大论》曰"肾生骨髓"。《素问·痿论》曰"肾主身之骨髓"。肾主骨生髓，藏精，肾气充则骨强，肾对骨的生长发育和维持骨骼的正常结构均有重要作用。《灵枢·经脉》有"足少阴气绝则骨枯。少阴者，冬脉也，伏行而濡骨髓者也。故骨不濡则肉不能着也"，指出肾有病，则病骨痛、骨枯、阴痹，因此可用少阴肾经的穴位治疗痹证。太溪有滋阴益肾、壮阳强腰的作用，治疗因肾虚腰痛具有很好的疗效，同时因足少阴肾经循行所过腘窝内侧，经脉所过，主治所及，当少阴肾精亏虚，阳气不化，无力启动督脉气血，经血不畅，气血凝瘀于脉络，结于膝部，发为膝痹，故此穴常用于肾经亏虚引起的腰膝关节疾病。

14. 涌泉

为肾经井穴，肾经，出腘窝内侧，"贯脊属肾"，与腰膝密切相关，《针灸甲乙经》有"腰痛，大便难，涌泉主之"，故涌泉有引火下行、激发肾气、通络养骨、除痹止痛之效，可治疗腰膝痹证。

（二）腰膝同治常用针灸处方

1. 毫针

内关、阳陵泉、太溪、水分、气海、关元、大横。

2. 精灸

腰四穴、腰三针、引气归元、膝眼、悬钟、涌泉。

3. 刺络

委中、三焦俞。

4. 埋针

背俞穴心俞、胆俞，耳穴心、胆、肾。

5. 辨证加减

寒湿证加阴陵泉；痰瘀痹阻证加阴陵泉、膈俞；湿热证加厥阴俞、尺泽刺络；气滞血瘀证加膈俞；肾虚证加肾俞；膝关节病加膝眼、膝阳关，耳穴加膝；腰部病加水沟、腰三针，耳穴加腰椎。

第五节 针灸遗传学

针灸作为应用于临床传统中医疗法已有数千年历史，从常见的痛症到情志病均可获效。符文彬教授在长期临床实践中，观察到一个有趣的现象：用同样针灸方案治疗相同诊断和病情患者，疗效有时却大相径庭。以类风湿关节炎为例，患者以"双手指关节晨僵、肿痛"为主诉，血清学检测提示类风湿因子阳性、血沉升高，治以"通痹止痛"，从局部、循经和辨证角度选取穴位制定处方，予艾灸或刺络疗法干预，接受针灸治疗的患者症状的缓解有轻、有重、有快、有慢，极少数患者对针灸治疗更敏感、疗效极佳。

在针刺实施干预方案一致的前提下，影响针灸疗效的关键又为何？带着这些疑问，符文彬教授查阅了大量文献资料，《灵枢·行针》《灵枢·血络论》总结了人群对针灸的反应，这其实相当于用针灸刺激作为输入而对个体体质的遗传基础进行测试，用个体的反应行为，即气、血表现作为系统特征的输出表现，并根据响应表现的不同分为10类：①神动而气先针行者；②气与针相逢者；③针已出气独行者；④数刺乃知者；⑤发针而气逆者；⑥数刺病益剧者；⑦刺之则脱气、脱气则仆者；⑧刺之脱色苍苍者；⑨刺之血出多而烦悗者；⑩刺之血出多为痹者等。但针灸反应以主观感觉为主，如果能用现代研究手段将主观感觉量化和呈现，明确机体在不同状态下的不同针灸反应，那么也许会获得更好的针灸疗效。

针灸学将这类人称为经络敏感人。那么经络敏感人与常人有何本质上的不同呢？现有科学研究推测此类人体内存在某种基因、蛋白、通路或理化特质与此直接相关。符文彬教授把针灸遗传学定义为从遗传学角度切入，研究针灸与疾病发生发展及个体遗传物质的关系，为诊断、预防和治疗相关疾病提供了根据和手段，对改善人类健康素质有重要意义。

近年来，分子遗传学和表观遗传学均为研究针灸敏感人提供了视角。分子遗传学是从生命信息大分子结构、功能和相互关系的角度研究遗传与变异的关系，探讨遗传信息大分子在生命系统中的储存、复制、表达及调控过程。而表观遗传学主要研究在没有DNA序列改变情况下，基因功能的可逆性、可遗传的改变，即所表达的表观遗传是不基于DNA差异的核酸遗传，是对中心法则的补充与完善。现在虽尚未有直接的证据表明有特定的DNA序列或是基因调控环节与针灸敏感直接联系，但近20年的遗传学技术的进步为进一步研究针灸敏感人群提供了较好的视角与方法。如脑卒中后脑内启动子区域组蛋白H3K9ac修饰增强的个体可较好地作用于细胞周期、分化、凋亡、氧化应激等环节，促进受伤脑组织的可塑性及功能恢复。因此，用遗传学的方法找到针灸敏感现象的作用靶点也许是提高临床疗效的途径之一。

符文彬教授深耕科学研究，探讨针灸的临床效应与遗传学的关联性。比如高脂血症患者体内*SLCO1B1*基因通过编码膜转运蛋白OATPs家族中特异性分布于肝细胞基底膜的OATP1B1，将他汀类药物从血液转运到肝脏细胞内，起到清除药物减少肝损害的作用，其中*SLCO1B1*（521T>C）和（388A>G）两个位点的变异会影响转运体转运活性使肝脏摄取药物能力降低、他汀药物血药浓度上升增加横纹肌溶解症或肌病的发生风险；*APOE*基因两个功能性位点388T>C和526C>T编码的APOE异构体通过与脂蛋白受体的不同亲和力及其在体内的代谢速度影响动脉粥样硬化的进展；临床通过检测这两个基因型制定高脂血症患者的降脂方案。符文彬教授团队长期临床研究证实针灸可通过调控APOE稳定颈动脉软斑和混合斑斑块，而针灸对硬斑斑块无明显治疗作用，这是针灸遗传学的具体体现。

又如*5-HTTLPR*通过调控中枢神经细胞突触间5-羟色胺（5-HT）表达水平在抑郁障碍患者的生理病理及治疗中扮演重要角色，它是17号染色体染色长臂1区1带*5-HTT*基因连锁多态性区域之一，由14个重复序列形成的短等位基因S（short），由16个重复序列形成的长等位基因L（long），构成S/S、S/L和L/L三种基因型。*5-HTTLPR*调节*5-HTT*的转录，S等位基因转录效率较低，*5-HTT*生成较少，导致5-HT再摄取减少，突触间隙中的5-HT水平较高；相反，L等位基因转录效率较高，突触间隙中的5-HT水平较低，S等位基因是抑郁的风险基因。符文彬教授团队发现针灸可改善抑郁障碍患者HAMD评分及其他躯体化症状，但获效的患者上述基因是否参与上述环节，还有待考证。为了验证针灸疗效与靶基因的关系，团队开展了针灸、5-HTTLPR和人格特质的研究，结果提示针灸治疗模式与人格内外向信息及5-HTTLPR基因多态性L/L型相关，可预测针灸临床疗效。最终说明基因靶点可能对探寻疾病规律、指导针灸治疗有所帮助。

第六节　经脉疲劳现象与针灸临床

一、概述

经脉疲劳现象是在针灸临床过程中由于过多重复使用同一穴位、同一经脉、同一部位穴位或者反复使用过强的手法、电针等导致经脉疲惫而出现针感迟钝，得气困难，甚或出现气逆，病情加重等异常现象。一些貌似简单的疾病虽经多方治疗，而病势不减；一些疾病经针灸治疗后病情好转，但进一步治疗则疗效提高不快等，因经脉气血的过度耗伤，经脉机能的减弱，称之为经脉疲劳现象。经脉的疲劳现象只涉及个别经脉时，称为经脉的局部疲劳现象；若涉及整个经脉系统，则称为经脉的整体疲劳现象。

二、源流

众所周知，针灸有调虚实、和阴阳的作用，有赖于经脉运行气血、抗御病邪、传导感应等生理功能的正常。若久治仍不能奏效者，除辨证、配穴、手法等一般性的原因之外，经脉系统自身的功能状态也是一个不容忽视的原因。《灵枢》对针刺疗法与经脉的功能状态的关系有许多精辟的论述，如《灵枢·刺节真邪》有"六经调者，谓之不病，虽病，谓之自已也"，言外之意，某些难治之病症是由于经脉失调引起的；《灵枢·九针十二原》《灵枢·终始》《灵枢·经水》等篇则进一步指出针刺失当可导致"精泄""致气（气滞之意）""伤气""失气""脱气""数刺而气不至"等经脉虚衰疲劳的现象。《灵枢·逆顺肥瘦》亦有"上工平气，中工乱经，下工绝气危生，不可不慎也"。《灵枢·行针》篇不但记载了"或数刺之乃知，或发针而气逆，或数刺而病亦甚"等经脉疲劳的临床现象，而且做了深刻的分析，"其多阴而少阳者，其气沉而气往难，故数刺之乃知。其气逆与其数刺病亦甚者，非阴阳之气，浮沉之势也。此皆粗之所败，工之所失，其形气无过也"。这些论述表明，古人已清楚地认识到某些内外因素可以导致经脉的功能失调，经脉的反应能力减弱，或数刺乃知，或久治不愈，或治则病甚。现代病理生理学把因能量消耗过多、运动过度、刺激过强、作用时间过久，而使细胞、组织、器官的动能或反应能力减弱亦称为疲劳。此种状态下的经脉必先有自身的休息与恢复，才能发挥对其他内脏系统的调整作用。在经脉疲劳的基础上，可以引起经脉系统功能的紊乱。

三、经脉疲劳现象的原因

导致经脉疲劳的原因是多种多样的，分为外源性和内源性两类。

（一）外源性

最为常见，多为医者的失治、误治，"用针不审"所致。包括以下几种情况。

（1）手法过强，刺激量过大。

（2）针刺浅深失当。

（3）治疗间隔过密。

（4）疗程过长。

（5）重复使用同一部位或同一穴位；针刺不当易造成并发症，如出血、穿孔、神经损伤，同一穴位连续针刺太多次还会造成肌肉纤维炎。

（6）过度综合治疗，如针刺配艾灸、耳压、按摩、拔罐、穴位注射治疗等，其他有埋线、割治、敷贴、中药、西药、气功等，也是导致经脉疲劳的常见原因。

（7）过度使用电针：研究表明，过度针刺会造成肌肉组织的变化，尤其是过强的电针，会造成肌肉坏死及瘢痕化的变化，而一般针刺无上述变化。

（二）内源性

有以下原因。

（1）年幼或年老。

（2）素体体弱。

（3）久病体虚。

（4）产后、出血后、手术后。

（5）精神刺激后。

（6）大病、急病后。

四、判断标准

经脉是否疲劳，可从以下几点进行判断。

（1）患者大多有多方求医，久治不愈，甚至越治病情越重的经历。

（2）针感失常或数刺乃知，或刺之而气不至。

（3）针刺后症状不减，反而加重。

（4）初期治疗效果理想，但后期治疗无明显进步。

（5）正气虚，对疾病的易感性强，如反复感冒、疾病反复发作等。

五、临床对策

识别经脉的疲劳现象，有利于改变治疗策略，同时也有利于提高临床疗效。作为针灸医生首先要有防止出现经脉疲劳现象的思想。针灸治病要在整体观念的指导下，根据患者的体质、年龄、生活环境、病程、病情等，进行全面诊断、分析、综合辨证施治。具体掌握以下几个方面方能处方用穴，施以不同的手法，应针取效。

（1）观局部与整体。

（2）循经脉。

（3）明阴阳。

（4）知病所。

（5）识病情。

（6）知标本。

（7）察形气。

（8）诊脉象。

如果经脉系统已经显现疲劳，则不要急于治本病，应首先调整经脉自身的状态，再缓而图之治其本病，如《灵枢·刺节真邪》所言"行水者，必待天温冰释，冻解，而后水可行，地可穿也"。经脉的功能正常了，再用微针调其血气，则其势如高屋建瓴，疗效必然提高。应用手法候气，使气至病所，再行补泻手法，是先调经脉后治原发病的一个例证。针刺间隔时间的长短，应以经脉功能状态为依据。经脉功能状态良好，间隔的时间可以缩短；若经脉已经处于疲劳状态，间隔时间则应延长，使其恢复到最佳的功能状态。

（一）避免经脉疲劳现象的方法

（1）每次治疗之间和每个疗程之间要有充分的休息时间。

（2）慢性病患者，每周针灸治疗2～3次为宜，疗程间要有休息的时间；急性病患者可每天针灸，但病情好转，应注意调整针灸治疗间隔时间。

（3）针灸手法应依患者、病情、年龄、体质而定，手法不宜过强。

（4）电针时输出的功率不宜过强。

（5）应严格按照辨证取穴，且尽量少而精取穴，避免取穴过多。

（6）疗程长的患者，应选多组穴位交替，避免自始至终用同样穴位治疗。

（7）体弱者应针灸并用，或先用艾灸，中药调理后才能针刺治疗。

（8）避免过多的针灸疗法堆积，可采用不同针灸疗法交替使用。

（二）经脉疲劳现象的临床对策

（1）循经远道取穴：主要用于经脉的局部疲劳。

（2）上病下取：主要用于经脉的局部疲劳。

（3）相应取穴：主要用于经脉的局部疲劳。

（4）原穴取穴：可用于局部或整体的经脉疲劳。

（5）背俞取穴：可用于局部或整体的经脉疲劳。

（6）艾灸疗法：可用于局部或整体的经脉疲劳。

（7）微针系统取穴：可用于经脉的局部疲劳。

（8）强壮穴取穴：如大椎、关元、气海等可用于经脉的整体疲劳。

（9）八会穴取穴：可针对性用于经脉的整体疲劳。

（10）针药并用：可用于局部或整体的经脉疲劳。

第七节　临证经验

一、精神障碍

（一）抑郁障碍

抑郁障碍是常见的精神障碍之一，以心境低落、兴趣丧失、精力缺乏为核心症状，伴注意力不集中、失眠、反应迟钝、行为活动减少、疲劳感等。抑郁障碍属中医的郁病。符文彬教授认为本病肝失疏泄、脑（心）神失调为主要病机。脑（心）主神明，肝主疏泄，脑肝共同调畅气机，调节情志，突破"疏肝"为主治疗抑郁障碍的传统理论，故各种内外因素刺激，使情志内伤，脑（心）神失调，肝失疏泄，初期表现为肝郁气滞型的郁病；久郁则诸脏失安，形成肝郁脾虚、心脾两虚、肝肾阴虚等证。

针灸治疗轻、中度抑郁障碍有效，改善抑郁症状和合并病症效果较好，对重度抑郁障碍、双相情感障碍等采用针灸并用或针药并用如"一针二灸三巩固"的整合针灸治疗模式，主要治疗方案是针四关穴、百会、印堂、头维、引气归元、三阴交，行导气法，出针后精灸肺俞、四花穴、涌泉，灸完后在背部神堂、魂门或耳心、肝、脑埋针。结合病症，随证加减，肝气郁结证加针膻中；气郁化火证加心俞、肝俞刺络；肝郁脾虚证加灸足三里；肝郁痰阻证加列缺、天突；气滞血瘀证加章门刺络；心脾两虚证加灸心俞、脾俞；心肾不交者加灸命门、肾俞；心胆气虚证者加心俞、胆俞或神门、丘墟；肝郁肾虚证加灸肾俞、命门；与失眠共病者加列缺、照海、申脉；与焦虑共病者加强心胆肾论治，如适当加太溪、神门、丘墟；与强迫共病者加心俞、胆俞或外关、足临泣；多梦者加心俞或厉兑、隐白刺络；梦魇者加灸鬼眼；胸闷者加灸建里。

本病因容易复发，要注意情绪疏导，亲友的关爱，适当运动，坚持较长时间的巩固治疗和维持治疗，达到康复目的。

【病案1】

张某，女，19岁，2021年1月26日初诊。

主诉 情绪低落1年余，加重半年余。

病史摘要 1年前患者因校园生活繁重出现情绪低落，兴趣丧失，精力下降，伴烦躁，无失眠、无头晕头痛，后症状逐渐加重，胸前区憋闷感，纳差，二便调。月经周期较前缩短，15～20天，末次月经（last menstrual period，LMP）：2021年1月13日，量多，痛经。舌暗红淡胖，苔腻，脉滑数。

辅助检查 PHQ-9：17分。广泛性焦虑障碍量表（GAD-7）：20分。SCL-90：躯体化2.33，强迫症状3.90，人际关系敏感4.44，抑郁4.31，焦虑3.50，敌对4.00，恐怖3.00，偏执4.00，精神病性3.30，其他2.71。

中医诊断 郁病（肝郁痰火证）。

西医诊断 抑郁障碍。

治则 疏肝解郁，清热化痰。

处方

针刺：百会、头维、印堂、水沟、廉泉、鸠尾、中脘、气海、大横、合谷、丰隆、太冲。

精灸：肺俞、四花穴、命门、涌泉各1壮。

刺络：心俞、肝俞、隐白（双）。

埋针：神堂、魂门（双）。

耳针：心、肝、胃交替。

治疗经过　经3次治疗后，患者情绪低落改善，胸前区憋闷感缓解。每周治疗2次，共治疗3个月病情缓解，治疗3个月后随访未见复发。

按　本案患者有典型的情绪低落、兴趣丧失、精力下降，伴有烦躁等症状，其病机为肝气郁而化热，气血壅滞，痰火内生。临床在疏肝解郁的基础上，强调清热化痰、安神定志。运用岭南疏肝调神针灸方案的基础上，加刺大横、丰隆运转脾胃、化痰开窍；精灸加命门以加强引火归元之功；刺络加隐白以清痰热；皮内针及耳针以巩固疗效。

【病案2】

张某，男，61岁，2020年7月17日初诊。

主诉　情绪低落1年。

病史摘要　近来因照顾母亲等家事而情绪低落，自觉胸闷不适，不愿讲话，兴趣减退，否认消极悲观。偶有烦躁。夜晚服"阿普唑仑0.2 mg"，入睡可，维持睡眠至凌晨四五点。纳可，无口干口苦，二便调。舌稍暗红，苔薄而干，脉弦。

辅助检查　SCL-90：躯体化1.92，强迫症状2.82，人际关系敏感2.22，抑郁2.77，焦虑2.10，敌对1.50，恐怖1.29，偏执2.33，精神病性2.0，其他2.86；总分200，阴性项目数19，阳性项目数71，阳性项目均分2.55。

中医诊断　郁病（肝气郁结证）。

西医诊断　抑郁障碍。

治则　疏肝解郁。

处方

针刺：百会、印堂、头维、引气归元、四关穴、三阴交。

精灸：风府、颈百劳、肺俞、四花穴、命门、引气归元、足三里、涌泉各2壮。

刺络：心俞。

埋针：厥阴俞、肝俞（双）。

治疗经过 经2次治疗后，患者胸闷改善，情绪尚可，睡眠、人际交往同前，每周治疗2次，10次治疗后，阿普唑仑可改为每周服1次，2个月后患者诉生活态度积极，可自如应对家庭事务。

按 本案患者因家事导致肝气郁结，表现为情绪低落，胸闷不适，此病当疏肝理气、活血通络以解郁，在岭南疏肝调神针灸基础方案上，精灸加风府、颈百劳改善局部气血，命门、足三里加强健脾补肾、固本培元。刺络心俞清泻心之有余，埋针厥阴俞、肝俞巩固疗效。

【病案3】

林某，男，45岁，2021年4月6日初诊。

主诉 情绪波动半年余，睡眠障碍3天。

病史摘要 患者去年年底因胃病反复故出现情绪烦躁，今年1月因买房压力出现心悸，休息后恢复；3月后反复出现情绪低落，伴心悸，遂至外院就诊，予口服"来士普"，患者未服用。5天前因情绪低落服用"来士普"后半夜醒来觉手臂发麻，至外院中医门诊就诊，服用中药1天后出现睡眠惊醒，难以入睡，彻夜未眠，自觉发热，遂停药，现服用"天王补心丹"和"安神补脑口服液"，自觉睡眠稍有改善。疲倦乏力明显，口干口苦，偶有胃胀，纳差，二便可。舌胖而干，苔黄厚有裂纹，脉细滑。

辅助检查 GAD-7：11分。PHQ-9：19分。SCL-90：抑郁2.54，焦虑2.60，其他2.86。

中医诊断 郁病（肝郁脾虚证）。

西医诊断 抑郁障碍。

治则 疏肝解郁健脾。

处方

针刺：百会、印堂、头维、廉泉、鸠尾、中脘、气海、四关穴、公孙。

精灸：四花穴、引气归元、涌泉各1壮。

刺络：心俞、肝俞、三焦俞。

埋针：神堂、魂门（双）。

治疗经过 经6次治疗后，患者情绪较前平稳，睡眠明显改善，因工作原因未能继续治疗。1个月后随访未见复发。

按 失眠既是抑郁障碍、焦虑障碍加重因素及诱因，也是其病理产物，其病变在脑，而脑生理和病理统归于心而分属五脏，督脉布于脊柱，络脉循环于心、脑，故与人的神志活动密切相关。在岭南疏肝调神针灸基础方案上，针刺加公孙以调脾和胃、宁心安神。刺络加三焦俞清泻有余之邪，调和气血，皮内针巩固疗效。

（二）焦虑障碍

焦虑障碍是持续无具体原因感到紧张不安，或无现实依据地预感到灾难、威胁或大难临头感，伴有明显的自主神经功能紊乱及运动性不安，常有主观痛苦感及社会功能受损。临床常见广泛性焦虑障碍、惊恐障碍和社交焦虑障碍三类。其中惊恐发作是急性严重焦虑发作，患者可有心悸、胸闷、气急等明显的心血管和呼吸系统症状，甚者有濒死体验或担心死亡。焦虑障碍属中医"郁病""惊悸"范畴。符文彬教授认为，肝失疏泄、心胆失调为主要病机。该病始于"气郁"，与肝、肺、脾、心、肾相关。七情致病，气郁为先，肝的疏泄功能、肺主气功能受累，进而肝郁脾虚，脾土运化失司、甲木郁而不降，则心胆失调，"胆主决断"，病则见焦虑；心胆失调失治则水火不济、心肾不交，"肾主惊恐"，临床见焦虑急性惊恐发作，"心为五脏六腑之大主"伴见认知和行为改变。因此，焦虑障碍全程病理变化为肝气郁结、气郁化火、肝郁脾虚、气郁痰火、心胆失调、心肾不交。

针灸治疗各类型的焦虑障碍疗效满意，符文彬教授治疗焦虑障碍常采取"一针二灸三巩固"的整合针灸模式，必要时针药结合。针灸通用治疗方案是针刺百会、印堂、头维、廉泉、夹廉泉、内关、阳陵泉、太溪、太冲、鸠尾、中脘、关元，精灸四花穴、引气归元、肾俞、命门、涌泉，巩固治疗为神堂、阳纲、俞府或耳穴心、胆、肾埋针。结合病症，随证加减，肝气郁滞证以通用方治疗；肝郁化火证加肝俞刺络；瘀血内阻证加章门刺络；痰火扰心证针刺大陵、丰隆，胃俞刺络，耳穴加胃；肝郁脾虚证精灸加建里，耳穴加脾；心胆失调证去刺络，精灸加心俞、日月、巨阙；心肾不交证针刺加神门。

焦虑障碍复发率高，临床治疗应先评估患者病情，针对不同的临床亚型给予不同治疗策略：急性期使用心理认知疗法、药物联合针灸治疗以处理患者的焦虑症状；缓解期指导患者克服纠正不良生活方式、行为习惯、情绪障碍，针灸的应用可降低复发和减少药物的用量，提高疗效。

【病案1】

赵某，男，15岁，2021年4月16日初诊。

主诉　焦虑伴斑秃10月余。

病史摘要　10月前因近中考学习压力过大出现焦虑、疲倦、眠差，头顶局部头发脱落，指甲大小，遂于某医院就诊，予激素等药物治疗后症状未见明显好转，后予固生堂中药汤剂治疗，斑秃症状较前好转，但仍有紧张焦虑，眠浅易醒多梦，严重影响学习。舌暗红，苔腻，脉弦细滑。

辅助检查　PHQ-9：7分。GAD-7：9分。

中医诊断　郁病（肝郁夹痰证）。

西医诊断　焦虑状态，斑秃。

治则　疏肝解郁化痰。

处方

针刺：百会、印堂、头维、引气归元、四关穴、三阴交。

精灸：风池、风府、肺俞、四花穴、脾俞、引气归元、阴陵泉、涌泉各2壮。

刺络：心俞、肝俞。

埋针：厥阴俞、阳纲。

治疗经过　经3次治疗后，患者紧张、疲倦等症状明显改善，后继续门诊巩固治疗。

按　本例患者因学习压力过大引发焦虑情绪，伴随疲倦、眠差的症状。本病核心病机在于"气郁"，患者形体偏胖，苔腻脉滑，为夹痰夹湿之象，治疗取穴在通用方基础上，另加脾俞、阴陵泉化痰利湿，同时兼斑秃原发病，以项后部腧穴——风池、风府散风通络，又有安神之功，远取三阴交调肝脾肾，以养发生发。

【病案2】

张某，女，44岁，2020年11月20日初诊。

主诉　紧张焦虑伴头部震颤6年。

病史摘要　患者2014年生活压力较大，情绪焦虑，紧张时出现头部不自主震颤，不受意识控制，几十秒后症状缓解，患者未予重视。2016年因家庭变故情绪紧张时症状加重，头部震颤发作次数较前明显增多，震颤持续时间延长，仰头、上抬上肢时症状可缓解，遂至当地医院就诊，完善头颅MR，除外器质性病变，再至中山大学附属第一医院神经内科就诊，完善相关检查后，诊断为"焦虑障碍"，予精神类药物口服，患者自觉服药后不适，遂自行停药，后未行系统治疗。2020年9月因与人争吵后症状加重，于花都区人民医院心理门诊再次诊断为"焦虑障碍"，先后服用"西酞普兰、阿普唑仑、米氮平片"等药物，情绪好转，震颤同前。现患者头晕、头痛，经前期加重，恶寒、潮热、无汗、易疲劳，心慌心悸，头部不自主震颤，情绪紧张时加重，形体瘦小，自觉颈项部肌肉紧张，月经量少，周期25天，经期8～10天，反复检查门窗是否关闭，眠差，难入睡，眠浅梦多，易早醒，纳可，二便调。舌暗红，苔薄白，边有齿痕，脉细。

辅助检查 PHQ-9：6分。GAD-7：12分。SCL-90：躯体化2.08，强迫症状2.00，人际关系敏感1.33，抑郁1.46，焦虑2.50，敌对1.50，恐怖2.00，偏执1.33，精神病性1.50，其他2.14。

中医诊断 郁病（心肾不交证）。

西医诊断 焦虑障碍，特发性震颤。

治则 交通心肾，心胆共调。

处方

针刺：百会、印堂、廉泉、夹廉泉、引气归元、神门、申脉、照海、太冲。

精灸：风池、颈百劳、肺俞、四花穴、引气归元、足三里、悬钟、涌泉各2壮。

刺络：心俞（双）。

埋针：神堂、阳纲（双）。

耳针：心、胆、肾交替。

治疗经过 经1次治疗后，患者自觉颈项肌肉紧张感缓解，全身较前轻松。每周治疗2次，经12次治疗，患者颤证及情绪、睡眠问题显著改善。坚持治疗5个月，症状基本消失。

按 本案患者病情复杂，患有焦虑障碍与颤证的同时，存在严重的失眠症，且病程较久。针灸治疗本病的切入点在于情绪，关键病机在于"气郁"。患者心神不宁，郁热在上，故见多虑失眠；肾虚在下，"气不足则善恐"，辨证属心肾不交。情绪既是主症的诱因，亦是最困扰患者的直观感受。处方从心胆肾论治，在主方基础上兼通跷脉以交通阴阳，同时考虑病久体虚，以足阳明胃经合穴足三里培土补元。

【病案3】

谢某，男，33岁，2020年7月7日初诊。

主诉 反复惊恐发作9月余。

病史摘要 于2019年9月25日醉酒后出现心悸、气短，无胸痛、手麻、神志改变，遂至中山大学孙逸仙纪念医院，入院完善相关检查，除外心脏器质性病变，诊断为"心血管神经症"。时症状反复，有心悸、气短、胸闷、手麻，纳可，眠差，难入睡，大便每日1次，质干黏。舌边尖红，苔白，脉滑略数。

辅助检查 SCL-90：躯体化1.58，强迫症状1.6，人际关系敏感1，抑郁1.31，焦虑2，敌对1.33，恐怖2，偏执1，精神病性1.2，其他1.86；总分134，阴性项目数60，阳性项目数30，阳性项目均分2.47。

中医诊断 郁病（肝郁痰火证）。

西医诊断 焦虑障碍。

治则 疏肝解郁，清热化痰。

处方

针刺：百会、印堂、廉泉、夹廉泉、太冲、太溪、太渊、大陵、巨阙、中脘、关元。

精灸：四花穴、命门、引气归元、足三里、涌泉各1壮。

刺络：心俞、肝俞、至阳。

埋针：神堂、魂门（双）。

耳针：心、肝、肾交替。

治疗经过 经1次治疗后，胸闷、心悸症状稍缓解。嘱继续上方每周2次治疗，共治疗4个月，症状明显改善，门诊继续巩固治疗。

按 惊恐实证多为心肝火旺，治疗多以清心泻肝。本案患者在主方基础上增大陵、太渊，为"实则泻其子"的配穴应用。值得注意的是，至阳位于背部，背为阳，心为阳中之阳，穴当督脉之气达于阳中之阳之处，为阳气之至极，历代医家多用于通阳散寒湿，而符文彬教授在本案取至阳施刺络泻法，变补为泻，反助清心泻火之力，体现了针刺技术对补泻的重要价值，正如《灵枢·九针十二原》所论"针各有所宜，各不同形，各任其所为"。

（三）强迫障碍

强迫障碍是以反复的强迫思维和（或）强迫行为为典型特征的一种常见的难治性精神障碍疾病。强迫障碍属中医的"郁病"范畴。临床上多以疏肝论治郁病，此法对治疗郁病中的抑郁障碍有效，但对强迫障碍疗效不甚理想。考虑到本病反复、多虑、犹豫不决等特点，符文彬教授认为本病以心、胆失调为主要病机。心主神明，对精神活动起主宰作用，胆为中正之官，主决断，助心藏神，胆主决断的正常发挥是在心主神明的统率下进行，故心胆神合，则神志统一。另外，心为君火，胆内寄相火。胆气通于心，若相火上扰，君相二火互炽，则心胆俱病，遇事心虚胆怯，犹豫不决。

治疗强调从心胆论治，注重调神，并重视八脉交会穴、背俞穴的应用。采用"一针二灸三巩固"的整合针灸治疗模式。主要治疗方案是针刺百会、印堂、外关、足临泣，行导气法，精灸四花穴、丘墟、涌泉，皮内针取心俞、阳纲或耳针取心、胆、脑。结合病症，随证加减，肝气郁结证加针四关穴、膻中；气郁化火证加心俞、肝俞刺络放血；肝郁脾虚证加灸足三里；肝郁痰阻证加列缺、天突；气滞血瘀证加章门刺络；心脾两虚证加灸心俞、脾俞；心肾不交者加灸命门、肾俞；心胆气虚证心胆失调者加神门、丘墟；肝郁肾虚证加灸肾俞、命门；与失眠共病者加列缺、照海；与焦虑共病者加强心胆肾论治，适当加太溪、神门；与抑郁共病者加四关穴；多梦者加心俞或厉兑、隐白刺络；梦魇者加灸鬼眼；胸闷者加灸建里。

本病因容易复发，要注意情绪疏导，加强行为治疗如足底按摩，坚持较长时间的巩固治疗和维持治疗，达到康复目的。

【病案1】

朱某，女，30岁，2020年5月15日初诊。

主诉 思虑过度、伴紧张1年余。

病史摘要 患者1年来家中催婚，思虑增多，紧张焦虑，总想整理衣物。曾外院诊断"焦虑症"，拒绝服西药，半年前开始进行心理治疗，症状仍有反复发作。近期因家庭压力增大而诸症加重，反复整理衣服褶皱，难以控制，进而紧张焦虑，影响正常工作和人际交往。严重时胸闷心悸、头晕欲呕。平素胆小易惊，眠浅易醒，睡眠时间为3:00（或4:00）—14:30。食欲不振，纳少，二便调，无口干口苦、胸闷心悸等。月经正常，LMP：2020年4月24日。舌淡红，苔白，胖大有齿印，脉沉，关弦。

中医诊断 郁病（心胆失调证）。

西医诊断 强迫障碍，焦虑障碍。

治则 心胆同调。

处方

针刺：百会、印堂、头维、外关、足临泣、太溪、引气归元。

精灸：肺俞、四花穴、肾俞、命门、引气归元、丘墟、涌泉各1壮。

刺络：心俞。

埋针：神堂、阳纲。

治疗经过　经1次治疗后，患者胸闷、心悸症状缓解。坚持每周2次针灸治疗，经治疗2个月后症状基本消失；巩固治疗4个月病情稳定。

按　本案患者存在强迫行为，紧张焦虑，辨证要点在于眠浅易惊，舌脉属虚证。诊断为强迫障碍、焦虑障碍，中医属"郁病"范畴，辨证属心胆失调证。治疗宜心胆同调。要打破焦虑障碍与强迫相互影响的不良循环，必先调神，临床在心胆同调针灸方案基础上，针刺太溪以补肾强志，精灸丘墟补胆经之气，引气归元调理脾胃，肾俞、命门、涌泉温肾助胆，刺络心俞以泻心火，皮内针神堂、阳纲以巩固疗效。

【病案2】

黄某，男，19岁，2021年5月18日初诊。

主诉　频繁手淫2年余。

病史摘要　患者2年多前开始出现频繁手淫行为，平均每天1～2次，不能自制，易疲倦，情绪稍焦虑。2周前于广东医科大学附属第二医院查睾酮等均正常，口服"盐酸帕罗西汀1片，每天2次"至今。纳眠可，二便调。舌淡，舌体胖大，苔白腻，脉滑。

辅助检查　GAD-7：12分。PHQ-9：12分。SCL-90：躯体化1.33，强迫症状3，人际关系敏感1.89，抑郁1.92，焦虑1.4，敌对1，恐怖1，偏执1.67，精神病性1.8，其他1.57。

中医诊断　郁病（肝郁痰阻证）。

西医诊断　强迫障碍。

治则　疏肝调神，化痰降浊。

处方

针刺：百会、印堂、水沟、承浆、头维、鸠尾、中脘、气海、内关、阳陵泉、太溪。

精灸：肺俞、四花穴、肾俞、命门、引气归元、丘墟、涌泉各1壮。

刺络：心俞、三焦俞。

埋针：心俞、胆俞。

治疗经过　以上方为主，每周治疗2次。18次治疗后无手淫行为、疲倦改善，盐酸帕罗西汀逐渐减量至1片，每天1次；继续门诊针灸巩固治疗半年。

按　本案患者有手淫的强迫行为，病位在肝胆，病性为痰浊内阻。治宜疏肝调神，化痰降浊。本案患者虽无梅核气类似症状，但舌苔白腻，为痰浊内阻征象。治疗在主方基础上，重在通三焦降浊，针刺加鸠尾，刺络加三焦俞。鸠尾为任脉之络穴，膏之原穴，膏为心尖之脂，膏附于心，可调和阴阳，清心宁神，又善化痰降浊，古今医家多用于治疗癫狂病、痫病，该穴亦为符文彬教授治疗情绪障碍、脑病的经验要穴。

【病案3】

陈某，男，14岁，2020年11月3日初诊。

主诉　洁癖1年余。

病史摘要　家属代诉患者1年多前因双手被外人触碰后出现瘙痒，开始反复洗手，自觉身上有水，不喜外人触碰自己及个人物品，强迫性反复清洗，不愿接触外物，需家人帮助接触外物如开关、门把等；平素易急躁、焦虑，外院诊断为"强迫症"，建议西药治疗，家属拒绝，多次行心理辅导，症状较前稍改善。现精神较紧张，情绪低落，疲倦，纳少。自幼身体虚弱，幼时有梦游史，近期眠尚可。觉学校饮水机脏，不喜喝水，小便黄，大便难控制，觉纸巾脏，常憋至晚上洗澡时排便。舌淡，苔薄白，脉弦细，尺脉沉。

辅助检查　SCL-90：躯体化1.42，强迫症状2.3，人际关系敏感3，抑郁2.62，焦虑2.3，敌对3.83，恐怖2，偏执3，精神病性1.2，其他1.43，阳性项目均分3.22。GAD-7：16分。PHQ-9：9分。

中医诊断　郁病（心虚胆怯，心肾不交证）。

西医诊断　强迫障碍。

治则　益心壮胆，交通心肾。

处方

针刺：百会、头维、印堂、外关、足临泣、太溪。

精灸：四花穴、引气归元、肾俞、命门、涌泉各1壮。

埋针：神堂、阳纲。

耳针：心、胆、肾交替。

治疗经过　按原方每周治疗1次，治疗8月余后患者强迫症状缓解，情绪低落较前好转，效不更方，继续针灸巩固治疗。

按　本案患者存在强迫性反复清洗行为，伴焦虑急躁，为心虚胆怯之症；年幼病久，素体虚弱，尺脉沉迟，又有肾虚征象。治疗宜益心壮胆，交通心肾，故方加针刺取足太阴原穴太溪补肾，精灸以肾俞、命门、涌泉温肾强志，助交通心肾。

（四）睡眠障碍

"睡眠良好"是WHO关于健康的十大标准中的重要一条。据统计，全球成年人中超过六成（61%）存在某种影响睡眠的医学问题，每年至少有10万起交通事故与睡眠障碍有关。研究表明，睡眠不足会影响人的日常行为和身心健康。连续2个晚上睡眠小于6小时可引起工作绩效降低，造成决策失误，甚至酿成重大事故。19小时睡眠剥夺对工作绩效的影响，相当于酒驾；24小时睡眠剥夺对工作绩效的影响，相当于醉驾。

近年来，航天飞行对睡眠的影响及防护方法受到广泛重视，并逐渐成为航天医学一个新的研究前沿。助眠药是使用最为频繁的航天员医监医保药品。航天飞行中失重、昼夜节律变化、密闭隔离和高强度工作等复合因素影响航天员睡眠时间和睡眠质量。随着飞行时间的延长，睡眠问题及防护方法研究越来越受到重视，美国航空航天局（NASA）将睡眠剥夺和昼夜节律改变所致的操作失误列为长期飞行生物医学关键路线图中的一个重要风险因素；解决睡眠问题也是我国载人深空探测需要攻克的关键技术之一。2015年NASA网站上发布了一份解密后的关于美国"挑战者"号航天飞机事故的报告，认为睡眠不足、不规则的工作时间等是导致高层管理者出现关键决策失误的重要原因。

中医认为，人与天地相应，人体内部的各脏腑也是一个统一的整体。人体在地面上阴平阳秘，阴阳相交，神有所守，睡眠安泰。航天员远离地球环境，人体应之，出现气血、阴阳、脏腑的相应改变，导致航天员阴阳失调，神不能敛，出现不寐。临床及实验研究证明，针灸在失眠或保持警觉、提高认知等方面具有较好的改善作用。

符文彬教授在岭南"疏肝调神针灸技术"基础上配合八脉交会治疗失眠效果显著，主方为针刺百会、印堂、头维、廉泉、引气归元、列缺、照海、太冲、申脉，精灸四花穴、引气归元、肾俞、命门、涌泉；巩固治疗为心俞刺络，神堂、俞府埋针，耳穴心、肾埋耳针或压丸法。肝郁化火证加三焦俞刺络；痰热内扰证针刺加大陵、丰隆，耳穴加胃；阴虚火旺证加针刺大陵、太溪；胃气失和证加针刺足三里；瘀血内阻证加章门刺络；心火炽盛证加肝俞刺络；心脾两虚证精灸加建里，耳穴加脾；心胆气虚证去刺络，精灸加心俞、日月、巨阙；心肾不交证针刺加神门。

【病案1】

张某，男，62岁，2021年12月9日初诊。

主诉 眠差2年余。

病史摘要 2年前因工作压力出现眠差，入睡可，3点醒，醒后10～20分钟能入睡，睡后复醒，未规范诊疗。症见眠差，易醒，多梦，白昼疲倦，烦闷，手足心热，纳可，二便调。舌暗红，苔薄，脉弦细数。

辅助检查 PHQ-9：5分。GAD-7：5分。

中医诊断 失眠（阴虚火旺证）。

西医诊断 睡眠障碍。

治则 滋阴疏肝降火。

处方

针刺：百会、印堂、廉泉、引气归元、太溪、大陵、太冲。

精灸：肺俞、四花穴、肾俞、命门、引气归元、涌泉各1壮。

刺络：心俞、肝俞、大椎。

埋针：厥阴俞、魂门。

治疗经过 经3次治疗后，患者自诉较前易入眠，睡眠质量改善，多梦等症状较前缓解。1个多月后随访，病情好转，后无复诊。

按 患者因情志郁结导致肝气郁结，郁而生热，日久伤阴，故见烦闷、手足心热，但精神疲倦、苔薄，脉虽弦但不实且细数，可知为虚火，辨证属阴虚火旺，故在基础方上加太溪、大陵滋阴降火，再加刺络，以助泻火除烦之力。

【病案2】

詹某，男，46岁，2020年2月21日初诊。

主诉 睡眠欠佳1月余。

病史摘要 患者1个月前无明显诱因出现睡眠差，入睡困难，易醒，无心慌心悸、烦躁易怒，无心情低落，晨起口苦、口干，纳可，夜尿2～3次，大便量少，质软偏暗。舌淡红边有齿痕，苔薄白，脉弦滑。

中医诊断 不寐（心肾不交证）。

西医诊断 睡眠障碍。

治则 交通心肾。

处方

针刺：百会、印堂、廉泉、列缺、照海、太冲、引气归元。

精灸：肺俞、四花穴、肾俞、命门、引气归元、涌泉各1壮。

刺络：心俞、肝俞。

埋针：厥阴俞、魂门（双）。

耳针：心、肝、肾（双）。

治疗经过　经3次治疗后，患者睡眠、情绪较前改善，大便每日1次，质软。按上方每周治疗2次，共治疗9次后恢复正常睡眠。

按　心主火在上，肾主水在下，水亏于下，火炎于上，水不得上济，火不得下降，心肾无以交通，阴阳失交，阳不入阴，故发失眠。治则当交通心肾，调和阴阳。精灸肺俞、四花穴活血通络，疏肝理气；肾俞、命门、涌泉可补肾引火归元；引气归元调理脾肾、加强交通心肾；刺络心俞、肝俞以泻有余之火；皮内针及耳针以巩固疗效。

【病案3】

谢某，女，48岁，2020年6月19日初诊。

主诉　失眠10年余，加重1月余。

病史摘要　患者10多年前无明显诱因出现睡眠质量下降，入睡困难，多梦易醒。近年睡眠时好时坏，1个月前患者失眠症状加重，甚则彻夜不眠，寻求中药治疗后睡眠质量稍有改善。症见：神志清，精神一般，入睡困难，多梦易醒，夜间醒来1～2次，烦躁易怒，经前偶有胸胁胀痛，肩颈部僵硬、酸痛，偶有眩晕，视物旋转，纳可，二便调。舌红，苔薄，脉弦数。

中医诊断　不寐（肝郁化火证）。

西医诊断　睡眠障碍。

治则　行气解郁，清热泻火。

处方

针刺：百会、印堂、头维、引气归元、合谷、太冲、三阴交。

精灸：风池、颈百劳、肩中俞、肺俞、四花穴、肾俞、引气归元、涌泉各1壮。

刺络：心俞、肝俞、三焦俞。

埋针：厥阴俞、魂门（双）。

耳针：心、肝、内分泌交替。

治疗经过　以上方为基本方加减治疗10月余，睡眠明显改善，少梦，已无眩晕、胸胁胀痛、肩颈酸痛等不适；1年后随访诉上述症状基本无复发。

按 肝气郁滞，久郁化火，肝不藏魂，失眠多梦。本患者以肝气郁滞为先，气郁日久化火，治以行气解郁，清热泻火。在疏肝调神针灸方案的基础上，针刺引气归元调理脾肾，三阴交调补足三阴经降火。精灸风池、颈百劳、肩中俞局部调气活血；肺俞、四花穴活血通络解郁；肾俞、涌泉补肾引火下行。刺络心俞、肝俞、三焦俞以泻火。

（五）双相障碍

双相障碍是一种复杂、易复发且很严重的精神障碍，其临床特点是双相性，躁狂发作主要表现为心境高涨、思维奔逸、语言行动增多；抑郁发作主要表现为情绪低落、思维缓慢、活动减少等症状，严重者可出现幻觉、妄想症等精神病症状。在两相之前通常也会存在轻度抑郁心境。如《黄帝内经》记载了该病的症状特点，"狂始生，先自悲也"。古代没有"双相障碍"的病名记载，从其症状表现，可见于"狂证""郁病""脏躁""百合病""癫病"等。中医认为双相障碍病机是肝失条达、痰火内扰、阴阳失衡。肝为刚脏，体阴而用阳，主疏泄，性喜条达而恶抑郁，疏泄太过则肝经气火上逆，则易躁狂发作，若疏泄不及则肝气郁滞，易抑郁发作。

2021年《双相情感障碍中医证候辨证分型标准专家共识》中将躁狂发作分为3个证候，抑郁发作分为5个证候。

符文彬教授认为疏肝调神为治疗双相障碍的基本思路，双相障碍的治疗遵循"一针二灸三巩固"的整合针灸治疗模式，分为躁狂相与抑郁相两阶段治疗，其中抑郁相治疗同抑郁障碍方案。躁狂相治疗方案为针刺百会、印堂、头维、水沟、承浆、四关穴、鸠尾、中脘、气海、丰隆、太溪，精灸四花穴、中脘、涌泉，刺络心俞、肝俞、胃俞，皮内针取神堂、魂门、胃仓，耳穴取心、肝、胃交替。结合病症，随证加减，痰火扰心证加针大陵、上星，刺络加金津、玉液、少商、隐白；气血凝滞证同原方案；阳明热盛证刺络中冲、厉兑、隐白；心肝火炽证加针大陵，刺络中冲、太白；火盛伤阴证加针大陵，耳针改为心、肝、肾。与失眠共病者加列缺、照海、申脉；与焦虑共病者加强心胆肾论治如适当加神门、丘墟；与强迫共病者加心俞、胆俞或外关、足临泣；多梦者加厉兑、隐白刺络；梦魇者加灸鬼眼；胸闷者加灸建里。

双相障碍呈反复循环发作性病程，其治疗除缓解急性期症状外，患者和家属还应共同参与，坚持长期治疗原则以阻断循环反复发作，维持良好社会功能和提高患者生活质量。

【病案1】

吴某，女，16岁，2020年7月3日初诊。

主诉　情绪异常1年余，手抖，颈部、躯干倾斜3个月。

病史摘要　1年前患者出现话多、语速快、语音高，妄想，易怒，狂躁，外院予口服"德巴金、碳酸锂缓释片、利必通、易善复、奥氮平片"治疗。服药后情绪稳定，服药期间出现锥体外系综合征。症见手抖，颈部、躯干向右倾斜，活动时可转正，人际交往正常，情绪较稳定，无明显急躁易怒，近2周食量大，体重增加3kg，偶有入睡困难，二便调。舌暗，苔黄腻，脉弦。家族成员有类似情况出现。

辅助检查　SCL-90：躯体化1.17，强迫症状1.20，人际关系敏感1.33，抑郁1.08，焦虑1.30，敌对1.33，恐怖1.00，偏执1.17，精神病性1.00，其他1.29。

中医诊断　郁病（痰火扰心证）。

西医诊断　双相情感障碍，锥体外系综合征。

治则　清热疏肝，化痰安神。

处方

针刺：百会、印堂、水沟、承浆、鸠尾、中脘、关元、四关穴、三阴交、丰隆。

精灸：风府、风池、肺俞、四花穴、肾俞、命门、腰奇、引气归元、悬钟、涌泉各1壮。

刺络：大椎、心俞、肝俞。

耳针：心、颈、肝交替。

治疗经过　按上方每周治疗2次。治疗2个月后手抖，颈部、躯干向右倾斜改善，情绪较前稳定，无明显急躁易怒，胃纳转好；5个月后逐渐减药；9个月后基本恢复正常。半年余随访，患者病情改善，情绪稳定。

按　双相情感障碍归属于中医学"郁病"范畴，双相情感障碍是以躁狂或忧郁的反复发作和交替发作为特征的精神类疾病。其病因是情志内伤，本案患者病机主要为肝失疏泄，脾失健运，痰浊内生，气机郁滞，痰湿郁久化热，心神受扰。治疗上在疏肝调神基础上针刺加三阴交调肝脾肾；精灸风府、风池疏通局部气血，调神醒脑，以肾俞、命门、腰奇、悬钟、涌泉培元固肾，引火归元下行；大椎、心俞、肝俞刺络泻心肝火热安神；耳针巩固疗效。

【病案2】

吴某，女，20岁，2021年1月19日初诊。

主诉　情绪不稳定4年。

病史摘要　患者4年前开始出现失眠，难以入睡，易醒，多梦，平均2天睡5～6个小时，情绪低落，丧失兴趣爱好，记忆力下降，有自残自杀行为，时有暴躁亢奋，有幻觉幻听，烦躁，手抖，胸闷。服抗抑郁、安眠药物治疗欠佳。月经不规律，周期2～3个月，食欲差，口干口苦，大便2日1行，小便调。舌淡胖，苔白腻，边有齿痕，脉沉细。

辅助检查　SCL-90：躯体化3.75，强迫症状4.5，人际关系敏感4.44，抑郁4.92，焦虑4.6，敌对4.17，恐怖4.43，偏执4.17，精神病性4.60，其他4.00。PHQ-9：26分。GAD-7：20分。

中医诊断　郁病（肝郁脾虚证）。

西医诊断　双相情感障碍，睡眠障碍。

治则　疏肝健脾，化痰降浊。

处方

针刺：百会、印堂、水沟、廉泉、头维、鸠尾、中脘、气海、天枢、四关穴、三阴交。

精灸：肺俞、四花穴、脾俞、命门、引气归元、足三里、涌泉各2壮。

刺络：心俞、肝俞。

埋针：神堂、魂门（双）。

耳针：心、肝、脑交替。

治疗经过　按上方每周治疗2次。治疗1个月后，上述症状明显减轻，仍有头晕、胸闷等；效不更方，共治疗3个月后，患者诸症消失，口服西药维持治疗；随访1年未再复发。

按　本案患者有典型的情绪低落、睡眠障碍、精神亢奋等症状，为双相障碍抑郁阶段。本案患者肝郁脾虚，痰浊胶阻，临证在疏肝解郁基础上，给予化痰降浊。加刺天枢调理胃肠蠕动，运转水湿化痰降浊，三阴交调补足三阴经气血以健脾疏肝益肾。精灸肺俞、四花穴以宽胸理气，引气归元、脾俞、足三里意在健脾补肾、培本固元，涌泉引火下行，配合耳针心、肝、脑巩固针灸疗效。

【病案3】

罗先生，21岁，2021年8月6日初诊。

主诉　脾气急躁和心情低落交替发作2年余。

病史摘要　2年前患者因压力大导致脾气急躁、无故兴奋，后出现头痛、双眼发黑、叫喊、被害妄想、耳鸣、恐惧等症状，遂至东莞市精神卫生中心住院就诊，诊断为"躁郁病"，遇精神刺激间断出现头痛、胸痛、畏光、叫喊、恐惧、四肢无力、手抖等症状，有规律服用"富马酸喹硫平片、碳酸锂缓释片、丙戊酸镁缓释片、扎来普隆分散片"。症见：患者神清，精神一般，偶有兴奋或心情低落，总体情绪较平稳，易忧虑，头痛，偶有头晕、心悸、盗汗、易疲乏，汗多，畏热，无口干口苦，纳可，服用安眠药后眠一般，尿频，大便可。舌淡红，苔白腻稍干，脉弦细数。

辅助检查　PHQ-9：9分。GAD-7：13分。SCL-90：躯体化2.67，强迫症状2.7，人际关系敏感2.89，抑郁3.08，焦虑3.2，敌对2.67，恐怖2.43，偏执3.67，精神病性2.4，其他2.86。

中医诊断　郁病（心肝火炽证）。

西医诊断　双相情感障碍（缓解状态）。

治则　清心泻肝。

处方

针刺：百会、印堂、头维、鸠尾、中脘、关元、四关穴、三阴交。

刺络：心俞、肝俞、胃俞。

埋针：神堂、魂门。

耳针：心、肝、胃交替。

治疗经过　每周治疗2次。治疗2个月后患者诸症明显改善，逐渐减少安眠药用量至停用，偶有压力大时出现入睡困难，多梦；继续定期门诊巩固治疗。

按　本案患者属于较为严重的双相情感障碍，经西药治疗总体情绪较平稳，易忧虑，头痛，偶有头晕、心悸、盗汗、易疲乏，汗多，畏热，舌淡红，苔白腻稍干，脉弦细数，患者病机为心肝火热，治当疏肝解郁，清心泻肝。在岭南疏肝调神针灸方案基础上选取心俞、肝俞、胃俞刺络以清泻心、肝、胃之火，配合皮内针神堂、魂门及耳针心、肝、胃以巩固针灸疗效。

（六）创伤后应激障碍

创伤后应激障碍是由于受到异乎寻常的威胁性或灾难性心理创伤，导致延迟出现和长期持续的精神障碍，以侵入性症状群、持续性回避、认知和心境的负性改变、警觉性增高为核心症状，常伴有疲倦、失眠、眩晕、恶心、呕吐等躯体化症状。创伤后应激障碍属中医的郁病。符文彬教授认为本病惊恐伤肾、脑神失养、肝失疏泄为主要病机。脑（心）主神明，肝主疏泄，脑肝共同调畅气机，调节情志。因外部创伤性事件的刺激，使惊恐伤肾，脑神失养，肝失疏泄，产生一系列精神症状：高警觉、易激惹，难以入睡、易惊醒等睡眠障碍表现，长期焦虑。

针灸治疗创伤后应激障碍有效，改善睡眠障碍和抑郁症状效果较好，采用岭南疏肝调神针灸整合治疗方案，针刺四关穴、百会、印堂、水沟、廉泉、引气归元、三阴交行导气法，出针后精灸四花穴、肾俞、涌泉，精灸后在背部心俞、肝俞或耳穴心、肝、脑埋针。结合病症，随证加减，肝郁气滞证加膻中埋针，气郁痰阻证同基础方，心胆气虚证加针大陵、阳陵泉，阴虚火旺证加刺络厥阴俞，伴失眠者加针神门、照海、申脉，伴梦魇者加灸鬼眼，伴焦虑者加神门、太溪。

本病因容易复发，要注意疏导情绪，亲友关爱，适当运动，坚持较长时间的巩固治疗和维持治疗，达到康复目的。

【病案1】

廖某，女，72岁，2020年12月15日初诊。

主诉 前胸压榨样疼痛、麻木8月余，加重2周。

病史摘要 因家人离世，2020年8月底出现前胸持续性压榨样疼痛、麻木感，夜间加重。近2周症状加重，劳累后明显，伴颈酸痛、气促、气短，无咳嗽，自诉脉搏时慢时快，胃纳可，二便调。舌淡，苔薄白，脉弦。

辅助检查 2020年10月21日梅州市中医医院计算机体层血管成像（CTA）示：冠脉轻度狭窄；2020年10月29日心电图示：正常心电图。

中医诊断 郁病（肝气郁滞证）。

西医诊断 创伤后应激障碍。

治则 疏肝解郁，行气宽胸。

处方

速刺：颈百劳。

针刺：百会、印堂、水沟、廉泉3针［廉泉、夹廉泉（双）］、鸠尾、中脘、气海、四关穴、三阴交。

精灸：风池、颈百劳、肩中俞、肺俞、四花穴、肾俞、命门、膻中、引气归元、涌泉各2壮。

刺络：大椎、肩井、心俞、肝俞。

埋针：膻中、厥阴俞、魂门。

耳针：心、肝、颈交替。

治疗经过 按上方每周治疗2次。经6次治疗后患者胸痛基本缓解，无明显气促、气短感；继续治疗4次后诸症消失。

按 本案患者出现胸痛、气促气短，脉搏时快时慢等躯体化症状，病机为肝失疏泄，气机郁滞。在岭南疏肝调神针灸方案的基础上，强调行气调神，刺络大椎、肩井以清局部邪实；皮内针膻中、厥阴俞、魂门行气宽胸、疏肝调神；耳针以巩固疗效。

【病案2】

李某，女，38岁，2021年1月19日初诊。

主诉 阴部疼痛3年余，左上臂、左耳疼痛1月余。

病史摘要 患者于2017年11月做阴道检查后出现阴部疼痛，至北京某医院就诊，拟阴部神经和肌肉损伤予西药治疗，疼痛无减轻。后至同仁堂门诊予中药治疗，疼痛改善；2019年5月至湖南某诊所针灸，阴部疼痛进一步减轻。其后由另一医生针灸治疗后出现腰骶部及髋部疼痛，1个月前在当地诊所针灸治疗后出现左上臂、左耳部及双下肢针刺部位疼痛，遂至我院门诊就诊。目前患者左上臂、左耳部、腰骶部、会阴部、左髋部及双下肢既往针刺部位疼痛，寒冷或月经时疼痛加重，得温痛减，纳眠可，二便调。舌质淡有齿印，苔白，脉细弦。

辅助检查 GAD-7：1分。PHQ-9：0分。SCL-90：躯体化1.42，强迫症状1.10，人际关系敏感1.22，抑郁1.31，焦虑1.10，敌对1.00，恐怖1.00，偏执1.33，精神病性1.20，其他1.14。

中医诊断 郁病（气郁痰阻证）。

西医诊断 创伤后应激障碍。

治则 行气化痰。

处方

针刺：百会、印堂、水沟、廉泉、鸠尾、中脘、气海、四关穴。

精灸：肺俞、四花穴、引气归元、命门、悬钟、涌泉各2壮。

刺络：心俞。

埋针：厥阴俞、肝俞（双）。

治疗经过 按上方每周治疗2次。经8次针灸治疗后患者左上臂、左耳疼痛明显减轻，仍时有会阴部、腰骶部疼痛；继续前方治疗，共治疗

24次后，诸症消失。

按 本案患者创伤后应激障碍出现身体局部疼痛的躯体化症状，其病机为气郁痰阻。临床在疏肝调神针灸方案的基础上，强调调神治气，精灸加引气归元调节脾肾且交通心肾，防气郁伤脾肾；悬钟以舒胆壮骨、通络止痛；皮内针巩固疗效。

【病案3】

何某，女，59岁，2021年2月2日初诊。

主诉 失眠、心悸1年余。

病史摘要 患者2019年8月行颈部手法过重后出现眠差、腹胀、嗳气、胸闷、心悸等症状，间断至我院行针灸、中药等治疗，症状改善不明显。症见：眠差，难入睡，每晚入睡2～3小时，时情绪烦躁，时胸闷、心悸、胆小、腹胀、嗳气，不敢经过推拿科，胃纳一般，二便调。舌淡，苔白，脉弦细。

辅助检查 颈椎+颅脑MR示：①双侧额枕顶叶皮质下多发脑缺血梗死灶；②左侧侧脑室较对侧稍扩大，考虑发育变异；③脑萎缩；④颈椎退行性病变，C_4椎体稍后移，C_3～C_7椎间盘轻度膨出。SCL-90：强迫症状2.4，抑郁2.69，焦虑2.0，敌对2.5，其他2.86。PHQ-9：11分。GAD-7：16分。

中医诊断 郁病（心胆气虚证）。

西医诊断 创伤后应激障碍。

治则 调神益气，心胆同调。

处方

针刺：百会、印堂、水沟、承浆、头维、鸠尾、中脘、气海、大横、大陵、阳陵泉、太溪（双）。

精灸：风池、颈百劳、肺俞、四花穴、肾俞、命门、引气归元、丘墟、涌泉各2壮。

刺络：三焦俞。

埋针：厥阴俞、阳纲（双）。

耳针：心、胆、肾交替。

治疗经过 按上方每周治疗2次。经10次针灸治疗，患者眠差、腹胀、嗳气、胸闷、心悸等症状好转；继续门诊巩固治疗3个月。

按 本案患者创伤后应激障碍，表现眠差、腹胀、嗳气、胸闷、心悸等症状，其病机为心胆气虚。治疗在岭南疏肝调神针灸基础方案上，针刺加头维调神志；大横调理脏腑气机，运转脾胃；大陵、阳陵泉调心胆，太溪补肾调志。精灸加风池疏少阳之气。刺络三焦俞调畅气机。埋针及耳针以巩固疗效。

（七）躯体症状障碍

躯体症状障碍是临床多发的神经性精神障碍之一，是指当患者有一个或多个躯体症状时，产生对这些躯体症状的过度困扰，出现过度的情绪激活和（或）过度的疾病关注行为，并由此导致显著的痛苦和（或）功能受损，在一定程度上对生活、人际交往等方面造成影响，病程一般超过6个月。该病最常见的躯体不适症状为疼痛、失眠、疲劳、头晕、心悸、大便干结、泄泻等，但大多数症状往往无明显的器质性损害或无法以常规病理改变解释。患者常反复就医，往往伴随焦虑、抑郁等症状，且与躯体症状互为因果，形成恶性循环。

该病属中医"郁病"范畴，符文彬教授认为本病以肝失疏泄、脑（心）神失调为主要病机。病位在肝，涉及心、脾、肾等脏。《丹溪心法·六郁》提出"人生诸病，多生于郁"。《医方论》的越鞠丸方解言"凡郁病必先气病"。脑（心）主神明，肝主疏泄，脑肝共同调畅气机，调节情志。本病初始在内外因刺激下，出现气机阻滞，脉络不通，气血阴阳输布受阻，引起多种躯体症状，伤及情志，肝失条达，肝气郁结，病久则由气及血，上扰神明，则诸脏失安，形成肝郁脾虚、心脾两虚、心胆失调、肝肾两虚等证。

针灸治疗躯体症状障碍的慢性疼痛、胃肠不适、心悸、失眠等躯体症状有效，对合并的抑郁、焦虑及恐惧症状也有较好的效果，针对合并中、重度抑郁等采用针灸并用或针药整合"一针二灸三巩固"的治疗模式治疗。主要治疗方案是针四关穴、百会、印堂、头维、水沟、内关，行导气法，出针精灸四花穴、涌泉，灸完后在背部神堂、魂门或耳穴心、肝、脑埋针。结合病症，随证加减，肝气郁结证加针期门；气郁化火证加心俞、肝俞刺络；肝郁脾虚证加灸足三里；肝郁痰阻证加针天枢、丰隆；气滞血瘀证加章门刺络；心脾两虚证加灸心俞、脾俞；心肾不交者加灸命门、肾俞；心胆气虚证加灸心俞、胆俞或神门、丘墟；肝郁肾虚证加灸肾俞、命门；与失眠共病者加列缺、照海、申脉；与焦虑共病者加强心胆肾论治，加太溪、神门、丘墟；与强迫共病者加心俞、胆俞或外关、足临泣；多梦者加厥阴俞；梦魇者加灸鬼眼；胸闷者加灸膻中；疼痛者加局部阿是穴刺络。

本病因躯体不适症状与负性情绪常常相互影响，形成恶性循环，使疾病迁延难愈。临床治疗应重视建立稳定协作的医患关系，运用安慰、解释、鼓励等方法，与患者充分探讨其躯体症状病因，改变患者对健康状况的认知偏差，缓解负面情绪，并鼓励多进行户外及社交活动。

【病案1】

赵某，女，28岁，2021年8月3日初诊。

主诉　自觉左半身发凉2年余。

病史摘要　患者2年多前于外院火疗后开始出现自觉左半身发凉，心前区、左上肢尤甚，天气寒冷时加重，餐后发凉症状缓解。做事自觉力不从心，头晕，健忘，入睡困难。间断于外院就诊，诊断为"躯体化障碍"，行西药、针灸治疗后，失眠及头晕症状较前缓解。服用"度洛西汀、律康"治疗。眠时好时坏，纳差，二便可。舌淡胖，边有齿痕，苔白腻，脉濡。

辅助检查　PHQ-9：5分。GAD-7：2分。SCL-90：躯体化1.5，强迫症状1.4，人际关系敏感1.11，抑郁1.54，焦虑1.2，敌对1.17，恐怖1.43，偏执1，精神病性1.3，其他1.29。

中医诊断　郁病（肝郁脾虚证）。

西医诊断　躯体症状障碍。

治则　疏肝健脾。

处方

针刺：百会、印堂、水沟、廉泉、引气归元、四关穴（右）、内关（左）、公孙（左）。

精灸：膏肓、至阳、膻中、命门、中脘、关元、足三里、涌泉各2壮。

刺络：肝俞。

皮内针：神堂、魂门（双）、巨阙。

治疗经过　按上方每周治疗2次。针灸2周后，前胸部、左上肢发凉较前有所改善，胃纳较前改善，效不更方；继续治疗1个月后，诸症减轻。

按　本案患者情志所伤导致肝失疏泄，脾失健运，心失所养，脏腑阴阳气血失调，责之肝、脾。治当以疏肝健脾为主，临床以岭南疏肝调神针灸方案为基础，针刺四关穴（右）、内关（左）、公孙（左），疏肝健脾宁心；灸膏肓、至阳、膻中、命门、中脘、关元、涌泉以补虚固本，足三里以健运脾胃；肝俞刺络以疏肝理气；神堂、魂门（双）、巨阙埋针为心肝同调，巩固疗效。

【病案2】

王某，男，35岁，2021年7月2日初诊。

主诉 自觉双腿麻木1年余。

病史摘要 患者1年多前在按摩店刮痧以后出现双腿麻木，并逐渐出现脑鸣、鼻塞、音哑，头颈部双侧发紧，失眠。先后于多家医院就诊，诊断为"躯体形式障碍，中度焦虑障碍"，给予"文拉法辛"等西药口服，患者未服药。经中药及中成药甜梦口服液、脑心清片治疗后，自觉症状加重。偶有头晕、胸闷、心悸。无口干、口苦，心情烦躁，眠差，夜间醒3～4次，醒后可再入睡，夜间睡眠6小时左右。纳可，大便溏，经常腹泻，小便正常。舌淡红，苔薄白，脉濡。

辅助检查 PHQ-9：10分。GAD-7：3分。SCL-90：躯体化2.67，人际关系敏感1.56，抑郁1.62，焦虑1.2，其他2.57。

中医诊断 郁病（心胆失调证）。

西医诊断 躯体症状障碍。

治则 疏调心胆。

处方

针刺：百会、印堂、头维、水沟、鸠尾、中脘、气海、外关、足临泣。

精灸：风池、四花穴、肺俞、肾俞、命门、丘墟、涌泉各1壮。

刺络：心俞。

埋针：神堂、阳纲（双）。

耳针：心、胆、肾交替。

治疗经过 按上方治疗，每周2次。治疗4次后情绪烦躁、躯体症状较前好转。继续治疗2个月后，诸症消失；随访1年未复发。

按 本案患者因肝失疏泄、气机郁滞，与五脏、胆、三焦、脑等均密切相关。治疗以岭南心胆同调针灸方案为基础，精灸风池、丘墟以疏少阳之气，肾俞、命门、涌泉以补肾引火归元，心俞刺络泻有余之火，埋针神堂、阳纲及耳针以巩固疗效。

【病案3】

蔡某，男，51岁，2021年5月11日初诊。

主诉 颈肩腰背部酸软3年余。

病史摘要 患者3年前出现颈肩腰背部久坐、久立及受凉后酸软、乏力，双足酸胀，不能久坐，影响步行。颈部背部怕冷，不耐寒热，夜晚睡觉时左手小指、无名指麻木，双耳耳鸣，安静时明显。1年前于珠江医院诊断为"躯体化障碍"，予口服盐酸度洛西汀治疗，服用后症状改善明显，停药后复发，规律口服度洛西汀20 mg，每天2次。眠差，易醒，醒后难以入睡，易怒，嗳气，口干、口苦，咳嗽咳痰，痰白质黏，纳可，小便可，大便中夹未消化食物。舌红，苔白微黄，脉滑。

辅助检查 2020年7月广东省人民医院南海医院颈椎MR示：①颈椎退行性病变，$C_4 \sim C_5$、$C_5 \sim C_6$、$C_6 \sim C_7$椎间盘突出；②右侧甲状腺异常信号，考虑腺瘤可能。2020年8月广东省人民医院南海医院胸腰椎MR示：胸腰椎骨质增生。PHQ-9：18分。GAD-7：14分。SCL-90：躯体化2.08，强迫症状2.2，抑郁2.46，敌对2.33，精神病性2，其他2.71。

中医诊断 郁病（肝郁痰阻证）。

西医诊断 躯体症状障碍。

治则 疏肝解郁，行气化痰。

处方

针刺：百会、印堂、水沟、廉泉、头维、鸠尾、中脘、气海、大横、四关穴、三阴交。

精灸：风池、肺俞、四花穴、肾俞、命门、腰三针、膀胱俞、引气归元、悬钟、涌泉各2壮。

刺络：大椎、心俞、肝俞。

埋针：神堂、魂门。

耳针：心、肝、肾交替。

治疗经过 按上方每周治疗2次。针灸3周后患者易怒、颈肩腰不适症状明显好转；继续治疗4个月后，患者已无明显不适，已停用度洛西汀；随访半年未见复发。

按 本例患者辨为"肝郁痰阻"，痰凝阻滞经络，不通则痛。以岭南疏肝调神针灸方案为基础，配以针三阴交健脾化痰；精灸风池、悬钟以疏少阳之气、止痛，灸引气归元、肾俞、命门、涌泉以调理脾肾、培元固本；局部精灸腰三针、膀胱俞以通络止痛；刺络大椎、心俞、肝俞以疏肝调神、泻其有余之火，防止郁而化热；埋针以巩固疗效。

（八）慢性疲劳综合征

慢性疲劳综合征（chronic fatigue syndrome，CFS）是指发病的原因不明，临床见持续半年以上的慢性、反复（持续）发作性深度疲劳为主要表现的病症，临床表现以长时间极度疲劳为突出症状，可伴随出现睡眠较以往差、疲劳、认知能力下降、无力及一些身体症状，如头痛、关节疼痛、反复咽喉痒、肌肉酸痛为特征的一系列临床综合征。是一组复杂的症候群，对于CFS的发病机制目前尚无确切定论，现有研究表明本病是由过度疲劳、情绪刺激、病毒等多种原因引起的，涉及能量代谢紊乱、炎症反应、遗传因素等方面，最终表现为以疲劳为主的多组织、多脏器的综合性病变。CFS归入中医"虚劳""郁病"范畴。CFS的病因主要是先天不足，烦劳、压抑过度，饮食习惯不良，失于调理，导致脏腑气血不畅或不足，神机失调；其病位在肝、脾、肾三脏；总的病机以"气虚、气郁"为要。虚证有气虚证、气血两虚证、气阴两虚证、气虚血瘀证，实证则以气郁证、气滞血瘀证为主。

符文彬教授采用"一针二灸三巩固"的治疗模式治疗CFS有效，且同时能改善其合并病症。治疗原则以疏肝调神治疗为主，治疗方案是针四关穴、百会、印堂、头维、引气归元、三阴交，出针后精灸肺俞、四花穴、涌泉，灸完后在背部神堂、魂门或耳穴心、肝、脑埋针。结合病症，肝郁脾虚证加灸足三里；心脾两虚证加灸心俞、脾俞；心肾不交者加灸命门、肾俞；心胆气虚证者加心俞、胆俞或神门、丘墟；肝郁肾虚证加灸肾俞、命门；与失眠共病者加列缺、照海、申脉；与焦虑共病者加强心胆肾论治，加太溪、神门、丘墟；多梦者加心俞、三焦俞刺络；梦魇者加灸鬼眼；胸闷者加灸建里。

CFS患者存在心理、生理上的问题，同时伴随各种功能性躯体障碍，治疗可辅以心理指导及认知行为治疗。

【病案1】

张某，女，64岁，2020年6月18日初诊。

主诉 疲劳、乏力4年余。

病史摘要 4年前患者在广东医科大学附属医院行右肾嫌色细胞癌手术，术后出现疲劳、乏力、脚酸、头易出汗、恶心呕吐，眠差，胃纳可，二便调。舌暗红，苔白腻，脉弱。术后间断复查情况稳定。

辅助检查 未见异常。

中医诊断 虚劳（肝郁痰凝证）。

西医诊断 慢性疲劳综合征。

治则 疏肝健脾化痰。

处方

针刺：百合、印堂、水沟、廉泉、引气归元、四关穴、足三里、太溪。

精灸：颈百劳、肺俞、膏肓、四花穴、脾俞、肾俞、命门、足三里、引气归元、涌泉各2壮。

刺络：心俞。

埋针：厥阴俞、胃俞（双）。

治疗经过 按上方每周治疗2次。治疗2周后，患者疲劳、乏力、脚酸等症较前明显缓解；治疗2个月后诸症减轻；而后定期门诊巩固治疗。

按 本案患者癌症术后疲劳、乏力、脚酸、头易出汗、恶心呕吐，属于中医"虚劳"范畴，其病机主要是肝郁脾运化受阻，痰浊内生凝滞。治当疏肝健脾化痰。选用岭南疏肝调神针灸基础方，加足三里、太溪健脾补肾；精灸颈百劳、肺俞、膏肓、四花穴宽胸理气，调和气血；刺络心俞可泻有余之火；皮内针埋针巩固疗效。

【病案2】

张某，女，42岁，2020年8月28日初诊。

主诉 疲劳、四肢乏力6年余。

病史摘要 6年前患者无明显诱因出现疲劳、四肢乏力、酸软，按摩后可缓解，肘膝关节以下明显，平素性情急躁且易乏力，胸闷气短，巅顶压痛，月经量少，1天即净，周期规律，色暗，有血块，乳房疼痛，月经前偶有头部刺痛，无痛经，腰酸，颈部酸痛，入睡困难，眠浅易醒，多梦，纳可，小便调，大便干、2日1行。舌淡暗，苔黄腻，脉细数。

辅助检查 未见异常。

中医诊断 虚劳（肝郁痰凝证）。

西医诊断 慢性疲劳综合征。

治则 疏肝解郁，健脾化痰。

处方

针刺：百会、印堂、头维、鸠尾、引气归元、四关穴、照海。

精灸：颈百劳、肩中俞、肺俞、四花穴、脾俞、肾俞、膻中、引气归元、足三里、涌泉各2壮。

刺络：心俞、肝俞。

埋针：神堂、魂门。

耳针：心、胆、肾交替。

治疗经过 按上方每周治疗2次。治疗2次后，患者颈部酸痛、胸闷、入睡困难较前明显好转；守方治疗并随证加减继续治疗1个半月后，患者诸症减轻。

按 本案患者四肢乏力、酸软、胸闷、气短，其病机主要是肝郁，气机不畅，脾失健运，痰浊内生，阻遏气机，出现相关症状。治疗以疏肝解郁、健脾化痰为主，在疏肝调神针灸基础上加脾俞、足三里健脾阳，肾俞补肾益志；精灸颈百劳、肩中俞调和局部气血，肺俞、四花穴可活血通络、调气；三棱针点刺心俞、肝俞清泄有余之火；配合皮内针巩固治疗。

（九）抑郁状态

抑郁状态（慢性精神压力状态、阈下抑郁）是一种有部分抑郁相关症状，但还没达到抑郁障碍诊断标准的心理疾病，与长期感受压力有关。可表现出抑郁障碍的前驱症状，如情绪失落、失眠、兴趣减退、敏感善疑、神乏疲倦、头痛、思维减慢、记忆力减退等，属中医的"郁病"范畴。符文彬教授认为本病以肝失疏泄、脑（心）神失调为主要病机。脑（心）主神明，肝主疏泄，脑肝共同调畅气机，调节情志，从而确立了疏肝调神治疗郁病理论。在长期精神压力下，使情志内伤，脑（心）神失调，肝失条达，初期表现为肝郁气滞证；久郁则诸脏失安，形成气郁化火、肝郁脾虚、肝郁痰阻、心胆气虚、心肾不交、心脾两虚等证。

在治疗策略中一线推荐非药物疗法，其中针灸改善抑郁症状和合并病症的效果已得到证实。主要治疗方案是针百会、印堂、四关穴，行导气法，出针后在背部心俞、肝俞或耳穴心、肝埋针。结合病症，随证加减，肝气郁结证按基础方，气郁化火证加厥阴俞刺络，肝郁脾虚证加灸足三里，肝郁痰阻证加灸天突，气滞血瘀证加灸期门，心脾两虚证耳穴加脾，心肾不交者耳穴加肾，心胆气虚证加丘墟，肝郁肾虚证加太溪，与失眠共病者加列缺、照海，与焦虑共病者加埋针胆俞，与强迫共病者加丘墟，多梦者加大陵，梦魇者加灸鬼眼。

本病有很高的发病率，是抑郁症的风险因素，与非抑郁个体相比，更容易有功能性损伤和自杀风险。应尽早发现、尽早就诊、尽早治疗。要注意压力的自我排解，进行一定程度的有氧运动，向朋友和亲友寻求帮助及情绪疏导，并坚持巩固与维持治疗，达到康复目的。

【病案1】

冯某,女,45岁,2004年8月28日就诊。

主诉 精神压抑3年,加重3个月。

病史摘要 患者3年前因家庭不和睦,逐渐出现心情抑郁、胁肋部胀闷不适,容易紧张,偶有心慌心悸,夜眠欠佳,难以入睡,适当放松或运动后上述症状可稍缓解,但3个月前因受刺激,心情抑郁、入眠难等症状加重。检查:头颅正常,四肢肌力、肌张力正常,血压正常。舌质暗,苔白,脉弦。

辅助检查 未见异常。

中医诊断 郁病(肝郁气滞证)。

西医诊断 抑郁状态。

治则 疏肝解郁。

处方

针刺:四关穴、百会、印堂。

刺络:四花穴。

耳针:心、肝交替。

治疗经过 按上方每周治疗2次。治疗3次后,患者抑郁、失眠症状较前有所改善;10次后,患者睡眠质量明显改善;再继续治疗10次后,生活态度积极,恢复工作。

按 本案患者因长期家庭不和睦,导致肝郁气滞,表现为郁郁寡欢、胁肋胀闷不适,治疗当疏肝解郁理气,选用四关穴、百会、印堂针刺为主,配合四花穴点刺放血及耳穴(心、肝)埋针治疗。百会为肝经与督脉交会之处,位居巅顶,有理气调肝、醒神功效;印堂为督脉在前额所过之处,督脉与肝经相交,选用此穴对于郁结之肝气同样具有疏导作用;太冲为肝经原穴,主"胸胁支满……终日不得太息",配合谷为四关穴,有镇静安神、平肝息风的作用;四花穴的刺络加强疏肝胆、宽胸理气;耳针巩固治疗。

【病案2】

吴某,男,43岁,2021年10月21日就诊。

主诉 胸闷、头胀6个月。

病史摘要 患者半年前因工作压力大,逐渐出现胸闷、头胀,睡眠早醒,无心慌心悸,深呼吸胸闷减轻,外出旅游放松后症状改善,血压波动在(118~136)/(78~90)mmHg,胃纳可,二便调。舌质淡,苔薄白，脉弦。

辅助检查 未见异常。

中医诊断 郁病（肝郁气滞证）。

西医诊断 抑郁状态。

治则 疏肝理气。

处方

针刺：四关穴、百会、印堂。

刺络：四花穴、上星。

耳针：心、肝交替。

治疗经过 按上方每周治疗1次。治疗2次后，患者胸闷、头胀症状减轻；8次后，患者睡眠正常；再继续巩固治疗4次恢复正常。

按 本案患者因工作压力大，导致肝郁气滞，表现为胸闷、头胀，治疗当疏肝解郁理气，选用四关穴、百会、印堂针刺为主疏肝调神，配合四花穴、上星刺络加强疏肝理气通络，耳穴埋针巩固治疗。

（十）进食障碍

进食障碍是一种以进食行为异常为显著特征的慢性心身疾病，主要包括神经性厌食和神经性贪食。神经性厌食是以长期节食为特点的进食行为异常，以进食障碍、体重显著下降、闭经等为主要表现，伴有心理行为异常及内分泌紊乱。神经性贪食是以暴食为主行为的精神性进食障碍。进食障碍属中医"郁病"范畴。符文彬教授认为本病以肝失疏泄、脑（心）神失调为主要病机。肝失疏泄，脾失健运，胃的功能失常引起进食障碍。脑（心）主神明，肝主疏泄，脑肝共同调畅气机，调节情志，从而确立了疏肝调神治疗进食障碍理论。

针灸治疗进食障碍疗效较好，能够显著改善恶食、食后呕吐及情绪障碍。采用岭南疏肝调神针灸治疗。主要治疗方案是针百会、印堂、头维、水沟、廉泉、鸠尾、中脘、关元、四关穴、足三里，出针后心俞、肝俞刺络，接着在背部神堂、魂门或耳穴心、肝、胃埋针。结合病症，随证加减，肝郁气滞按基本方，肝郁脾虚证加灸脾俞，肝郁化火证加胃俞、商丘刺络，胃阴亏虚证加太溪，伴有停经者加灸子宫。

本病易复发，相对疗程较长，需要患者及家庭积极配合，要注意情绪疏导，亲友关爱，适当运动，坚持巩固治疗，达到康复目的。

【病案】

苗某，女，15岁，2021年4月2日初诊。

主诉 暴饮暴食1年。

病史摘要 1年前因读书压力大开始暴饮暴食至呕吐才停止，催吐后仍想进食，对事物兴趣减退，情绪波动较大，小便正常，便秘，需以开塞露辅助通便。舌尖红，苔薄白微黄，脉涩。

辅助检查 SCL-90：躯体化1.92，强迫症状2.30，人际关系敏感2.67，抑郁2.85，焦虑2.0，敌对3.17，恐怖1.57，偏执2.83，精神病性1.70，其他2.57。PHQ-9：14分。GAD-7：7分。

中医诊断 郁病（肝郁化火证）。

西医诊断 进食障碍。

治则 疏肝解郁，清热和胃。

处方

针刺：百会、印堂、头维、水沟、廉泉、鸠尾、中脘、关元、天枢、四关穴、丰隆。

刺络：心俞、肝俞、胃俞、大肠俞、足三里。

埋针：厥阴俞、魂门、腹结（双）。

耳针：饥点、肝、胃交替。

治疗经过 按上方每周治疗2次。经治疗4次后，情绪基本稳定，胃纳逐渐恢复正常。共治疗3个月后，患者诸症缓解。

按 本案患者有典型的不可控进食症状，患者情志抑郁不舒，肝失条达，郁而化火，胃有火则消谷善饥不饱。临床以岭南疏肝调神针灸方案为基础，加针胃募中脘、小肠募关元、大肠募天枢以调畅腑气，配合胃经络穴丰隆共奏清畅胃腑之功；刺络加心俞、大肠俞、足三里，清心肠和胃；皮内针厥阴俞、魂门、腹结及耳针，脏腑同调，巩固疗效。

（十一）儿童孤独症

儿童孤独症多起病于婴幼儿时期，社会交往障碍、交流障碍，局限的兴趣及刻板与重复的行为方式是其三大核心症状，多数患儿伴有不同程度的精神发育迟滞。表现出回避目光，对呼唤缺少反应，缺乏与人交往兴趣，不能够根据社交情景和线索调整自己的社交行为，难以建立友谊等社会交往障碍。患儿常同时存在非言语及言语交流障碍，缺乏除哭与笑外其他细腻的情感及其表达，常不会用其他手势表达自己想法，不会用点头、摇头表达含义；言语交流障碍则表现言语理解力受损、言语发育迟缓、言语形式及内容异常、言语语调及语速异常、言语运用能力受损。有兴趣局限及刻板重复的行为方式，表现出可能过度关注或痴迷于某一感兴趣的物品和活动，如痴迷看广告、坚持走同一路线等，如果生活常规发生变化，则表现出烦躁不安。部分患儿存在听觉、触觉过敏或痛觉减退现象，或有冲动，或有超出同龄儿童的能力，如文字记忆能力、计算能力。儿童孤独症常与精神发育迟滞、焦虑障碍、注意缺陷多动障碍、抽动障碍、心境障碍，或躯体或神经系统疾病共病。儿童孤独症是一种预后不良的疾病，早期诊断、早期干预对改善预后非常重要。

儿童孤独症与中医之"呆痴""童昏""语迟""胎弱"的临床表现类似。符文彬教授认为本病病位在脑，与心、肝、脾、肾有着密切关系，主要病机为正虚邪实，正虚即五脏不足、气血虚弱、精髓亏虚；邪实即痰瘀阻滞心经脑络，心脑神明失主。治疗重在"调神导气、补益脾肾、涤痰醒脑"，治疗方案是针百会、印堂、水沟、廉泉、后溪、申脉、太冲、照海、风府、长强（若患儿不能配合，则速针不留针），速刺舌针之聚泉、心，出针后精灸（若患儿不能配合，则点灸）引气归元、四花穴、丰隆、悬钟、肺俞、涌泉，灸完后在背部心俞、大椎刺络放血，耳穴心、胆、缘中埋针。精血亏虚证加灸肾俞、三阴交，肝肾阴虚证加肾俞、肝俞，心脾两虚证加心俞、脾俞，痰火扰心证加大陵、丰隆。若与精神发育迟滞共病，加针内关、三阴交；与焦虑共病者加针头维、太溪；与注意缺陷多动障碍共病者加针承浆；刻板行为加灸胆俞、肾俞、丘墟；冲动行为加肝俞、心俞、中冲刺络；睡眠差者加针列缺、神庭。

本病是严重影响患儿社会功能的慢性病，早期干预对改善患儿预后有着重要意义，主张采用综合治疗方法、坚持长期干预。2岁前可在专业人员指导下进行家庭干预，2岁后可进行医院、专业机构、家庭共同参与的综合治疗，坚持长期治疗干预，可帮助患儿发展各方面能力、改善其社会功能，减轻家庭负担，提高患儿及家庭的生活质量。

【病案1】

梁某，男，5岁，2020年1月21日初诊。

主诉　精神发育迟缓2年余。

病史摘要　2年前家长开始发现患儿言语沟通障碍，时简单问答，时自言自语，不愿讲话，理解能力较差，平素易精神亢奋、多动、易怒，2年前曾于东莞市妇幼保健院就诊，诊断为"孤独症谱系障碍，精神发育迟缓"。儿童孤独症家长评定量表：91分，儿童孤独症行为检查量表：37分，初步判断：有明显孤独症倾向。精细动作评定：22分（程度较差），社会生活能力评定：7分（中度障碍）。2019年7月于深圳市康宁医院就诊，艾森贝格行为量表：156分（中重度）；经系列检查，诊断为"自闭症"，予经颅磁治疗1个多月。2019年10月于深圳市儿童医院就诊，予丙戊酸钠治疗。患儿：早产儿，33周产，言语沟通障碍，可说简单词语，主动言语少，眼神接触少，多动，情绪不稳定，易怒，交往困难，平素挑食，二便调，睡眠可。舌红，苔薄白，脉滑数。

辅助检查 2018年1月东莞市妇幼保健院脑电图示：异常儿童脑电图（睡眠期双侧额区、双侧前颞区、中颞区、中央区大量中-高波幅棘波、多棘慢波散发或短-中程发放）；头颅MRI示：前联合细小，左侧海马旁沟稍增宽，左侧颞极蛛网膜下腔略增宽；2019年9月于东莞市妇幼保健院复查脑电图示：异常儿童脑电图（睡眠期大量痫样波发放）。

中医诊断 郁病（痰火扰心证）。

西医诊断 儿童孤独症。

治则 清心化痰，通督安神。

处方

速刺：舌聚泉、心、长强、风池、风府、腰奇。

针刺：百会、印堂、水沟、廉泉、太冲、后溪、申脉。

点灸：风府、肺俞、四花穴、肾俞、命门、引气归元、丰隆、悬钟、涌泉各1壮。

刺络：心俞、大椎。

耳针：心、缘中、胆交替。

治疗经过 每周2次针灸治疗。经2次治疗后，言语沟通障碍改善，主动言语增多；继续治疗15次，多动症状较前减少，情绪改善，词汇量增多，交流有应答；坚持门诊治疗。

按 本案患儿多动，情绪不稳定，易怒，属正虚邪实。小儿本身脏腑娇嫩，形气未充，脏腑成而未全，全而未壮，而孤独症患儿先天禀赋不足，后天脾胃功能不足，导致津液运化失司，水湿内停，阻滞气机，痰浊由生，脑络痹阻，痰浊化火，扰乱心神。故本病治疗应立足心、脾、肾，以补肾养心、通督安神、健脾化浊为法。故选用督脉之百会、印堂、水沟、风府、长强，五穴合用调畅督脉经气，醒脑调神，调畅情志；配合任脉之廉泉，通调任督气血。八脉交会穴之后溪和申脉，后溪通督脉，申脉通阳跷脉，两穴合用通调阳气。再加舌针之聚泉与心，有清心安神之效。"引气归元"培补先后天之气。精灸肾俞、命门、涌泉以补益肾气，心俞、大椎刺络放血以泻有余之热，配合耳针心、缘中、胆以巩固疗效。

【病案2】

利某，男，2岁半，2021年2月23日初诊。

主诉 语言沟通障碍1年余。

病史摘要 1年前发现患儿言语沟通障碍，简单问答无回应，无眼神交流，不愿讲话，平素精神亢奋、多动。2020年1月开始规律行康复治疗，症状未见明显改善。遂于2020年3月于东莞市妇幼保健院进行年龄与发育进程问卷：社交-情绪调查（ASQ：SE），评分115分；脑电图示正常儿童脑电图，诊断为孤独症谱系障碍。现症见：足月儿，言语沟通障碍，无主动言语，无眼神接触，多动，纳一般，挑食，眠可，小便可，大便2日1次。伸舌不配合，脉数。

辅助检查 2020年3月东莞市妇幼保健院头颅MR示：左侧头顶部异常信号灶，考虑陈旧性头皮血肿机化可能，余头部MRI平扫未见明显异常，多普勒组织成像（DTI）示白质纤维束未见明显异常。

中医诊断 郁病（肝郁肾虚证）。

西医诊断 儿童孤独症。

治则 疏肝解郁，补肾填精。

处方

速刺（浅）：百会，印堂，水沟，承浆，合谷，太冲，三阴交，大陵，引气归元，风池，风府，四神聪，长强，大椎至腰阳关，舌针心、聚泉。

点灸：风府、肺俞、肾俞、命门、引气归元、悬钟、涌泉各1壮。

刺络：心俞、大椎。

耳压：心、肾、肝（双）。

治疗经过 每周2次针灸治疗。经20次治疗后，呼名已有反应。按方案回当地继续门诊治疗。

按 本案患儿先天不足，后天失养，肝气不畅，故针灸临床治疗以疏肝解郁、补肾填精为法，加之通督导气、安神醒脑。患儿年幼，无法配合，取"刺小儿，浅刺而疾发针"之义，针刺以速刺、浅刺为主，选用督脉之百会、印堂、水沟、风府、长强，大椎至腰阳关，督脉为阳脉之海，头为诸阳之会，配合四神聪、风池以醒脑开窍，调畅阳气；针刺及精灸"引气归元"穴组，益气健脾，培补元气；精灸涌泉、肾俞、命门以补肾益精、填髓益脑；心俞、大椎处刺络通泄有余之热，安心宁神；皮内针、耳压以巩固疗效。

（十二）抽动障碍

抽动障碍是起病于儿童或青少年时期的一种神经精神障碍性疾病，临床以不自主、突发、快速、重复、无节律性的一个或多个部位运动抽动和（或）发声抽动为主要特征。抽动障碍属中医"肝风""慢惊风""抽搐""瘛疭""筋惕肉瞤""痉病"等范畴。主要因为外感六淫、七情内伤、先天禀赋不足和后天环境失养等，导致心肝或心胆失调。治疗应从心胆论治。

针灸治疗抽动障碍疗效较好，可配合行为治疗。主要治疗方案为针刺百会、印堂、头维、外关、足临泣、太溪、鸠尾、中脘、关元，精灸四花穴、悬钟、涌泉，刺络心俞、肝俞，背部厥阴俞、阳纲埋针。颈部抽动明显加后溪、申脉、长强。结合病症，随证加减，肝阳化风者加刺风门，肝郁脾虚者加灸足三里，心脾两虚者加灸心俞、脾俞，肝郁痰阻者加丰隆、天突，心胆气虚者加神门、丘墟，脾肾阳虚者加灸督脉。

本病与精神、情绪因素密切相关，部分抽动障碍患儿也因此产生心理行为问题，患儿家长要密切关注患儿的心理状态，加强精神调护，耐心讲解病情，给予患儿安慰和鼓励，避免患儿精神受到刺激。因慢性病疗程长，要坚持长时间的治疗和巩固治疗。

【病案1】

李某，男，9岁，2020年5月12日初诊。

主诉 反复身体不自主抽动3年。

病史摘要 2017年4月因母亲要求严格、学业压力大发现不自主点头、眨眼，伴易激惹，同学关系好，上课能认真听讲，成绩中上，分别至广州儿童医院、三九脑科医院就诊，完善脑电图、经颅多普勒超声（TCD）未见明显异常，诊断为"抽动障碍"，以运动方式治疗为主，2017—2020年间抽动症状反复发作，每年3—5月发作频繁，动作幅度逐渐增大表现为点头、眨眼，多动，睡着后症状消失。睡觉可，喜欢玩手机游戏，父母制止时情绪激动，症状明显。胃纳可，二便调。舌淡尖红，脉浮数。

中医诊断 痉病（肝阳化风证）。

西医诊断 抽动障碍。

治则 平肝息风。

处方

速刺：长强。

针刺：百会、印堂、太冲、后溪、申脉。

精灸：腰奇、风府、引气归元、涌泉各1壮。

刺络：厥阴俞、肝俞。

埋针：心俞、胆俞（双）。

治疗经过　以上方为主，每周2次针灸治疗。经过10次治疗，患者由点头、眨眼变为身体抽动、挥动双手，可自控。调整针灸，针刺百会、印堂、太冲、后溪、照海、引气归元，速刺申脉；精灸腰奇、风府、引气归元、涌泉；厥阴俞、肝俞刺络；埋针心俞，胆俞（双）。继续治疗12次后，患者身体抽动发作明显减少。依方继续针灸巩固治疗。

按　本案患儿因肝阳偏亢、肝风内动所致，有典型的点头、眨眼，受情绪影响加重等抽动障碍症状。用百会、印堂、太冲平肝息风、镇静安神；后溪、申脉、长强通督柔筋潜阳；照海滋水涵木。精灸风府调风，腰奇是治疗抽动的经验穴，引气归元、涌泉健脾益肾、引火下行。厥阴俞、肝俞刺络清泻心、肝之火；配合皮内针心俞、胆俞巩固疗效。

【病案2】

杜某，男，6岁，2020年10月15日初诊。

主诉　不自主眨眼10月余。

病史摘要　10个月前鼻炎发作后，开始出现不自主眨眼，耸鼻，咧嘴，间断发作，在某妇幼医院就诊，诊断为"抽动障碍"。予口服"盐酸硫必利片、肌苷片、静灵口服液、羚黄宝儿丸"治疗，症状改善不明显，睡眠一般，多动，纳差，二便调。舌淡，边有齿痕，脉弦细。

辅助检查　未见异常。

中医诊断　瘛病（心脾两虚证）。

西医诊断　抽动障碍。

治则　益气养心，健脾止瘛。

处方

针刺：百会、印堂、承浆、廉泉、引气归元、外关、足临泣。

点灸：风池、心俞、四花穴、脾俞、肾俞、命门、涌泉各2壮。

埋针：心俞、胆俞。

治疗经过　以上方为主，每周治疗2次。治疗15次后患者眨眼、耸鼻次数减少，多动行为可自控，上课可静坐；继续针灸巩固治疗3个月基本控制。

按 本案患者是以本虚为主，小儿稚阴稚阳，脏腑易虚，心脾两虚致机体失养而使痉病发生。临床上针刺阳脉之海督脉之百会、印堂，阴脉之海任脉之廉泉、承浆补益阴阳，引气归元调理脾胃，少阳经之外关、足临泣平肝息风。精灸风池平肝息风，四花穴活血通络、疏肝理气，灸心俞、脾俞、肾俞、命门、涌泉补益脏腑气血。配合皮内针心俞、胆俞巩固疗效。

【病案3】

刘某，男，10岁，2021年2月26日初诊。

主诉 不自主腹部抽动3月余。

病史摘要 患儿3月前无明显诱因出现腹部抽动，每天2~3次，未予重视，未经系统治疗，2020年12月因考试压力等腹部抽动症状加重，时时耸肩，频率高，情绪急躁，遂先后至广州市妇女儿童医院及广州中医药大学第一附属医院就诊，诊断为"抽动障碍"。服用"硫必利片"及中药后自觉抽动症状可缓解，但腹部抽动仍反复发作，遂至我院就诊。现症见：腹部抽动，抽动时时耸肩，抽动可自行停止，发作次数频繁，每分钟10余次，情绪激动后症状加重，夜间休息时无抽动，胆小易惊善叹气，眠可，纳差，小便可，大便质稀。舌淡，苔稍白腻，脉弦。

中医诊断 痉病（心胆失调证）。

西医诊断 抽动障碍。

治则 调治心胆止痉。

处方

针刺：百会、印堂、头维、外关、足临泣、太溪。

精灸（轻）：风池、风府、肺俞、肾俞、腰奇、引气归元、丘墟、涌泉各1壮。

刺络：心俞、三焦俞。

埋针：厥阴俞、胆俞（双）。

治疗经过 第一次治疗结束后腹部抽动暂歇，持续6小时未发作。每周治疗2次，30次治疗后患者抽动症状明显改善，仅紧张、情绪激动时发作，可自控。继续巩固治疗2个疗程而愈。

按 本案患儿因心胆失调有腹部抽动、情绪激动或压力增大而症状加重表现。临床以调治心胆止痉为主，施以针刺督脉之百会、印堂，胃经之头维，少阳经之外关、足临泣共奏疏调肝胆、宁神镇静作用；针刺太溪以滋水涵木、补益肝肾。精灸风池、风府息风止痉，丘墟调胆利气，腰奇为止抽动经验穴，肺俞、肾俞、涌泉调气补肾引火下行，引气归元补肾健脾。心俞、三焦俞清泻相火。厥阴俞、胆俞埋针以加强调治心胆。

二、神经病症

（一）脑卒中

脑卒中又称中风，是指由于脑部血管突然破裂或因血管阻塞导致血液不能流入大脑而引起的神经功能缺损综合征，分为缺血性脑卒中和出血性脑卒中，脑卒中属中医的中风。符文彬教授认为，本病以窍闭神匿、神不导气为主要病机，有虚（阴虚、气虚）、火（肝火、心火）、风（肝风、外风）、痰（风痰、湿痰）、气（气逆）、血（血瘀）六大病因，兼具忧思、恼怒、嗜酒、劳倦等诱因，导致经络脏腑功能失常，阴阳失衡，气血逆乱，夹痰浊、瘀血上扰于清窍，发为中风。根据有无意识障碍分为中经络、中脏腑，有意识障碍者为中脏腑，无意识障碍者为中经络，针灸按病症分型与分期治疗，中脏腑以醒脑开窍为主，中经络以恢复肢体功能为主。

针灸治疗中风疗效肯定，针灸早期介入能明显提高患者生存质量。对中风采用针灸并用或针药并用的治疗模式。针对中脏腑闭证者，主要治疗方案为针刺百会、印堂、水沟、承浆、内关、阳陵泉、十宣、太冲、合谷。其中水沟向鼻中隔方向毫针针刺0.3～0.5寸，用雀啄手法，以眼球湿润为度；内关直刺1寸，用捻转提插泻法；十宣刺络；太冲、合谷用泻法。风火闭窍证加风池、劳宫，痰火闭窍证加丰隆、大陵，痰湿蒙窍证加丰隆、中脘。针对中脏腑脱证者，主要治疗方案为选内关、水沟、百会、关元、气海、神阙、涌泉，其中百会、内关、水沟用平补平泻，大艾炷灸关元、气海、涌泉，隔盐灸神阙，不计壮数，以肢温汗出、脉起为度。针对中经络者，主要治疗方案为选百会、印堂、水沟、承浆、内关、三阴交、阳陵泉、引气归元、滑肉门、外陵，操作同上，三阴交用提插补法，以下肢抽动为度，其他穴位用平补平泻法。其中肝阳暴亢证加风池、行间，风痰阻络证加丰隆、合谷，痰热腑实证加曲池、天枢、丰隆，气虚血瘀证加气海、足三里，阴虚风动证加太溪、太冲，伴有头晕者加风池、完骨、天柱，复视加风池、天柱、太冲，上肢不遂加肩髃、手三里、合谷，下肢不遂加环跳、风市、阳陵泉，足内翻加丘墟、照海，便秘加天枢、曲池、支沟，尿失禁、尿潴留加关元、中极、太冲，中风后吞咽障碍、语言障碍者加舌针聚泉、心，肌张力增高者加大灸督脉大椎、身柱、至阳、脊中、中枢、命门、腰阳关、肺俞、脾俞、膀胱俞、风门、悬钟。

本病容易复发，应注意做好二级预防与脑血管病危险因素的防治与健康教育，同时康复时间较长，要注意患者的情绪疏导，加强亲友的关爱与鼓励。

【病案1】

黄某，女，65岁，2020年2月14日初诊。

主诉 右侧肢体乏力伴言语欠清1个月。

病史摘要 1个月前患者因"脑梗死"出现右侧肢体乏力，伴言语不清，纳眠可，二便调。舌淡暗，苔薄折，脉濡。

辅助检查 广州医科大学附属第二医院头颅CT示：①左侧颞叶深部缺血性脑梗死；②双侧基底节区腔隙性脑梗死；③轻度脑萎缩。

中医诊断 中风—中经络（气虚血瘀证）。

西医诊断 脑梗死恢复期。

治则 益气活血通络。

处方

针刺：百会、印堂、引气归元、内关、阳陵泉、三阴交（双）、聚泉（舌针）。

精灸：风池、颈百劳、肩髃（右）、曲池（右）、外关（右）、合谷（右）、足三里（右）、引气归元、四花穴、脾俞、悬钟、涌泉各2壮。

刺络：心俞、胆俞。

埋针：厥阴俞、肝俞（双）。

治疗经过 经5次治疗后，患者右侧肢体乏力较前明显改善，言语不清稍有缓解；继续治疗2个月后，言语不清症状基本缓解，嘱其继续巩固治疗，同时加强肢体功能锻炼。

按 本案患者病机为气虚无以运行，瘀血内停，阻滞神窍，神不导气，肢体废用。临床在醒神开窍的基础上，强调益气活血通络。在主要治疗方案基础上，加刺聚泉以通利开窍；精灸加颈百劳以温通开窍，加曲池、外关以温通肢体经气，加四花穴、脾俞以健脾益气、调和气血。刺络加心俞、胆俞以调神；皮内针以巩固疗效。

【病案2】

莫某，男，66岁，2020年7月9日初诊。

主诉　右侧肢体乏力2月余。

病史摘要　患者2个多月前因"急性脑桥梗死"出现右侧肢体乏力，右侧肢体觉僵硬感，目前神清，精神稍疲倦，头部不适，胸部隐痛，纳眠可，尿急，大便可。舌暗红，苔薄白，脉滑。有糖尿病、前列腺增生病史。

中医诊断　中风—中经络（痰瘀阻络证）。

西医诊断　脑梗死恢复期。

治则　化痰活血通络。

处方

针刺：百会、印堂、水沟、廉泉、引气归元、内关、阳陵泉、太溪。

精灸：风池、风府、颈百劳、四花穴、肾俞、命门、足三里、涌泉各2壮。

刺络：大椎、心俞、三焦俞。

埋针：厥阴俞、阳纲（双）。

治疗经过　经6次治疗后，患者诉右侧肢体乏力较前改善，维持上方继续治疗，加强功能锻炼。

按　本案患者因素体气虚兼有阳虚，气血不通，气虚则脾失健运，痰湿内生，痰瘀互结，阻滞神窍，神不导气，肢体废用；同时患者症见尿急，有前列腺增生病史，考虑肾阳亏虚、膀胱气化不利。临床在醒神开窍的基础上，强调活血、化痰通络，兼以补肾温阳。在主要治疗方案基础上，加刺廉泉以通利开窍，太溪以补益肾气；符文彬教授强调"阳气者，精则养神，柔则养筋"，肢体乏力僵硬乃阳虚不能通达肢体、宗筋失于濡润所致，所以加强灸法温阳，精灸加风池、风府、颈百劳以温通开窍，加肾俞、命门、涌泉以温肾阳；刺络加大椎、心俞、三焦俞以泻有余之邪；皮内针以巩固治疗。

【病案3】

赵某，男，57岁，2020年12月25日初诊。

主诉　右侧肢体活动不利伴言语不清6个月。

病史摘要　患者2020年6月12日洗澡时摔倒，不省人事，送至当地医院诊断为"左侧外囊区脑出血"。行脑外科血肿清除术后，6月14日苏醒，醒后出现右侧肢体活动不利伴言语不清，来诊时症见神清，精神可，易激动、易怒，言语表达欠清，右侧肢体活动不利，右上肢可抬举至肩，下肢可拖步行走，右踝足内翻，食眠可，二便调。舌淡红，苔稍黄腻，脉弦滑。有高血压、慢性乙肝、高尿酸血症、肩袖损伤、轻度贫血病史。

辅助检查 2020年6月12日海口市人民医院头颅CT示：左侧外囊区出血，脑内多发缺血灶。2020年8月6日复查头颅CT示：脑出血术后改变，对比前片，术区低密度缩小，脑肿胀减轻。

中医诊断 中风—中经络（肝阳上亢，痰瘀阻络证）。

西医诊断 脑出血恢复期。

治则 平肝潜阳，化痰活血通络。

处方

速刺：舌聚泉、心。

针刺：百会、印堂、水沟、承浆、廉泉、引气归元、大横、风池、行间、尺泽（右）、足临泣、丘墟、悬钟、阳陵泉、三阴交。

精灸：颈百劳、肺俞、四花穴、肾俞、命门、腰四穴、居髎、悬钟、引气归元、肩三针（右）、涌泉各2壮。

刺络：心俞、肝俞。

埋针：厥阴俞、阳纲（双）。

耳针：心、肝、脑交替。

治疗经过 经5次治疗后，患者言语表达较前流利，右侧肢体活动改善，情绪较前稍稳定，嘱患者调畅情绪，巩固治疗。

按 本案患者病机为肝阳上亢，气血逆乱，夹痰浊、瘀血上扰于清窍，窍闭神匿、神不导气，表现为右侧肢体乏力伴言语不清症状，伴易怒，舌淡红，苔偏腻，脉弦滑。临床在醒神开窍的基础上，强调平肝潜阳，化痰活血通络。在主要治疗方案基础上，加刺舌针聚泉、心以通利开窍，大横以健脾化痰，尺泽以疏通上肢经气，丘墟以改善足内翻，足临泣以疏通少阳之经气，风池、行间以平肝息风；精灸加右侧肩三针以改善上肢不遂，居髎、腰四穴以温通下焦之经气，肾俞、命门、引气归元以补肾引火下行；刺络加心俞、肝俞以泻有余之火；埋针以巩固疗效。

（二）帕金森综合征

帕金森综合征是一种常见的中老年人神经系统变性疾病，主要病变在黑质和纹状体，多继发于脑血管病、脑炎、颅脑外伤、药物、中毒等，静止性震颤、运动迟缓、肌强直和姿势步态异常是本病的主要临床特征。帕金森综合征属中医的颤病，属疑难病，研究表明针灸治疗帕金森综合征有一定疗效，特别对肌强直症状，但治疗疗程较长，而针灸治疗该病的重点为缓解症状、延缓发展。根据"阳气者，精则养神，柔则养筋"理论，符文彬教授认为"阳微阴盛"为本病主要病因，阳微则寒气生，寒主收引则见肢体拘紧、筋急不利、活动减少等表现，治疗本病重在"从阳论治"，加强灸法以温补阳气，采用整合"一针二灸三巩固"的治疗模式治疗。主要治疗方案是针刺百会、印堂、水沟、承浆、合谷、阳陵泉、内关、太冲、引气归元，平补平泻，出针后精灸风池、风府、颈百劳、肩中俞、五脏俞、四花穴、命门、引气归元、腹结、足三里、悬钟、涌泉等穴，灸后在耳穴皮质下、心、胆、肝、肾等埋针以巩固疗效。结合病症，随证加减，阴虚风动证加肝俞刺络、针肾俞，痰热风动证加针丰隆、尺泽，气血不足证加灸气海、足三里，阳虚风动证加灸关元、大椎、肾俞，震颤甚者加针后溪、申脉、风府，强直明显者加灸肺俞、脾俞、肾俞，运动迟缓者加灸悬钟、大椎、命门，姿势平衡障碍者加针外关、足临泣，汗多者加灸肺俞，便秘者加针天枢、腹结，吞咽困难者加针廉泉、天柱及舌针聚泉、神根。

本病为缓慢发展的疾病，目前尚无根本性治疗方法，治疗时偏重稳定病情、改善患者生活质量。

【病案1】

李某，男，76岁，2020年1月7日初诊。

主诉 行动缓慢2年。

病史摘要 患者于2年前因"帕金森综合征"出现行走缓慢，走路不稳，伴起步困难，呈慌张步态，双下肢乏力、麻木，怕冷，偶有胸闷气促，口苦，胃纳可，眠差，难入睡，小便正常，大便难、2～3天行1次。舌暗，边尖红，苔黄腻，脉弱无力。

辅助检查 2019年9月于外院行颅脑MR示"脑萎缩"（具体不详）。

中医诊断 颤病（阳虚风动证）。

西医诊断 帕金森综合征。

治则 通阳息风，交通心肾。

处方

针刺：百会、印堂、水沟、承浆、鸠尾、中脘、关元、天枢、三阴交、四关穴。

精灸：风池、颈百劳、肺俞、四花穴、肾俞、命门、腰三针、引气归元、悬钟、涌泉各2壮。

刺络：心俞、肝俞。

埋针：厥阴俞、阳纲。

治疗经过　按上方每周治疗2次。经8次治疗后，患者及家属诉双下肢乏力、起步困难、胸闷气促、眠差较前改善，继续维持目前治疗方案。

按　符文彬教授认为本案患者病机为阳气不足无以濡养经脉，心肾升降失常，水火不济，心火亢盛于上，心失神明。临床在温阳的基础上，加强息风调神、交通心肾胆。在主要治疗方案基础上，加刺鸠尾、中脘、关元调神健脾补肾，四关穴平肝息风，天枢通大肠腑气，三阴交调补肝脾肾；精灸以通阳息风；心俞、肝俞刺络加以泻有余之火且息风；皮内针以巩固疗效。

【病案2】

张某，男，52岁，2020年10月13日初诊。

主诉　左上肢震颤3年，左下肢拘急1年。

病史摘要　2017年开始出现左上肢震颤，诊断为"帕金森综合征"，予服用多种西药效果不理想。2019年开始出现左下肢拘急、行走不利，2020年年初出现左侧嘴角震颤。症见背拘紧无力，易疲惫，纳可，眠可，多梦，偶有噩梦，便溏，夜尿1~2次。自汗，怕热。舌红，苔白，脉沉细。

辅助检查　2020年10月2日外院头颅MRI示：①右侧放射冠异常信号，考虑脑白质变性；②轻度脑萎缩；③双侧筛窦及上颌窦炎症。

中医诊断　颤病（阳虚风动证）。

西医诊断　帕金森综合征。

治则　温阳息风，佐调和心胆。

处方

针刺：百会、印堂、廉泉3针、引气归元、三阴交、足临泣、外关。

精灸：风池、引气归元、大椎至腰阳关每椎1穴、肾俞、悬钟、涌泉各2壮。

刺络：心俞、肝俞。

埋针：神堂、魂门。

耳针：心、胆、肾交替。

治疗经过 按上方每周治疗2次。经3次治疗后，患者诉拘紧无力、易疲惫较前好转，自汗怕热症状减轻，做梦次数减少；继续巩固治疗4个月症状明显改善。

按 本案患者为脾肾阳气不足无以濡养经脉，加上心胆失调，气机不畅、痰湿内生，痹阻经络，痰浊扰心，出现相关症状。临床在温阳的基础上，强调温肾健脾息风、调和心胆。在主要治疗方案基础上，加刺廉泉3针生津化痰、通利舌咽，足临泣、外关以疏调少阳利三焦；督脉为"一身阳脉之海"，精灸加大椎至腰阳关每椎1穴以温督通阳，加肾俞、悬钟以温阳补肾壮骨；刺络加心俞、肝俞以泻有余之邪且调和心胆；背俞穴埋及耳针以巩固疗效。

（三）多系统萎缩

多系统萎缩是一组神经系统变性疾病，产生多部位、多系统的损害，根据临床表现，一般分为两个亚型，帕金森型多系统萎缩（MSA-P）亚型患者表现为帕金森综合征的特点，如运动迟缓、震颤；小脑型多系统萎缩（MSA-C）亚型患者表现以进行性步态和肢体共济失调为主症。两者均可伴有排尿障碍、体位性低血压等自主神经障碍症状。根据其发病特点，属中医"痿证""骨摇""喑痱"等范畴，符文彬教授认为本病多由先天禀赋不足或年老久病引起脏腑亏虚、髓海失调、肾阳督脉虚衰等，病位在脑，与督脉、肝、肾相关。治疗上强调"从阳论治"，注意扶正，兼顾祛邪，可补益肝脾肾、填精益髓，兼顾化痰通络。

针灸对本病具有一定的疗效，特别在改善语言、吞咽、行走、跌倒、排尿功能、肠道功能、下肢运动灵活性、身体摇晃、步态等方面较明显，可采用整合思维"一针二灸三巩固"的治疗模式治疗。主要治疗方案是针百会、印堂、水沟、承浆、头维、内关、阳陵泉、引气归元、三阴交，行导气法，出针后精灸引气归元、督脉风府至腰阳关每椎1穴、风池、颈百劳，可加五脏俞或十二经原穴、络穴大接经，灸完后在耳穴心、胆、肾、脑干等埋针。结合病症，随证加减，肾虚寒湿证按通用方，痰浊内阻证加针丰隆、太冲，瘀血内阻证加膈俞刺络，震颤加针后溪、申脉、风府，运动迟缓加灸肾俞、大杼，头晕或姿势平衡障碍加风池、完骨、翳风，便秘加针天枢、腹结，吞咽障碍加神根、聚泉、廉泉、天柱。

多系统萎缩患者普遍生存质量低，进展迅速，目前无特效治疗方法，针灸治疗重视改善症状，控制病情。

【病案1】

许某，男，57岁，2021年4月6日初诊。

主诉 行动迟缓、手部震颤1年。

病史摘要 1年前患者出现行动迟缓、手部震颤，右侧为甚，右侧肢体肌张力升高，暂时无冻结步态，穿衣等精细活动较前困难，无饮水呛咳，时胸闷，心慌心悸，怕冷，眠差需药物辅助，小便短黄，大便2～3天1次，便质稍硬。舌淡，苔白腻，脉沉细。既往有高血压、焦虑障碍病史。

辅助检查 MRI示脑干、小脑萎缩。GAD-7：18分。PHQ-9：10分。

中医诊断 颤病（肾虚寒湿证）。

西医诊断 多系统萎缩；焦虑障碍。

治则 温肾通督，散寒除湿通络。

处方

针刺：百会、印堂、头维、水沟、廉泉、引气归元、外关、足临泣、三阴交。

精灸：风池、翳风、肺俞、四花穴、肾俞、引气归元、丘墟、涌泉、风府至腰阳关每椎1穴各2壮，排灸右上肢大肠经2壮。

大灸：颈背督脉膀胱经、膻中至关元。

刺络：心俞、三焦俞。

埋针：厥阴俞、阳纲（双）。

耳针：心、胆、肾交替。

治疗经过 按上方每周治疗2次。经5次治疗后，患者诉行动较前灵活，震颤好转，胸闷心悸较前减轻，仍偶有怕冷；继续治疗5个月病情稳定。

按 患者右侧肢体肌张力升高、怕冷为肾阳亏虚之象，临床在补肾散寒除湿的基础上，注重补益肾阳。在主要治疗方案基础上，加刺廉泉生津，善补阳者从阴引阳，三阴交补益肝肾；精灸涌泉引火下行；排灸大肠经温通阳明、调理肠胃；大灸颈背督脉膀胱经、膻中至关元温阳益肾、固本培元；心俞、三焦俞刺络泻有余之火；背俞埋针及耳针以巩固疗效。

【病案2】

苏某，男，67岁，2021年4月8日初诊。

主诉 进行性上肢不自主抖动，伴双下肢无力5年。

病史摘要 5年前患者出现进行性上肢不自主抖动，伴双下肢无力，记忆力轻度减退，思维能力基本正常。外院MRI检查诊断为"多系统萎缩"，给予"乐盼（氟哌噻吨美利曲辛片）、宝诺达（胞磷胆碱钠片）、三七胶囊"治疗，自觉效果欠佳，震颤症状仍然存在。纳眠可。每天大便2次、偏干，小便多，夜尿2~3次。舌红，苔薄，脉沉。

体格检查 双上肢静止性震颤，上肢肌力4级，下肢肌力3级。

中医诊断 颤病（肾虚髓亏证）。

西医诊断 多系统萎缩。

治则 补肾填精益髓。

处方

针刺：百会、印堂、水沟、廉泉、头维、风池、风府、上1区、下1区、下5区、引气归元。

精灸：风府至腰阳关每椎1穴、膻中、引气归元、腹结、十二经原穴接经、颈百劳、肩中俞、肩井、腰四穴、足三里、悬钟、丘墟、商丘、解溪各1壮。

刺络：三焦俞。

埋针：厥阴俞、魂门（双）。

耳针：心、肾、脑交替。

治疗经过 按上方每周治疗2次。经6次治疗后，患者诉上肢不自主抖动好转，继续半年病情稳定。

按 该患者久病，肝肾不足，髓海空虚，脑窍失养，虚风内动，扰动心神，发为本病。治以补肾填精益髓为则。在主要治疗方案基础上，针刺加头维助阳调脑神，上1区、下1区、下5区疏通区域气血；精灸十二经原穴接经鼓舞原气，膻中补气，腹结通腑，足三里、解溪、商丘补益脾胃，颈百劳、肩中俞、肩井疏通局部气血，悬钟、丘墟疏调少阳，腰四穴健脾助运；三焦俞刺络泻有余之邪；背俞埋针及耳针巩固疗效。

（四）肌萎缩侧索硬化

肌萎缩侧索硬化又称渐冻人症，是运动神经元病的一种，临床上常表现为上、下运动神经元合并受损的混合性瘫痪，逐渐出现并加重肌无力、肌萎缩、吞咽困难、喝水呛咳、言语不清等症状，逐渐失去运动能力和生活自理能力，直至死亡。肌萎缩侧索硬化属中医"痿证"范畴，符文彬教授认为本病与手足三阴、三阳经，奇经八脉相关，与肺、脾、胃、肝、肾等脏腑关系密切。

针灸治疗以益气健脾、通阳化痰为主，取背部足太阳膀胱经、背部督脉、胸腹部任脉及手足三阴三阳经的原穴。主要治疗方案为针刺百会、印堂、头维、水沟、廉泉、内关、阳陵泉、三阴交、引气归元，精灸风府至腰阳关每椎1穴、十二经原穴接经、天突、膻中、引气归元、腹四关穴，心俞、胃俞、大包及耳穴心、胃、脑干埋针以巩固治疗。吞咽、言语障碍可加风府、完骨、翳风等。

针灸治疗肌萎缩侧索硬化具有一定优势。对于是否能延缓疾病进展，延长生存期仍有待进一步研究，注意情绪疏导，坚持长时间治疗。

【病案】

赵某，男，67岁，2021年5月11日初诊。

主诉 双侧上肢无力伴肌肉萎缩1年。

病史摘要 患者1年前出现双侧肢体无力，2021年4月9日外院颅脑增强MR示"双侧额顶颞叶皮质下少许脑白质高信号，轻度脑萎缩"，肌电图示"广泛神经源性损害"，诊断为肌萎缩侧索硬化，予"利鲁唑片"每次1片，每天2次，症状未见明显改善。现症见双上肢无力，右侧为甚，四肢肌肉萎缩，双上肢尤甚，言语含糊不利，味觉、听觉未见异常，四肢冰冷，纳眠可，二便可。舌淡暗，苔薄白，脉弦滑。

辅助检查 胸椎增强MR示：$T_3 \sim T_4$、$T_{10} \sim T_{11}$椎间盘层面右侧黄韧带增厚，椎体前方脊髓受压变窄，拟T_8椎体血管瘤可能。

中医诊断 痿证（脾肾阳虚，痰浊阻窍证）。

西医诊断 肌萎缩侧索硬化症。

治则 温补脾肾，化痰通络。

处方

针刺：百会、头维、水沟、廉泉、引气归元、大横、内关、阳陵泉、三阴交。

精灸：风府、完骨、翳风、颈百劳、肺俞、脾俞、肾俞、命门、引气归元、悬钟、涌泉各2壮，十二经原穴接经1壮。

刺络：三焦俞。

埋针：厥阴俞、阳纲（双）。

耳针：心、肾、脑。

内服中药：北黄芪60 g、桂枝15 g、盐巴戟天30 g、盐杜仲30 g、淫羊藿30 g、千斤拔30 g、牛大力30 g、防风5 g、郁金15 g。

治疗经过 按上方每周治疗2次。第二周开始只针灸不服中药，治疗8次后患者诉双上肢无力较前好转；继续巩固治疗1年病情稳定。

按 本案患者年老脾肾阳虚，痰浊内生，阻遏气机，机体失于濡养，髓海失充，发为本病。治以温补脾肾、化痰通经为法，在主要治疗方案基础上，加廉泉生津利窍、从阴引阳；引气归元、大横健脾益肾、调理气机。精灸风府、完骨、翳风化痰开窍，肺俞、脾俞、肾俞温阳补气、健脾益肾，命门、涌泉引火归元和下行，十二经原穴接经温补原气。三焦俞刺络泻有余之邪。背俞埋针及耳针以巩固疗效。

（五）小脑共济失调

小脑共济失调，分为遗传性及非遗传性。遗传性小脑共济失调按神经病理标准分为脊髓小脑变性、小脑皮质变性、橄榄—脑桥—小脑萎缩三大类。非遗传性共济失调多指脑血管意外（中风）后出现，本体感觉、小脑或前庭功能障碍时可引起共济失调，表现为身体平衡、姿势、步态及言语的障碍，运动不协调或笨拙。本病属于中医"骨摇"范畴。符文彬教授认为本病以阳虚为本、痰浊（瘀）阻滞为标，重用灸法以温阳化痰，病位在脑，与心、胆、肾关系密切。治疗采用整合针灸"一针二灸三巩固"的治疗模式。主要治疗方案是石氏醒脑开窍法后组运动针刺，针刺百会、印堂、水沟、廉泉、引气归元、内关、阳陵泉、太溪，精灸四花穴、风府至腰阳关每椎1穴、风池、完骨、翳风、悬钟、涌泉、心俞、胆俞或及耳穴心、胆、脑干埋针。结合病症，随证加减，风痰上扰证加针刺丰隆、风池，气血亏虚证加灸胃俞、大横，肝肾亏虚证加强督脉艾灸。

本病用针灸治疗可以在一定程度上改善患者肢体功能和平衡能力，提高患者的日常生活自理能力，减轻家庭和社会负担。

【病案】

张某，女，49岁，2020年2月28日初诊。

主诉 全身不自主抖动、行走不稳2个月。

病史摘要 患者2个月前出现双下肢不自主抖动，行走不稳，后出现上肢不自主抖动，无四肢乏力感，无饮水呛咳，无言语障碍。平素颈项部酸痛感，伴上肢麻木感，偶有头晕不适感，起床时视物昏花，无视物重影，偶有左耳鸣、心慌心悸感，眠差易醒，夜眠时间4～5小时。时有潮热，纳可，时有嗳气，偶有恶心感。体格检查：闭目难立征（＋），颈项部局部肌肉紧张，约左侧T_4水平局部压痛。舌淡暗，苔白腻，脉弦细。

辅助检查 颈部CT示：C_5～C_6、C_6～C_7椎间盘膨出。

中医诊断 骨摇（风痰上扰夹瘀证）。

西医诊断 小脑共济失调。

治则 息风化痰，疏经通络。

处方

体针：百会、印堂、头维、内关、阳陵泉、引气归元。

精灸：风池、风府、四花穴、肾俞、命门、引气归元、涌泉各2壮。

刺络：心俞、肝俞。

耳针：胆、心、颈交替。

治疗经过 经8次治疗后，患者诉不自主摇摆症状稍改善，心慌心悸较前减轻，睡眠明显改善；继续巩固治疗8个月症状稳定。

按 本案患者身体不自主抖动为风内动之象，头晕颈痛、舌淡暗、苔白腻为痰浊阻滞之征，睡眠差、心慌心悸、潮热乃心胆失调所致。治疗上重用灸法以息风化痰、温阳通络，并配合刺络以祛瘀平肝宁神，结合心胆论治的理论埋针耳穴心、胆、颈以巩固疗效且改善颈项部症状。

（六）面神经炎

面神经炎是以口角向一侧歪斜，眼睑闭合不全为主要临床表现，属中医的"口癖""吊线风""歪嘴风""口眼歪斜"等范畴。符文彬教授认为本病病机为人体正气不足，脉络空虚，卫外不固，风寒或风热乘虚入中面部经络，致气血痹阻，经筋功能失调，筋肉失于约束，出现㖞僻。初期主要以风寒袭络、风热袭络、风痰阻络等证型为主；恢复期及后期主要气血不足、气虚血瘀、气郁痰阻证型为主。

面神经炎按不同分期治疗策略有所不同，急性期以远端取穴为主，病变局部取穴少、浅刺、手法轻、不用电针；恢复期及后期针灸补泻兼施，符文彬教授采用整合针灸"一针二灸三巩固"的治疗模式治疗。主要治疗方案是针刺百会、印堂、水沟、承浆、引气归元、内关、阳陵泉、照海，行导气法，精灸心俞、胆俞、胃俞、肾俞，患侧翳风、牵正、地仓、太阳、阳白、四白、引气归元、涌泉，耳尖、角孙、大椎、三焦俞刺络，背部厥阴俞、阳纲或耳穴面颊、心、胆埋针。结合病症，随证加减，风寒袭络证加灸风门、风池，风痰阻络证同基本方，气血不足、气虚血瘀证加灸足三里、膈俞，眼裂变小加针申脉，迎风流泪加灸大骨空、小骨空，耳后乳突疼痛、出现外耳道疱疹或听觉过敏者完骨刺络拔罐，舌头麻木、味觉减退加中冲刺络。

本病用针灸治疗虽然疗效肯定，但亦可因面神经损伤程度过高、早期不合理治疗、情绪过于紧张等因素影响预后，甚至出现面肌倒错、面肌痉挛、面肌联动等后遗症，故治疗上要注重整体疏调、巩固疗效，达到康复目的。

【病案1】

陈某，男，30岁，2020年7月3日初诊。

主诉 左侧口眼歪斜14天。

病史摘要 患者14天前受寒后突发左眼睑闭合不全、面部麻木不仁，稍有右耳后疼痛、头痛，自行服用"安宫牛黄丸"，症状未见好转，6月24日至我院门诊就诊，考虑"面神经炎"，予以激素、营养神经、针灸等治疗，稍有好转。现症见：左眼睑闭合不全，左侧鼻唇沟变浅，左侧额纹变浅，鼓腮、吹口哨时左侧漏气，舌前味觉减退，胃纳可，眠差，大便干结，小便色黄。舌红，苔白，脉弦滑。

辅助检查 2020年7月2日肌电图示：①运动神经传导，左侧面神经（颞支、颊支）波幅较右侧分别下降91.1%、83.3%，提示左侧面神经损害（颞支、颊支运动纤维受累，轴索损害）；②瞬目反射，左侧面神经损害。

中医诊断 面瘫（风痰阻络证）。

西医诊断 周围性面神经炎。

治则 祛风化痰通络。

处方

针刺：百会、印堂、水沟、承浆、引气归元、内关、阳陵泉、照海。

精灸：重灸风池、翳风（左）各2壮，轻灸阳白（左）、太阳、四白、地仓、牵正、胃俞、大骨空、小骨空、足三里、涌泉各2壮。

刺络：大椎、心俞、角孙、耳尖。

埋针：厥阴俞、阳纲（双）。

耳针：心、面交替。

治疗经过 按上方每周治疗2次。经治疗4次后，患者口眼歪斜较前好转，共治疗32次而愈。

按 患者突然发病乃因外感风寒，风痰阻滞经络所致。患者在整合针灸基础方治疗基础上加强精灸风池、翳风及面部穴位以祛风化痰、温经通络。胃俞、足三里健胃益气化痰，大骨空、小骨空是治疗流泪的特效穴，涌泉引火下行；配合刺络以加强泻热通络，埋针巩固疗效。

【病案2】

林某，女，48岁，2020年8月17日初诊。

主诉 右侧口眼歪斜2月余。

病史摘要 患者6月14日因劳累及受凉后出现右侧口眼歪斜伴味觉丧失，颅脑CT未见异常，治疗上予口服泼尼松及维生素B、口服中药等治疗；6月19日出现右侧耳后及脸部疼痛，口眼歪斜症状加重，予针灸治疗后味觉开始恢复。症见精神郁郁，口角歪斜，右眼闭合不全，迎风流泪，右侧耳后及脸部疼痛，味觉尚可，眠差，纳一般，大便稀，小便可。舌淡暗，边有瘀络，脉弦。

辅助检查 2020年8月7日肌电图示：右面神经（颞支、颊支）波幅较左侧减低94%、95%。右侧面神经支损害（颞支、颊支）运动纤维受累，重度轴索损害。瞬目反射：右侧面神经损害。

中医诊断 面瘫（气郁痰阻证）。

西医诊断 周围性面神经炎。

治则 疏肝解郁，化痰通络。

处方

针刺：百会、印堂、水沟、廉泉3针、引气归元、滑肉门、四关穴、照海。

精灸：重灸风池、风府、翳风，轻灸颈百劳、肺俞、心俞，阳白（右）、太阳、四白、地仓、牵正、引气归元、足三里、四花穴、胃俞、肾俞、命门、涌泉、大骨空、小骨空各2壮。

刺络：厥阴俞、角孙。

埋针：神堂、魂门（双）。

耳针：心、肝、面交替。

治疗经过 按上方每周治疗2次，经8次治疗后患者口角歪斜、右眼闭合不全较前好转，大便成形，继续治疗24次基本痊愈。

按 符文彬教授认为根据肌电图提示本案患者的面神经为重度受损，病程已超过两月，临床症状改善不佳，仍有局部疼痛症状，结合舌脉象，乃少阳经气不通、气郁痰阻之证。针刺在主方基础上加用廉泉3针以调任生津安眠；胃肠道症状明显乃脾虚运化失司所致，加用滑肉门调理中焦气机，配合灸足三里、胃俞补益脾胃；重用灸法加强疏通面部气血，四花穴活血通络、疏肝理气，肾俞、命门、涌泉温肾助阳通络、引火归元。刺络厥阴俞、角孙泻有余之火；埋针以巩固治疗。

（七）面肌痉挛

面肌痉挛是以阵发性、不规则的一侧面部肌肉不自主抽搐为特点的疾病，属于中医的"痉证""面风""筋惕肉眴"等范畴。符文彬教授认为本病病机为外感风寒、邪郁化热、风痰阻络，阻遏气机；或为阴虚血少、筋脉失养、虚风内动所致。治疗上以息风止痉、疏经通络为治则。

针灸早期治疗本病疗效较好，可有效缓解症状及减少发作次数，采用针灸整合方案"一针二灸三巩固"的治疗模式治疗。主要治疗方案是针刺百会、印堂、水沟、引气归元、四关穴、照海，行导气法，精灸四花穴、翳风、涌泉，刺络心俞、肝俞、厥阴俞、魂门埋针。结合病症，随证加减，风寒证加灸风池、风门，邪热证加大椎刺络，虚风内动证加针太溪、风池，风痰证加针丰隆，阴虚血少证加灸足三里、脾俞，久病不愈加人迎。

本病治疗难点在于容易复发，多见于精神紧张或情绪激动时加重，治疗应注重调神和情绪疏导，采用整合治疗模式。

【病案1】

郭某，女，63岁，2020年8月7日初诊。

主诉 右侧面部肌肉抽搐3个月。

病史摘要 3个月前患者出现右侧面部肌肉抽搐，性情急躁易怒，入睡困难，眠浅易醒，纳一般，二便调。舌淡暗，苔薄白微腻，脉滑。

辅助检查 未见异常。

中医诊断 痉证（痰瘀互阻证）。

西医诊断 面肌痉挛。

治则 理气化痰，活血化瘀。

处方

针刺：百会、印堂、人迎、廉泉、四关穴、照海。

精灸：重灸风门、翳风，轻灸风池、四花穴、命门、引气归元、涌泉各2壮。

刺络：大椎、心俞、肝俞。

埋针：厥阴俞、魂门（双）。

治疗经过 开始按上方每周治疗2次。经4次治疗后患者诉面部抽搐较前改善，16次治疗后面部基本无抽搐。按上方每周治疗1次，共8次巩固治疗。

按 本案患者面部肌肉抽搐，性情急躁易怒为痰瘀上扰之象，治以理气化痰，活血化瘀。针刺在基础针灸治疗方案上，加足阳明、足少阳之会人迎以疏通气血平肝，廉泉利咽化痰。重灸加风门、翳风加强息风通络，命门、涌泉补肾助引火归元。刺络大椎、心俞、肝俞泻心肝、平郁火。埋针以巩固疗效。

【病案2】

黎某，8岁，2020年9月18日初诊。

主诉 右侧脸部抽动、眨眼9个月。

病史摘要 患者9个月前无明显诱因出现右侧脸部抽动，时眨眼，无歪颈侧视，于外院就诊行脑电图及头颅MR未见异常，予"氟哌啶醇片"等药物治疗，服用药物后出现手足麻木等副作用而停药；时有急躁易怒，眠可，纳差，二便可。舌淡胖，苔白，脉弦细。

辅助检查 2019年12月10日于佛山市禅城区中心医院进行艾森克个性测验、儿童行为量表、儿童气质问卷、儿童感觉统合检核表测验，结果均正常。

中医诊断 痉证（风痰阻络证）。

西医诊断 面肌痉挛。

治则 疏肝健脾，息风止痉。

处方

针刺：百会、印堂、水沟、承浆、合谷、太冲、照海。

精灸：风池、翳风、四花穴、引气归元、涌泉各1壮。

刺络：心俞、肝俞。

埋针：神堂、魂门（双）。

治疗经过 按上方每周治疗1次。经治疗3次，右侧脸部抽动有好转；继续治疗16次而愈。

按 本案患者因肝郁脾虚，痰浊内生，虚风内动，筋脉失养，发为本病，治以疏肝健脾、息风止痉。在基础针灸治疗方案上，针刺加照海滋肾柔肝宁神。精灸风池、翳风加强息风通络，引气归元健脾固本培元，涌泉补肾引火下行。刺络心俞、肝俞泻心肝以加强息风。埋针以巩固疗效。

（八）脑神经损伤

脑神经损伤可以是单一的，称单脑神经病，但脑神经分布较集中，局部因素常可损害相邻两个或以上脑神经，称多脑神经病，此外第Ⅲ～Ⅶ对脑神经核在脑干，故脑干内损害时可有脑神经症状，其特点是交叉性瘫痪，需要注意的是不少脑神经病继发于肿瘤、脑膜炎、血管性疾病、脱髓鞘疾病等，有时是全身性疾病的局部或早期表现，应注意鉴别。符文彬教授认为本病是由气虚痰阻，阻遏气机，气血运行不畅，经脉闭阻，经脉失养所致，与肝、肾、心、胆、膀胱、督脉相关，属于中医"视歧""痿病"范畴，根据损伤的神经不同，临床症状各异，需仔细甄别。治疗以益气化痰通络为法。主要治疗方案是针刺百会、印堂、水沟、承浆、内关、阳陵泉、太冲、（眼针）肾区，精灸取风池、天柱、风府、心俞、肝俞、肾俞、命门、引气归元、涌泉，厥阴俞、魂门埋皮内针。若患者有郁久化热之象，可加大椎刺络拔罐；嗅觉障碍可加迎香；耳鸣耳聋加听宫、听会。

针灸治疗疗效较好，"针所不为，灸之所宜"，应注意针灸并用，必要时针药并用。

【病案1】

徐某，男，51岁，2015年2月6日就诊。

主诉　复视20天。

病史摘要　20天前患者开始出现向右下方注视时重影，睡醒或用眼过度时症状明显，曾服用"三七通络胶囊、甲钴胺、胆碱酯酶"等药物，经"鼠神经生长因子"肌内注射等治疗，症状未见缓解。伴有左颈肩部酸软不适，无口干口苦，纳眠可，大便秘结，小便可。舌淡，苔薄白，脉滑。

辅助检查　面肌电图示：左眼上斜肌不完全麻痹。头颅MR示：蝶窦炎。

中医诊断　视歧（气虚痰阻证）。

西医诊断　滑车神经损伤。

治则　益气化痰，疏通目络。

处方

针刺：百会、印堂、肾区（左）、内关（双）、阳陵泉（双）、太冲（双）。

精灸：天柱（双）、颈百劳（双）、肩中俞（双）、四花穴、太阳

（左）、阳白（左）、至阴（左）、引气归元各2壮。

刺络：耳尖（双）、角孙（双）、大椎。

埋针：心俞（双）、胆俞（双）。

治疗经过 按上方每周治疗2次。经5次治疗后，左眼复视改善；继续治疗8次而愈。

按 本病属中医"视歧"范畴，由于气虚痰阻，阻遏气机，气血运行不畅，经脉闭阻，经脉失养，发为本病。在针灸治疗方案基础上，增加眼针肾区疏调眼部局部经脉，同时精灸膀胱经井穴至阴，因太阳为目之上纲；刺络大椎、耳尖、角孙可通调督脉与少阳经，泻有余之火。肝开窍于目，心主血脉，肝藏血，肝主疏泄，肝胆相表里，且少阳主枢，故埋针以巩固疗效。

【病案2】

吴某，男，50岁，2020年7月4日初诊。

主诉 左侧眼睑下垂1年。

病史摘要： 1年前患者无明显诱因出现左侧眼睑下垂，多方治疗未见好转，查体：左侧眼睑下垂，眼裂约0.7 cm，左侧眼球向下运动障碍，左侧眼球可稍向上、向内运动，右眼球运动正常，结膜正常。左侧瞳孔直径4 mm，右侧瞳孔直径3 mm，形状正常，左侧瞳孔直接、间接对光反射迟钝，右侧瞳孔对光反射正常。眠可，纳差，大便烂。舌质淡红，苔白厚，脉滑。既往外感病史，平素嗜食辛燥食物。

辅助检查 2020年6月20日MRI颅脑增强示：左侧海绵窦增厚，环形强化，多为炎症病变并左小脑膜及颞叶硬脑膜炎性明显强化。眼眶CT平扫未见明显异常。脑脊液常规：无色，透明，蛋白定性弱阳性。

中医诊断 胞睑病类（气虚痰阻证）。

西医诊断 动眼神经麻痹。

治则 益气升阳，健脾化痰。

处方

运动针：天柱、风府。

针刺：百会、上星、太冲、阳陵泉、申脉、内关、引气归元、气旁、左眼肾区。

精灸：肺俞、脾俞、心俞、肝俞、肾俞、中脘、气海、滑肉门、阴陵泉、足三里、隐白、申脉、至阴各2壮。

热敏灸：膀胱经、任脉。

刺络：大椎、三焦俞。

治疗经过 按上方每周治疗2次。经18次治疗后，左侧眼睑下垂显著改善，左侧眼球运动大有进步；经治疗30次后，左侧眼睑及眼球运动完全恢复正常。2个月后随访，未复发。

按 本案患者嗜食辛燥食物，灼液成痰，气机阻遏，阳气受损，脾阳不升，加上外感犯足太阳，目系受损，经筋失养，表现为上睑下垂、眼球活动不灵。取天柱、风府行运动针加强刺祛邪通目系；灸隐白、足三里、阴陵泉、中脘、滑肉门加强升阳化痰；五脏俞调和五脏升阳；"阳跷者，足太阳之别脉，其脉起于跟中……五脉会于睛明穴""太阳为目之上纲"，至阴、申脉司眼睑开合且长阳通目系，热敏灸加强益气升阳，健脾化痰；大椎、三焦俞刺络泻上焦有余之火。

【病案3】

董某，女，39岁，2018年10月8日初诊。

主诉 右眼睑渐进性下垂10年。

病史摘要： 患者10年前无明显诱因出现右眼睑渐进性下垂，"新斯的明"试验检测（－），无视物模糊、重影，无头痛、胸闷、耳鸣、肢体无力、抽搐，平素畏寒，纳眠一般，二便调。神经系统查体未发现明显异常。舌淡胖，苔薄白，脉细弱。

中医诊断 胞睑病类（阳虚痰阻证）。

西医诊断 右侧动眼神经麻痹。

治则 温阳益气，健脾化痰。

处方

针刺：阳陵泉（右）、足三里（左）、阳白、百会、中脘、太冲。

精灸：百会、肺俞、颈百劳、脾俞、申脉、隐白、足三里、引气归元各2壮。

刺络：心俞。

埋针：胃俞、心俞。

治疗经过 按上方每周治疗2次。经10次治疗后，眼睑下垂较前好转；继续门诊治疗24次，基本恢复正常。

按 本案由于阳虚痰阻，阻遏气机，气血运行不畅，经脉闭阻，经脉失养，发为本病。针灸治疗以温阳益气、健脾化痰为主，取阳陵泉、阳白、太冲疏通气机；百会与足三里、中脘相配可升清补阳，健脾益气。精灸取百会、颈百劳扶助阳气，取引气归元意在健脾补肾、固本培元；申脉为八脉交会穴，通阳跷脉，司眼睑开合；取肺俞、脾俞、隐白调节脏腑气机、益气升阳。刺络心俞养心安神。皮内针以巩固治疗。

（九）脑干脑炎

脑干脑炎是指发生于脑干的炎症，病因及发病机制目前尚不明确，可能为病毒感染或炎性脱髓鞘改变，主要存在两种观点，一为自身免疫受损学说，一为病毒感染学说。脑干脑炎与格林-巴利综合征，Fisher综合征的临床表现有一些相似之处，且某些脑干脑炎患者的脑脊液检查可见蛋白细胞分离现象。因此考虑脑干脑炎的发病机制可能与格林-巴利综合征类似为自身免疫受损所致。有报道显示有92%的患者在发病前有前驱感染的病史，且22%患者血清学空肠弯曲菌阳性，脑干脑炎可能为病毒或细菌等感染引起的自身免疫受损疾病。临床特点包括常有前驱感染史，急性或亚急性起病；主要表现为共济失调、意识障碍、眼肌麻痹和长束征。中医学并没有脑干脑炎这个病名，但根据其临床表现与文献中"骨摇""口僻""眩晕""风牵偏视""痿证"相类似。符文彬教授认为本病的发生多因患者素体气血亏虚，脏腑（心、肝、肾等）功能失调，加之外邪侵袭，致使机体阴阳失调，"阳化气，阴成形"，阳气不足及血运行受阻，筋脉失养，活动不利；或阴亏于下，阳亢于上，而成上实下虚，甚者成为阴阳互不维系的危重证候。本病病位在脑，与心、肝、脾、肾关系密切。常见证型有风痰上扰夹瘀，肝阳上亢，气血亏虚，肾虚血瘀。

疾病早期，可采用整合针灸"一针二灸三巩固"的整合治疗模式，主要治疗方案是石氏醒脑开窍法后组运动针刺，针刺引气归元、腹四关、气旁、气穴、百会、印堂、水沟、廉泉、悬钟、内关、阳陵泉、太溪，行导气针法，精灸翳风、风池、肾俞（均为重灸），轻灸阳白、太阳、四白、地仓、颊车、颈百劳、命门、涌泉，耳穴心、胆、脑干埋针。结合病症，随证加减，风痰上扰证加针丰隆、风府；肝阳上亢证加太冲及耳尖刺络；气血亏虚证加灸五脏俞；肾虚血瘀证加大椎到腰阳关每椎1穴督脉灸；重症患者加强背部督脉、膀胱经及任脉大灸，以温阳益气、化痰通络。

本病早期针灸治疗可以在一定程度上改善脑干损伤症状，提高患者的日常生活自理能力，减轻家庭和社会负担。

【病案】

周某，男，73岁，2022年7月12日初诊。

主诉 行走不稳伴左侧口角歪斜7个月。

病史摘要 7个月前患者出现行走不稳，左侧口眼歪斜，言语欠清，时有头晕，呈昏沉感，无天旋地转感，左侧眼睑闭合不全，露白睛约5 mm，迎风流泪，口角向右侧歪斜，饮水时左侧口角漏水，进食时左侧颊内藏食，时有漏食，味觉稍减退，时有左耳前、左额巅部胀痛，双眼视物稍模糊，双耳听力下降，双足轻度浮肿。舌暗淡，苔薄白，脉细，尺脉弱。体格检查：左侧额纹、鼻唇沟变浅，右侧额纹、鼻唇沟正常；左侧眼睑闭合不全，露白睛约5 mm，双侧咽反射减退，宽基底步态，右侧指鼻试验轮替试验稍笨拙，闭目难立征（+），双侧罗索利莫征（+），双侧掌颌反射（+）。曾在外院住院诊断为"脑干脑炎"。

中医诊断 骨摇、口僻（肾虚血瘀证）。

西医诊断 脑干脑炎。

治则 温阳益气，活血通络。

处方

运动针：风池、完骨、翳风。

针刺：百会、印堂、水沟、承浆、廉泉、内关、阳陵泉，悬钟与太溪交替，针刺后行调气法。

精灸：重灸翳风、风池、肾俞，轻灸阳白（左）、太阳、四白、地仓、颊车、颈百劳、命门、胃俞、足三里、引气归元、悬钟、涌泉各2壮。

大灸：督脉风府至腰阳关，五脏俞、风门，患侧头面部三阳经局部反应点。

耳针：心、胆、脑干交替。

治疗经过 经12次治疗后，患者步态不稳及口眼歪斜明显好转出院；出院后每周治疗1次，连续治疗4周后，患者症状步态不稳基本改善，左眼可闭合，口角稍向右侧歪斜，皱眉、抬眉动作基本能完成。

按 本案患者有明确的步态不稳及口眼歪斜，本病病机为阳气不足，虚风内扰，血运行受阻，肾虚血瘀，筋脉失养，活动不利，治以温阳益气、活血通络。针刺风池、完骨、翳风以平息虚风；针刺百会、印堂、水沟、承浆、廉泉以通督任调神，内关疏通气血、宁心安神，阳陵泉、悬钟、太溪补肾充髓、疏调少阳。重灸翳风、风池、肾俞息风温肾通络，引气归元、悬钟、涌泉温肾健化痰、引火下行，胃俞、足三里补益后天脾胃。大灸温阳通督脉、调节五脏俞。耳针巩固疗效。

（十）截瘫

截瘫是指脊髓横贯性损害，即脊髓损害平面以下各种感觉缺失、运动神经元瘫痪及括约肌功能障碍，骨折、损伤、炎症、肿瘤、结核等是造成截瘫的常见原因。在急性期往往出现脊髓休克症状，休克期一般持续3～4周。按脊髓损害节段不同，其表现出不同的临床特点：高颈段（C_1～C_4）损伤表现四肢呈上运动神经元性瘫痪、损伤平面以下全部感觉缺失或减退、二便障碍、四肢及躯干无汗，还可出现呼吸困难、腹式呼吸运动减弱甚至消失；颈膨大（C_5～T_2）损伤表现为四肢瘫痪、双上肢呈下运动神经元瘫痪、双下肢呈上运动神经元性瘫痪、损伤平面以下全部感觉缺失、可有向肩及上肢放射的根性神经痛；胸段（T_3～T_{12}）损伤表现为双下肢呈上运动神经元性瘫痪、损伤平面以下全部感觉缺失、二便障碍、出汗异常、常伴损伤节段相应胸腹部根性神经痛和（或）束带感。截瘫的四肢瘫痪表现属中医的"痿证"范畴。符文彬教授认为痿证可因肺热津伤、湿热浸淫、脾胃虚弱、肝肾亏虚、瘀阻督脉而引起筋脉失养、四肢瘫痪；肾和膀胱气化功能失调而致癃闭；因传导失职、不得下行或肠道失润、推动无力可致便秘。

截瘫为脊髓损伤，疗效随病因、病程长短、病情轻重而不同，若损伤严重则恢复较难。研究表明，针灸治疗截瘫有一定疗效，主要在于改善肢体功能及感觉障碍、二便障碍。符文彬教授治疗截瘫考虑督脉、膀胱经、任脉、手足三阴三阳经、阴阳跷脉等穴位，适当通督温阳、醒神开窍，阴阳并调，针灸并用，同时久病易致郁，需注意疏肝解郁。采用整合针灸"一针二灸三巩固"的治疗模式治疗，但需注意截瘫患者脊髓损伤平面以下感觉缺失，局部使用艾灸等温热治疗时医者应密切观察皮肤变化、掌握好艾灸的温度及时间，避免烫伤。主要治疗方案是针百会、印堂、水沟、承浆、引气归元、后溪、申脉、涌泉；精灸或大灸背部督脉、华佗夹脊穴、膀胱经和任脉，心俞或厥阴俞刺络，耳穴心、肾、脊柱埋针。结合病症，随证加减，肺热津伤证加鱼际，湿热浸淫证加脾俞、三焦俞，脾胃虚弱证加脾俞、胃俞、足三里，肝肾亏虚证加肝俞、肾俞、命门、神阙，瘀阻督脉证加灸四花穴、章门，上肢瘫痪者加针颈华佗夹脊穴、肩髃，下肢瘫痪者加针腰部华佗夹脊穴、居髎，小便障碍加针中极、水道、太冲、三阴交、中髎、秩边，大便障碍加针天枢、腹结、上巨虚。

本病患者因运动、感觉及二便功能障碍可引起不同程度的心身障碍，在漫长的治疗过程中应注重患者的心理疏导，同时加强护理，避免压疮、感染等并发症。

【病案1】

李某，男，39岁，2012年5月29日就诊。

主诉 跌倒致双下肢麻木乏力、二便障碍1年余。

病史摘要 患者于2010年12月从高处跌倒致腰部外伤，CT显示L_1～L_2椎体及其右侧横突、右侧椎弓，L_3椎体右侧椎弓压缩性骨折并骨性椎管狭窄。遗留大小便失禁，经康复治疗后有所好转。现症见双下肢大腿后侧浅感觉消失，双脚外侧麻木，左侧为甚；双脚跖脚乏力，行走困难，右侧大趾乏力；白天排尿费力，可自行控制，纳眠可。舌淡红，苔薄白，脉缓。

中医诊断 痿证（肾虚血瘀证）。

西医诊断 L_1～L_3椎体骨折并截瘫。

治则 补肾活血通络。

处方

体针：后溪、申脉、百会、印堂、水沟、承浆、引气归元。

艾灸：大椎、腰四穴、腰阳关、肾俞、引气归元、涌泉各5壮。

刺络：心俞（双）。

耳针：心、肾、腰椎交替。

治疗经过 按上方每周治疗2次。经8次治疗后，双下肢麻木乏力、二便障碍症状有所好转，病情仍有反复；继续治疗半年后，病情较前有所好转，转回当地医院继续康复治疗。

按 本案患者因外伤督脉受损，久病肾阳虚衰无以温养经脉，气血运行不畅，经脉痹阻发为本病，临床上加强温肾健脾、活血通络。针刺后溪、申脉、百会、印堂、水沟、承浆、引气归元以通调任督、补肾健脾；艾灸大椎、腰四穴、腰阳关、肾俞、引气归元温肾健脾、疏通局部气机，涌泉补肾引火下行；刺络以泻余热；耳针巩固疗效。

【病案2】

文某，男，58岁，2021年9月11日初诊。

主诉 双下肢乏力麻木伴小便不利4月余。

病史摘要 患者于4个多月前无明显诱因突发双下肢乏力、麻木，伴有小便不利，曾在外院住院诊断为"脊髓炎"，治疗未见好转。查体：双下肢肌力4级，双下肢背伸3级；四肢肌张力正常；T_{10}以下浅感觉、深感觉减退；双上肢肌腱反射稍活跃，下肢腱反射减弱，腹壁反射消失，提睾反射消失；双侧霍夫曼征阴性，双侧巴氏征阴性。眠可，纳差，大便难，小便不利。舌淡暗，苔薄白，脉弱。

辅助检查　2021年4月25日外院胸椎MRI平扫及腰椎MRI平扫示：$T_6 \sim T_{11}$段胸髓异常信号，提示脊髓炎。

中医诊断　痿证（脾肾阳虚证）。

西医诊断　脊髓炎。

治则　温肾健脾通经。

处方

针刺：百会、印堂、水沟、承浆、引气归元、天枢、三阴交、水道、太冲。

精灸：风府至腰阳关每椎1穴、脾俞、胃俞、肾俞、引气归元、足三里、涌泉各2壮。

耳针：心、肾、胃、胸交替。

治疗经过　按上方每周治疗2次。治疗10次后患者双下肢乏力、麻木症状有所改善；继续门诊巩固治疗5个月，基本恢复正常。

按　本案患者有典型的双下肢麻木乏力、小便不利、便秘等症状，结合舌脉，辨证为脾肾阳虚证，病机为督脉虚寒，肢体筋脉失于温养，膀胱气化不足，大肠运行无力所致。临床应加强温肾健脾通经，在主要治疗方案基础上，加刺三阴交以益气健中、调理脏腑功能；精灸加风府至腰阳关以通督填髓。针刺百会、印堂、水沟、承浆调督通经，引气归元、三阴交、太冲健脾补肾、调肝理气，水道、天枢利水通腑；艾灸督脉温肾通督，脾俞、胃俞、肾俞、引气归元、足三里加强温补脾肾，涌泉补肾、引火下行；耳针巩固治疗。

（十一）小儿癫痫

小儿癫痫是小儿时期常见的一种病因复杂的、反复发作的神经系统综合征。是由阵发性、暂时性脑功能紊乱所致的惊厥发作。分为原发性和继发性两种。临床表现为反复发作的肌肉抽搐、意识、感觉及情感等方面短暂异常。符文彬教授认为，本病多由先天不足或后天失养，心、肝、脾、肾功能失调，痰浊内生，风火夹痰上扰蒙蔽清窍，内乱神明，外闭经络而为病。气机逆乱、痰随气逆是本病病机中的重要环节。

针灸治疗小儿癫痫有一定的优势，加之婴儿神经系统功能尚未健全，正处于高速发育成熟过程，神经可塑性强，治疗效果较佳，针灸早期介入与长期巩固治疗有助于提高疗效。治疗上应采用针灸并用或针药并用。主要治疗方案是针刺百会、上星、印堂、水沟、鸠尾、中脘、气海、天枢、风池、大椎、至阳、腰奇、长强；点灸身柱、至阳、脾俞、命门、足三里，耳穴心、肝、肾、脑干压豆。针刺小儿时应注意手法宜轻，刺激宜小，如《灵枢·逆顺肥瘦》所曰："婴儿者，其肉脆血少气弱……浅刺而疾发针。"且刺激太强、留针过久，难免惊吓哭闹，惊则气乱，可能加重病情，故手法不宜过重，得气即止，不宜留针。

此病病情复杂多变，病程较长，治疗上应根据病症不同时期、轻重缓急等选择适宜的技术整合，必要时与其他学科融合，配合药物、手术等手段，形成完整的整合诊疗方案，取得稳定持久的疗效。

【病案】

患者，女，7个月16天，2018年10月14日初诊。

代诉 频发痉挛发作3周。

病史摘要 2018年9月24日，因高热1天突发四肢痉挛，头部后仰，无法独坐，眨眼伸舌，口角抽动，叫无反应，持续约20秒，发作结束后迅速进入睡眠状态。遂于当地医院就诊，考虑为高热惊厥，予药物（具体不详）抗感染及物理降温等对症治疗，3天后热退，上述症状仍每日发作15～25次，时有成串发作，清醒及睡眠时均有发作。发作时还可见上肢伸直上举或外展、双拳紧握、下肢伸直或屈曲、躯干前屈呈鞠躬样、双目凝视、牙关紧闭或张口弄舌，有时仅有眨眼、伸舌、低头、四肢屈伸等单一症状，后于外院诊断为癫痫，予"丙戊酸钠"口服治疗，症状未见改善。刻下症见：易惊，多哭闹，痰多，可独坐，可认人，睡眠欠佳，常有惊醒，大便秘结。就诊过程中患儿未有发作，平素每日发作10余次，每次持续时间10～40秒，时有成串发作，多为痉挛发作。舌边尖红，苔薄黄腻，指纹色紫红。体格检查：外观无畸形，无特殊面容，全身皮肤未见明显异常，听觉和呼吸功能正常，呼之可应，可追视物；肌力、肌张力正常，腱反射检查不配合。

辅助检查 头颅MR平扫检查未见明显异常。考虑为癫痫性痉挛，视频脑电监测，可见多灶性异常波（顶枕、后颞区为主，额中央），2小时内痉挛发作1次、局灶性发作2次，发作时可见前头部为主各导低幅快波节律，尖慢波、慢波泛化各导；入睡后见顶枕、后颞区为主各导大量不规则（多）尖棘波、尖棘慢波左右侧不同步发放，睡眠背景差，睡眠周期无法分辨。

中医诊断 小儿痫病（痰痫证）。

西医诊断 癫痫。

治则 豁痰开窍，息风止痉。

处方

针刺：百会、上星、印堂、水沟、鸠尾、中脘、气海、天枢、风池、大椎、至阳、腰奇、长强、照海、申脉。快速进针后捻转行针，得气即出针不留针。

点灸：身柱、至阳、脾俞、命门、足三里各2壮。

耳穴压豆法：心、肝、肾、脑干。

治疗经过 经治疗1次后，发作次数减少，每日发作5～7次，但夜间睡眠差，常惊醒；经5次治疗后，家长诉患儿未再发。后继续每周针灸治疗1次，嘱定期复查脑电图，如有再发则及时就诊。2019年5月21日复查视频脑电监测，监测过程中未见发作，清醒及睡眠状态均未出现明显异常波，睡眠背景欠佳，睡眠周期基本明确。1年后随访未复发，生长发育正常。

按 小儿痫病多由先天不足或后天失养，心、肝、脾、肾功能失调，痰浊内生，风火夹痰上扰，蒙蔽清窍，内乱神明，外闭经络而为病。治当以豁痰开窍、息风止痉为原则，针刺百会、上星、印堂、水沟、风池、大椎、至阳、长强通督调神、息风止痉；鸠尾豁痰止痉，腰奇功能安神定志止痉，为癫痫治疗要穴；中脘、气海二穴相配有健脾补肾以后天养先天之意；天枢为大肠之募穴，有通腑行气之功；照海、申脉为八脉交会穴，对癫痫日夜发作有奇效；点灸有健脾化痰、补肾通督之功；耳穴压豆法以巩固疗效。

三、疼痛病症

（一）偏头痛

偏头痛是一种反复发作的血管性头痛，多因劳累、强光、环境嘈杂和睡眠障碍等诱发，其特点为位于一侧或两侧头部的搏动性头痛，常局限于额部、颞部和枕部，表现为频繁和严重的头痛发作以及伴有恶心、呕吐、胃肠道功能紊乱、睡眠障碍等自主神经系统症状。偏头痛属中医"头风""厥头痛"范畴。符文彬教授认为，外感、内伤、痰浊或瘀血引起头窍气血运行不畅，不通则痛为基本病机。头为"诸阳之会""清阳之府"，是髓海所居之所，五脏精华之血、六腑清阳之气皆会于此，若外邪、内伤侵犯导致经气不畅则发为本病。

针灸治疗偏头痛在止痛及预防发作上效果明显。主要治疗方案是针刺太阳、风池、外关、足临泣、引气归元，行导气法，精灸四花穴、涌泉，心俞、角孙、三焦俞刺络，厥阴俞、阳纲或耳穴心、胆埋针。结合病症，随证加减，风寒外束证加风门、列缺，风热证加针曲池、大椎，湿邪内蕴证加阴陵泉，肝阳上亢证加太冲、太溪，痰浊上扰证加丰隆、阴陵泉，瘀血阻络证加血海、膈俞，气血亏虚证加足三里、气海，久病顽固疼痛者加耳尖、章门刺络。

本病要首先明确病因及诱发因素，因反复发作，需要较长时间巩固治疗。

【病案】

徐某，男，35岁，2020年3月31日初诊。

主诉 左侧偏头痛10余年。

病史摘要 10余年前患者出现左侧偏头痛，左耳上至额部局部疼痛，呈胀痛、跳痛感，VAS评分5～8分，疼痛持续，止痛药物辅助治疗效果不理想，伴反复颈痛，可牵扯至胸背脊柱部有酸痛感，平素工作压力大，较长时间伏案后头痛症状加重。外院查颈椎片示生理曲度消失，头颅CT、彩超、TCD等未见异常。眠可，胃脘部胀闷不适，胃纳欠佳，大便偏烂，小便调。舌淡暗，苔白腻，脉弦细。

中医诊断 头痛（湿邪内蕴证）。

西医诊断 偏头痛。

治则 祛湿通络止痛。

处方

速刺：风池（双）。

针刺：外关、阴陵泉、足临泣、太阳（左）。

精灸：完骨、颈百劳、四花穴、引气归元、悬钟各2壮。

刺络：肩井、心俞（双）、角孙（左）。

埋针：厥阴俞、胆俞（双）。

治疗经过 按上方每周治疗1次。经4次治疗后症状明显好转，经治疗12次症状消失；每周巩固治疗1次，共治疗12次而愈。

按 本案患者疼痛固定，部位在偏侧头部，属少阳经病变，病机为湿邪内蕴，导致清阳不升，蒙蔽清窍而致头痛。风池速刺，驱散少阳之邪气；取八脉交会穴外关与足临泣疏调少阳经气；阴陵泉以健脾祛湿，配合局部太阳穴，疏通局部气血以止痛；精灸引气归元以温经通络、健脾化痰，四花穴疏胆调气血，完骨、颈百劳疏通局部经气；心俞、角孙刺络泻有余之邪，配合肩井疏通局部气血；埋针以巩固疗效。

（二）肌紧张性头痛

肌紧张性头痛是以两侧颞部，或枕部，或头顶及全头部的束带样、紧箍感，或持续性钝痛、胀痛、压迫痛及麻木不适感为主症，部分可伴随颈部疼痛，常由工作紧张、颈部姿势不正确、眼疲劳等因素诱发。该病属于中医学"头风""厥头痛"范畴。符文彬教授认为，外邪内侵、颈肩部劳损或情绪不畅引起头部经气不通为基本病机。头为"诸阳之会""清阳之府"，头窍之清明有赖于颈部机能的正常运行，颈部劳损则易导致局部经气紊乱或情绪不畅气机不畅，头窍失养，发为本病。

针灸治疗肌紧张性头痛疗效确切。采用"一针二灸三巩固"的整合治疗模式可有效改善头颈部症状及预防发作。主要治疗方案是针刺百会、印堂、头维、四关穴、照海、引气归元，行导气法，精灸风池、颈百劳、肩中俞、四花穴、命门、悬钟、涌泉，刺络大椎、心俞、肝俞，神堂、魂门或耳穴心、肝、颈埋针。结合病症，随证加减，风寒外束证加针风门、列缺，风热证加曲池，湿邪内蕴证加针阳陵泉，肝郁气滞证加期门，肝阳上亢证加针太溪，痰浊上扰证加针丰隆、阴陵泉，瘀血阻络证加针血海、章门，气血亏虚证加足三里、气海。

本病预后良好，康复后要注意加强调护，注意养成正确的用颈习惯，避免风寒外侵，配合适当的颈部功能训练，以巩固疗效。

【病案】

罗某，男，25岁，2020年6月23日初诊。

主诉 头痛半年余。

病史摘要 患者因长期伏案，工作压力大，近半年出现头痛、颈部酸胀等不适，善太息，无手麻、恶心呕吐等不适，活动无受限，未行其他检查治疗。症见颈部酸痛不适，疲劳时易出现头痛，难以入睡，日常疲劳，纳可，二便正常。舌淡红，苔白，脉细。查体：颈部局部肌肉紧张。

中医诊断 头痛（肝郁气滞证）。

西医诊断 慢性紧张性头痛。

治则 疏肝行气止痛。

处方

针刺：百会、印堂、头维、四关穴、三阴交。

精灸：风池、颈百劳、肩中俞、四花穴、命门、引气归元、涌泉各2壮。

刺络：肩井、心俞、肝俞。

埋针：厥阴俞、魂门（双）。

治疗经过　经治疗1次后，头痛症状较前减轻。继续巩固治疗，每周1次，共治疗10次而愈。

按　本案中患者因长期伏案、工作压力大，肝郁不畅，气机阻滞，清阳不升、浊阴不降发而为病，治当疏肝行气止痛。针刺在疏肝调神基础上，加三阴交调和肝脾肾；精灸风池、颈百劳、肩中俞疏通局部气血，四花穴调和气血疏肝，引气归元理脾补肾，命门、涌泉引火归元和下行，促进睡眠；心俞、肝俞刺络以泻有余之邪气，肩井行气活血；埋针以巩固疗效。

（三）三叉神经痛

三叉神经痛是指在三叉神经分布区域内出现的发作性疼痛，疼痛剧烈，呈刀割样、撕裂样、电灼样或针刺样，疼痛由一点开始沿受累神经分布区域放射，可由咀嚼、寒冷刺激等诱发，发作时可伴有面颊潮红、球结膜和鼻黏膜充血、流眼泪、流鼻涕等症状。三叉神经痛分为原发性和继发性两种，原发性三叉神经痛常见扳机点、无神经系统阳性体征，本病属于中医学"面风痛""面颊痛""面痛"范畴。符文彬教授认为因外感邪气、情志内伤、久病或外伤瘀血等致病因素导致面部经脉痹阻不通发为本病。

针灸治疗原发性三叉神经痛疗效较好，采用"一针二灸三巩固"的整合针灸治疗模式。主要治疗方案是针刺百会、印堂、水沟、承浆、人迎、内关、阳陵泉、太冲、太溪，行导气法，精灸翳风、四花穴、引气归元、悬钟、涌泉，心俞、肝俞、胃俞刺络，厥阴俞、魂门或耳穴心、胃、面埋针。结合病症，随证加减，风寒证加灸风门，风热证加大椎刺络，肝胆郁热证加三焦俞、厥阴俞刺络，眼部痛者加外关，上颌部疼痛者加迎香，下颌部疼痛者加承浆。

本病用针灸治疗易反复发作，需巩固治疗，注意疏导情绪。

【病案】

屈某，女，55岁，2021年11月11日初诊。

主诉　反复右侧耳前及鼻侧疼痛10年，再发半月余。

病史摘要　三叉神经痛反复发作10年，半月余前再发，以右侧耳前及鼻侧疼痛为主，咀嚼、寒冷等刺激可诱发，烦躁易怒，眠差梦多，口苦口干，纳一般。舌暗红，苔薄黄，脉弦。

辅助检查 头颅CT未见异常。

中医诊断 面风痛（肝胆郁热证）。

西医诊断 三叉神经痛。

治则 疏肝利胆，泻热止痛。

处方

针刺：百会、印堂、水沟、承浆、人迎、中脘、水分、滑肉门、大陵、阳陵泉。

精灸：听会、迎香、肺俞、四花穴、命门、涌泉各1壮。

刺络：完骨、心俞、肝俞。

皮内针：厥阴俞、阳纲（双）。

耳针：心、肝、面交替。

治疗经过 按上方每周治疗2次。经7次治疗后疼痛程度减轻，发作次数明显减少；后继续巩固治疗20次而愈。

按 本案患者病机主要为肝胆郁热。针刺取少阳胆经合穴阳陵泉泻胆腑郁热及手厥阴经大陵清泻火热之邪，人迎疏调局部气血，中脘、水分祛湿和胃，滑肉门行气化痰，辅以百会、印堂、水沟、承浆调神定志；精灸听会、迎香沟通阳明、少阳两经，肺俞可开宣肺气，四花穴行气活血，涌泉引火下行；刺络心俞、肝俞以泻有余之邪气，完骨疏调少阳和血；配埋针巩固疗效。

（四）非典型性面痛

非典型性面痛为病因不明，性质、部位、范围均无规律的颜面部疼痛。包括蝶腭神经痛、耳颞神经痛、丛集性头痛、神经官能性面痛等，亦指不明原因的与三叉神经等脑神经痛特点不符合的持续性面痛。本病属于中医"面风痛"范畴。符文彬教授认为，本病病位在头面部，主要病机为面部经络气血痹阻。《素问·六节藏象论》曰："心者，生之本，神之变也。其华在面，其充在血脉。"《灵枢·邪气脏腑病形》曰："诸阳之会，皆在于面。中人也方乘虚时，及新用力，若饮食汗出腠理开，而中于邪。"风寒热邪外袭，直犯头面，或肝失疏泄、胃胆火盛阻遏面部气机则发为面痛，本病与心、肝、胆、胃关系最密切。

针灸治疗非典型性面痛有较好疗效，临证施治宜经脉辨证与脏腑辨证相结合。主要治疗方案是针刺百会、印堂、水沟、承浆、内关、阳陵泉、引气归元，精灸翳风、四花穴、命门、引气归元、悬钟、涌泉，心俞、肝俞刺络，厥阴俞、魂门或耳穴心、肝、胃埋针。风寒外袭证加针风池、风门，风热证加针曲池，气滞血瘀证加针血海，肝胃郁热证加针行间，阴虚阳亢证加针风池、太溪，属阳明经者加针曲池、人迎，属少阳经者加针中渚、外关，伴后项部疼痛不适者加针后溪。

本病易反复发作，当辨明病因及诱发因素，同时注意饮食和睡眠调护防复发。

【病案】

郑某，女，63岁，2021年10月26日初诊。

主诉 左侧额面部酸痛不适3年，眠差2个月。

病史摘要 近3年反复左侧额面部疼痛发作，呈酸痛感，痛处游走，近两个月疼痛频发，影响睡眠，眠浅易醒，口苦，胃纳一般，大便黏滞偏烂，小便调。舌淡红，苔白腻，脉弦滑。

中医诊断 面痛（胆郁痰扰证）。

西医诊断 非典型性面痛。

治则 利胆化痰，通络止痛。

处方

针刺：百会、印堂、水沟、承浆、内关、阳陵泉、引气归元。

精灸：听会、翳风（重）、四花穴、命门、引气归元、悬钟、涌泉各2壮。

刺络：大椎、心俞、肝俞。

埋针：神堂、魂门。

耳针：心、肝、面交替。

治疗经过 以上方为主每周治疗2次。治疗6次后症状明显减轻，巩固治疗10次后未见复发。

按 本案患者病机主要为胆郁痰扰，气机阻滞。针刺取少阳胆经合穴阳陵泉利胆解郁、厥阴经内关穴宁心止痛，引气归元可培补后天以滋养先天，辅以百会、印堂、水沟、承浆调神定志；精灸听会、翳风疏通少阳经气，四花穴行气活血，引气归元调脾肾化痰，命门引火归元，悬钟疏胆行气，涌泉引火下行；大椎、心俞、肝俞刺络泻有余之火；埋针以巩固疗效。

（五）枕神经痛

枕神经痛是指位于枕部和后颈部，或伴有向头顶（枕大神经）、乳突部（枕小神经）和外耳部（耳大神经）放射的阵发性剧烈疼痛，疼痛性质可以为针刺样、刀割样或烧灼样，头颈部活动、咳嗽、喷嚏时疼痛加剧，可单侧发病或双侧同时发病，临床上以枕大神经痛发病率最高。本病属于中医学"头痛""头风"范畴。符文彬教授认为，枕神经痛属于本虚标实之证。足太阳膀胱经乃人体一身之藩篱，正气不足，阳气不固，风邪乘虚侵犯机体，风为阳邪，易袭阳位，阻滞头面部经络故发为头面疼痛，临床可有风寒袭表、风热犯表、瘀血阻络、肝火上炎、痰浊蒙窍、肾精亏虚等证。

按急则治标，重在祛风通络止痛；后期邪从外入里，与机体同气相求，或寒化或热化，变证丛生。治疗上采用"一针二灸三巩固"的整合治疗模式，主要治疗方案是针刺百会、印堂、内关、阳陵泉、中脘，精灸风池、颈百劳、悬钟、涌泉、心俞、胆俞刺络，厥阴俞、阳纲或耳穴心、胆、枕埋针。风寒袭表证加风门，风热犯表证加曲池、大椎，瘀血阻络证加角孙、膈俞，肝火上炎证加太冲、肝俞，痰浊蒙窍证加精灸上脘、丰隆，肾精亏虚证加肾俞、太溪。

本病急性期易反复发作，往往伴有颈部症状和睡眠障碍，需加强兼症治疗，巩固疗效。

【病案】

邹某，女，51岁，2021年11月18日初诊。

主诉 左枕部反复疼痛4年余，右耳后刺痛3天。

病史摘要 患者反复左枕部疼痛发作4年余，呈放电样，症状间有发作。近3天发作明显，右侧耳后疼痛，刺痛感放射至枕部，转颈时诱发，平素时有颈项部酸痛感，夜眠欠佳，纳尚可，二便调。舌暗红，苔黄厚腻，脉弦。

辅助检查 2021年10月20日外院头颅MR示：①双侧额叶皮层下白质多发小缺血灶；②胼胝体体部腔隙性软化灶；③筛窦及右侧上颌窦慢性炎症。

中医诊断 头痛（痰浊蒙窍证）。

西医诊断 枕神经痛。

治则 化痰利窍，通络止痛。

处方

针刺：百会、印堂、水沟、承浆、大陵、阳陵泉、丰隆、太冲、引气归元。

精灸：翳风、风池、颈百劳、肩中俞、肺俞、四花穴、引气归元、悬钟、涌泉各2壮。

刺络：大椎、心俞、肝俞、肩井。

埋针：厥阴俞、阳纲。

耳针：心、胆、颈交替。

治疗经过　经治疗2次后，患者症状明显改善；后继续巩固治疗6次，随访2月未发作。

按　本案患者病机主要为痰浊蒙窍，气机受阻。针刺大陵、阳陵泉、太冲三穴以疏肝利胆、宁心止痛，丰隆以化痰利窍，辅以百会、印堂、水沟、承浆调神定志；精灸翳风、风池、悬钟疏通少阳经气，颈百劳、肩中俞疏调局部气血，肺俞宣肺利气，四花穴行气活血，引气归元补肾健脾化痰，涌泉引火下行；大椎、心俞、肝俞刺络以泻有余之火，肩井调和少阳气机；埋针巩固疗效。

（六）颈椎病颈痛

颈痛是颈椎病中最常见的症状，可发于各型颈椎病，以颈型颈椎病最为典型，在颈椎病中发病率最高，多由长期姿势不良导致颈椎关节、肌肉、韧带失稳，表现为颈肩部酸胀疼痛、活动受限。本病属于中医"项痹"范畴。符文彬教授认为其因风寒湿困、气滞血瘀、痰湿阻络、湿热阻滞等引起经络不通、肝肾不足或气血亏虚使经络失养所致，与手足三阳经、督脉、肝经、肾经相关，与心、胆、肺、肝、肾、膀胱、小肠、三焦等脏腑关系密切。临证常辨证与辨经相结合。

若颈痛以颈部窜痛、冷痛、僵硬沉重感为主，或伴有恶寒畏风，多为风寒湿证；若以颈部刺痛且痛处固定为主，或伴有肢体麻木，多为气滞血瘀证；若以颈部重痛、酸痛为主，或伴有四肢麻木不仁、纳呆或肥胖，多为痰湿阻络证；若以颈部酸痛为主，或伴有耳鸣耳聋、失眠多梦、肢体麻木等，多为肝肾不足证；若以颈部酸痛为主，或伴有头晕、心悸、面色无华等，多为气血亏虚证。

若颈项后外疼痛连肩胛，转侧障碍，伴上肢外侧后缘痛，多为手太阳颈痛；若颈项后两侧痛，甚者不可俯仰，多为足太阳颈痛；若外侧颈项疼痛连肩井，转侧困难，伴有口苦、咽干、目眩，多为足少阳颈痛；若颈项、耳后疼痛连肩胛上，伴上肢外侧正中放射痛，多为手少阳颈痛；若颈前肿痛，伴牙痛、腹胀、胃脘不适等，多为足阳明颈痛；若颈前外侧疼痛，甚则左右转侧困难，伴肩痛、上肢外侧前缘痛，多为手阳明颈痛；若颈部后正中痛，上连头部，多为督脉颈痛；若颈项疼痛反复发作，劳累则加重，伴腰痛、失眠、头昏等，多为足少阴颈痛；若颈背强痛，伴腋下肿痛、精神抑郁、睡眠差、胸胁胀闷等，多为足厥阴颈痛。

治疗上在诊断基础上，明确辨证与辨经，依"心胆论治""心肾论治""治病先治神"的理论，采用"一针二灸三巩固"整合针灸治疗模式，主要治疗方案是针刺百会、印堂、水沟、承浆、内关、阳陵泉、引气归元，精灸颈百劳、肩中俞、引气归元、悬钟、涌泉，刺络大椎、心俞、神堂、阳纲或耳穴心、胆、颈埋针。风寒湿证加风池；气滞血瘀证加膈俞；痰湿阻滞证加滑肉门；肝肾不足证加太溪、悬钟；气血亏虚证加足三里；足少阳颈痛加足临泣，督脉颈痛加后溪；足阳明颈痛加足三里；手阳明颈痛加合谷；足厥阴颈痛加太冲；顽固性颈痛、颈肌纤维化或钙化患者，可配合针挑技术，可取颈百劳、大椎、大杼、心俞、胆俞等。

本病有反复发作的特点，注意日常调护和巩固治疗。

【病案1】

李某，男，58岁，2020年1月23日初诊。

主诉 颈项部疼痛1月。

病史摘要 患者1个月前做家务后出现右侧颈肩部疼痛，时有右手麻木感，拇指、示指为甚。2周前外院查颈椎MRI示：$C_4 \sim C_6$椎体退行性病变。症状反复发作，双手冰凉，右肩胛处疼痛明显。纳可，眠一般，二便调。舌淡暗，苔白腻，脉弦滑。

中医诊断 项痹（痰湿阻滞证）。

西医诊断 混合型颈椎病。

治则 化痰祛湿，通络止痛。

处方

速刺：颈百劳、风池。

针刺：百会、印堂、水沟、承浆、内关、阳陵泉、三阴交、太溪、引气归元。

精灸：风池、颈百劳、肩中俞、肺俞、心俞、肩三针（右）、肾俞、命门、引气归元、涌泉各2壮。

刺络：厥阴俞、大椎。

埋针：神堂、阳纲。

耳针：心、胆、颈交替。

治疗经过 经3次治疗后，患者症状明显好转；再治疗5次症状发作明显减少；每周治疗1次，共3周巩固治疗。

按 符文彬教授常遵《素问·至真要大论》中"诸痛痒疮，皆属于心"，及《灵枢·经脉》所言"胆主骨所生病者"和"肾主骨生髓"，主张从心胆肾论治。本案中患者以颈痛为主诉，结合舌脉象，病机主要为痰湿阻滞。先速刺风池、颈百劳疏通局部气血，然后取足少阳胆经合穴阳陵泉及手厥阴心包经内关，调胆顺气、宁心止痛，引气归元可培补后天以滋养先天，三阴交健脾祛湿，承浆前后相应，百会、印堂、水沟通督调神；太溪以补肾健骨；精灸风池、颈百劳、肩中俞、肩三针（右）温通气血、祛湿活络，肺俞可开宣肺气，心俞活血止痛，引气归元补肾健脾化痰，命门振奋阳气，涌泉引火下行；刺络以泻有余之邪气；埋针以巩固疗效。

【病案2】

谢某，男，26岁，2020年1月2日初诊。

主诉 颈项部疼痛半年余。

病史摘要 半年前患者出现颈项部紧困疼痛感，时伴左手麻木，左侧肩胛部肿胀感，时有腋前疼痛，夜眠欠佳，纳可，大便质烂，小便调。舌淡暗，苔白腻，脉滑。

中医诊断 痹证（痰湿阻滞证伴气滞血瘀）。

西医诊断 混合型颈椎病。

治则 温经化痰，活血行气止痛。

处方

针刺：百会、印堂、水沟、承浆、内关、阳陵泉、太溪、引气归元。

精灸（重）：风池、颈百劳、肩中俞、心俞、膈俞、中脘、悬钟各2壮。

刺络：大椎、肝俞。

耳针：心、胆、颈交替。

治疗经过 经4次治疗后，患者颈痛症状较前减轻；继续按上方治疗5次后无肿胀和麻木感，疼痛偶发。

按 本案患者病机主要为痰湿阻滞，气机受阻，气滞血瘀。治疗取足少阳胆经合穴阳陵泉及手厥阴心包经内关穴，调胆顺气、宁心止痛；

引气归元可培补后天以滋养先天，承浆前后相应，百会、印堂、水沟通督调神止痛；重灸风池、颈百劳、肩中俞温经祛湿通络，心俞、膈俞活血止痛，中脘温脾化痰，悬钟疏通少阳筋骨，涌泉引火下行；大椎、肝俞以泻有余之邪气；耳针以巩固疗效，全方共奏温经化痰、活血行气止痛之效。

（七）肩袖损伤

肩袖损伤是导致肩周疼痛、肩关节功能障碍的常见疾病之一，以肩部疼痛、上举外展无力、夜间加重、疼痛弧征阳性为主要特点，属中医"筋伤""筋痹""筋痿"的范畴。符文彬教授认为，本病因素体亏虚、肝肾不足，当外伤闪挫或风寒湿邪痹阻时，初期表现为肩部经筋损伤，气血阻滞，经络不通而痛，久病则筋脉骨肉失养，肢体痿软乏力。治疗上倡导"心胆论治"，临证重视调神，以"一针二灸三巩固"的整合模式治疗。

主要治疗方案是火针阿是穴、颈百劳，针刺百会、印堂、上星、肩三针、尺泽、内关，精灸风池、肩三针、心俞、膈俞、中脘、滑肉门，或大灸大椎、肩部，大椎、厥阴俞刺络，神堂、胆俞或耳穴心、胆、肩埋针。结合病症，随证加减，风寒湿痹证加强重灸，气滞血瘀证加肝俞，或尺泽刺络，气血不足证加灸肺俞、足三里，手太阳经加后溪，手阳明经加三间，手少阳经加中渚，足太阳经加束骨，足少阳经加足临泣。

针灸治疗本病，早期诊断明确、局部损伤、方法正确则疗效较好，若迁延病久则可能出现肩关节不稳或继发性关节挛缩，致关节功能障碍。若为完全损伤或保守治疗无效，应选择中西医综合治疗。

【病案1】

林某，男，45岁，2020年5月19日初诊，5月22日复诊。

主诉 右肩疼痛伴活动障碍8个月，加重3个月。

病史摘要 患者8个月前因紧急情况用右肩撞门，当时少许疼痛及活动障碍，未予以治疗，症状逐渐加重，近3个月出现右肩疼痛及活动受限，不能侧睡，手上举、外展约70°，后伸约30°。纳眠可，二便调。舌暗，苔薄黄，脉弦。查体：右肩峰下压痛、冈上肌、大小圆肌压痛明显，右肩活动受限。

中医诊断 痹证（气滞血瘀证）。

西医诊断 肩袖损伤。

治则 活血化瘀，行气止痛。

处方

火针：阿是穴。

速刺：肩髃。

针刺：颈百劳、百会、印堂、上焦（右）、中渚（左）。

精灸：颈百劳、肺俞、心俞、悬钟、四花穴、涌泉各2壮。

刺络：大椎。

耳针：心、胆、肩交替。

治疗经过 按上方每周治疗2次。经2次治疗后，肩痛症状较前减轻；继续9次治疗后肩关节活动度明显改善；巩固治疗6次而愈。

按 本案病机主要为气滞血瘀，经络不通。火针阿是穴温经活血止痛，速刺肩髃以疏通局部经气，依《难经·六十八难》"输主体重节痛"，取三焦经输穴中渚以通经止痛；眼针调上焦经气，颈百劳为治疗颈肩部疼痛的经验效穴，配合百会、印堂以通督调神；精灸颈百劳可温经通络，肺俞开宣肺气，"诸痛痒疮，皆属于心"，取心俞活血止痛，四花穴可调气和血，涌泉引火下行；大椎刺络以泻有余之邪热；配合耳针以巩固疗效。

【病案2】

罗某，女，47岁，2021年2月2日初诊。

主诉 右肩痛3月余。

病史摘要 2020年10月12日因开车门后出现右肩部撕裂样疼痛，予膏药敷贴、口服止痛药治疗1个月无效；2020年12月4日于广州市正骨医院，行右肩MRI示"右肩袖损伤"，予高频、冲击波等理疗及膏药敷贴，症状未见明显改善。刻下症见：右肩部疼痛，刺痛感，夜间加剧，活动受限，怕凉，遇冷加重，前臂筋牵拉不适，眠差，易痛醒，纳可；大便秘结，2日1行，质硬，小便黄少；舌淡红，苔薄白，脉弦。

辅助检查 2020年12月4日于广州市正骨医院行右肩MRI示：①右肩袖损伤；②右肩关节周围滑囊积液；③右侧肱二头肌长头肌腱周围少量积液；④右肱骨头多发小囊性变。

中医诊断 痹证（气滞血瘀证兼寒湿）。

西医诊断 肩袖损伤，肩关节病。

治则 温经散寒，活血行气止痛。

处方

火针：阿是穴。

针刺：百会、印堂、肩三针（右）、颈百劳、尺泽。

精灸：风池、颈百劳、肩中俞、肩三针（右）、引气归元、悬钟、涌泉各2壮。

刺络：大椎、肩井。

埋针：厥阴俞、阳纲。

耳针：心、肩、颈交替。

自悬灸：右肩部10分钟、中脘5分钟。

治疗经过　经治疗1次后疼痛症状较前减轻，治疗5次症状明显改善，巩固治疗5次诸症消失。

按　本案患者主要病机为气滞血瘀，寒湿阻滞。火针阿是穴温经散寒、活血通络，肩三针以疏通局部经气，颈百劳为治疗颈肩部疼痛的经验效穴，尺泽理肺通关，百会、印堂以调神定志；精灸风池、颈百劳、肩中俞、肩三针温经散寒、活血通络行气，引气归元温肾健脾、祛湿通络，悬钟温养筋骨，涌泉引火下行；刺络以泻有余之邪热；耳针巩固疗效。自悬灸肩部有温通经脉、活血止痛，中脘温脾胃祛寒湿，促进肩部恢复。

（八）带状疱疹

带状疱疹是以簇集状丘疱疹、局部刺痛为主要特点的皮肤疾病，由水痘-带状疱疹病毒感染所致，出现于身体某一侧，多沿某一周围神经分布，好发于肋间神经、颈神经、三叉神经及腰神经等分布区域，呈带状排列，伴局部剧烈疼痛。本病属中医的"蛇串疮""蛇丹""蜘蛛疮""缠腰火丹"等。符文彬教授认为素体亏虚，或外邪侵袭，初期表现为湿热火毒蕴结肌肤，病久则瘀血入络，不通则痛，发为本病；以肝经郁热、脾虚湿蕴、气滞血瘀证型多见，病位在肌肤，与手足三阳经、手太阴经、手少阴经等相关，与心、肝、胆、肺等脏腑关系密切。

针灸治疗本病疗效较好，早期介入疗效更佳。临床注意辨证与辨经相结合，根据病情按病症分期治疗，急性期以清热解毒、消肿止痛为主；后遗症期以通络止痛为法，加强巩固治疗。主要治疗方案为针刺百会、印堂、引气归元、内关、阳陵泉、尺泽、大横、心俞、胆俞、三焦俞、局部皮肤刺络加拔罐，厥阴俞、阳纲或耳穴心、胆、肺及皮疹所在部位对应耳穴埋针。结合病症，随证加减，胆腑郁热证加侠溪、日月，脾虚湿蕴证加脾俞，瘀血阻络证加委中、血海，颜面部加上星、八邪，胸胁部加日月、大包，腰腹部加章门、带脉，疼痛甚者加肺俞、孔最，后遗神经痛加膈俞、胆俞、肺俞。

后遗神经痛是本病治疗难点，应注意辨证与辨病相结合，标本兼治，局部与整体配合，针灸与其他特色技术整合治疗。

【病案1】

叶某，女，47岁，2020年5月29日初诊。

主诉 左侧头面皮肤起红斑、水疱伴疼痛1周。

病史摘要 1周前始左侧头面部起红色簇状水疱，疼痛明显，烧灼样，头痛，部分水疱已溃破结痂，无发热，夜眠欠佳，纳尚可，大便干结，小便色黄。舌红，苔黄，脉弦。

中医诊断 蛇串疮（胆腑郁热证）。

西医诊断 带状疱疹。

治则 利胆解郁，泻热止痛。

处方

针刺：百会、水沟、印堂、承浆、外关、足临泣、风池（左）。

刺络：耳尖、角孙、大椎、心俞、胆俞、三焦俞、太阳。

埋针：厥阴俞、阳纲（双）。

治疗经过 经1次治疗后，疼痛明显减轻；门诊随诊4次疱疹均结痂愈合，无明显疼痛。

按 本案病机主要为胆腑郁热，经气不畅。根据病变位置考虑手足少阳郁热、经气不利，予外关、足临泣疏利少阳气机。风池可驱散少阳风热，配合百会、印堂、水沟、承浆调神定志。本案患者胆腑郁热较甚，刺络太阳、耳尖清利头窍，角孙疏散少阳邪热，大椎、心俞泻有余之邪热，胆俞清利胆腑，三焦俞通利三焦；埋针以巩固疗效。

【病案2】

杨某，男，52岁，2020年12月31日就诊。

主诉 右头面部伴耳后疼痛10天。

病史摘要 患者10天前因过于劳累出现右额头部伴耳后起水疱，呈针刺样疼痛；12月26日症状加重后于中山大学附属第一医院就诊，诊断为"带状疱疹""疱疹病毒性角膜炎"，予抗病毒、止痛、营养神经等治疗后，疼痛较前明显好转，右额头面部伴耳后仍有隐痛。就诊时症见：右额头面部伴耳后隐痛，结痂样皮损，伴恶心，疼痛持续10～15

秒，1天发作15次左右，稍口干，无口苦，纳差，眠可，二便调。舌红，苔腻，脉滑。

中医诊断 蛇串疮（脾虚湿蕴证）。

西医诊断 带状疱疹，疱疹病毒性角膜炎。

治则 健脾祛湿止痛。

处方

针刺：百会、上星、头维、印堂、中脘、水分、气海、滑肉门、外关、足临泣。

精灸：风池、肺俞、脾俞、腰阳关、中脘、下脘、大横、阴陵泉、阳陵泉、涌泉各2壮。

刺络：心俞、大椎、耳尖、三焦俞、胃俞、肩髃。

耳针：心、胃、胆交替。

治疗经过 经治疗3次后，症状明显改善；继续门诊治疗15次而愈。

按 本案病机主要为脾虚湿蕴，气机受阻。根据病变位置考虑手少阳三焦经经气不利，予外关、足临泣疏利少阳气机，中脘健脾化湿，水分清利水湿，滑肉门行气化痰，气海调畅气机，配合百会、印堂、上星、头维，轻清通窍、安神定志。精灸风池祛上焦之邪，肺俞开宣肺气，中脘、下脘、脾俞调理中焦化湿，大横健脾祛湿，腰阳关振奋阳气，阴陵泉、阳陵泉利湿消内外之邪，涌泉引火下行；刺络耳尖清利头窍，大椎、心俞泻有余之邪热，三焦俞通利三焦，胃俞、肩髃清胃通络；配合耳针以巩固疗效。

（九）稳定型心绞痛

稳定型心绞痛是由于劳力时引起冠状动脉供血不足，导致胸骨后的压榨性、闷胀性或窒息性疼痛，或痛引心前区、肩背、咽喉、胃脘部、左上臂内侧等部位，严重者还可出汗，偶可伴有濒死的恐惧感觉，持续数分钟，往往经休息或舌下含服硝酸甘油后迅速消失，是最常见的心绞痛。属中医的"胸痹"范畴。符文彬教授认为本病系由于寒邪凝滞、痰浊内阻、气滞血瘀、阳气虚衰等导致痰浊阻滞，气血运行不畅，痰瘀痹阻心脉，发为本病。治疗上倡导"心胆论治"，临证重视调神，以宽胸理气、通络止痛。

心绞痛是临床常见的危急重症，应迅速评估，紧急处理。针灸重在缓急止痛，采用"一针二灸三巩固"针灸整合模式治疗。主要治疗方案是针刺百会、印堂、内关、郄门、太冲、阳陵泉、膻中，行导气法，精灸心俞、膈俞、至阳、膻中、巨阙、中脘、气海、公孙，心俞、肝俞或耳穴心、胆、交感埋针。结合病症，随证加减，气滞血瘀证加巨阙、期门，寒邪凝滞证加关元、肾俞，痰浊内阻证加丰隆，阳气虚衰证加心俞、关元、神阙，心律失常者加俞府、屋翳，呼吸不畅者加肺俞、太冲，汗出者加合谷、复溜。

研究表明，针灸有改善冠状动脉缺血、缺氧的作用，倡导治养结合，平时可采用针灸预防，针刺以内关、公孙、太冲、膻中为主，佐以精灸心俞、肝俞、期门、膻中、至阳等温养心脉。本病容易出现心肌梗死、恶性心律失常等凶险病情，应注意防范和救治。

【病案】

方某，女，81岁，2020年12月29日初诊。

主诉 胸闷、胸痛间歇性发作1个月。

病史摘要 患者有30年"心肌梗死"病史。近1个月胸闷、胸痛间歇性发作，可放射至左肩及后背，经某医院诊为"稳定型心绞痛"，休息或含服硝酸甘油后症状缓解，伴双手麻木，夜间双下肢外侧肌肉抽搐，受寒后加重，咳嗽痰多，色白质黏，睡眠一般，偶有头晕，口臭，汗多，腰酸、膝关节痛，胃纳可，小便色深浑浊，大便调。舌暗红，苔黄、厚腻，舌底静脉曲张，脉弦。

中医诊断 胸痹（痰瘀痹阻证兼肾虚）。

西医诊断 稳定型心绞痛；陈旧性心肌梗死；膝骨关节炎。

治则 豁痰宣痹，活血补肾。

处方

针刺：百会、印堂、水沟、承浆、引气归元、天枢、内关、阳陵泉、内膝眼、三阴交。

精灸：颈百劳、肩中俞、肺俞、四花穴、命门、腰三针、腰四穴、引气归元、膝眼、涌泉各2壮。

刺络：心俞、三焦俞、大肠俞、委阳。

埋针：厥阴俞、阳纲。

耳针：心、胆、肾交替。

治疗经过 每周治疗2次。经治疗4次后胸闷、胸痛症状较前缓解，腰酸、膝痛减轻；继续治疗10次症状基本消失。

按 本案病机主要为痰瘀痹阻，心脉不通。针刺手厥阴心包经内关穴及足少阳胆经阳陵泉，可通调心胆、行气活血，引气归元理脾调肾，三阴交健脾补肝肾祛湿，天枢通腑行气，百会、印堂、水沟、承浆通督安神定志，膝眼疏调局部经气；精灸颈百劳、肩中俞、腰四穴、腰三针、膝眼温经通络，治疗腰膝部痛痹，肺俞开宣肺气，四花穴行气活血，引气归元、命门健脾补肾，涌泉引火下行。诸痛痒疮，皆属于心，刺络心俞活血止痛，大肠俞通腑止痛，委阳可清利关节；配合埋针以巩固疗效。

（十）腰骶肌筋膜炎

腰骶肌筋膜炎是指由于外伤劳损或感受寒湿等因素，导致人体腰骶部肌筋膜组织产生非特异性炎症，主要表现为腰骶部持续性的酸胀痛，夜间加重，疼痛范围广泛，伴有局部冷感或疲劳感，长时间不活动或活动过度均可诱发疼痛，且因劳累及气候变化而发作。腰骶肌筋膜炎属于中医的"腰痛""痹证"等范畴。符文彬教授认为本病多因外伤或慢性劳损，或寒湿内侵，寒主收引，湿性黏滞，造成气血阻滞，经脉不通而引起疼痛。疾病初期以寒湿阻滞证为主，久则多表现为肝肾亏虚。

针灸治疗本病无论疾病初期还是中后期均能收到较好的疗效，治宜散寒除湿、温经通脉为主，兼顾补益肝肾，采用"一针二灸三巩固"的针灸整合模式治疗。主要治疗方案是针刺百会、印堂、水分、大横、气海、关元、内关、阳陵泉、太溪，行导气法，精灸引气归元、腰四穴、腰三针、涌泉，委中、三焦俞刺络，心俞、胆俞或耳穴心、胆、腰埋针。结合病症，随证加减，寒湿证者加阴陵泉，气滞血瘀证加太冲，肝肾亏虚证加肝俞、肾俞，肾阳虚证加灸肾俞、命门，疼痛甚者加局部阿是穴火针或腰三针速刺。

本病治疗后应同时注意纠正日常生活或工作的错误姿态，配合腰骶部肌肉训练，并坚持治疗巩固疗效，以防复发。

【病案】

黄某，男，31岁，2020年3月17日初诊。

主诉 闪腰痛1个月。

病史摘要 患者1个月前因弯腰拾物闪腰引起腰部疼痛，无下肢牵扯感，腰部乏力，平卧好转，转侧起身困难，久坐加重、遇寒加重，起来走路后好转，睡眠多梦，胃纳可，二便正常。舌淡，苔薄白，脉弦。

体格检查 直腿抬高试验（－）、四字试验（－），腰骶部压痛不明显。

辅助检查 腰椎CT未见异常。

中医诊断　腰痛（气滞血瘀证）。

西医诊断　腰骶肌筋膜炎。

治则　活血祛瘀，通络止痛。

处方

速刺：腰三针。

针刺：百会、印堂、水沟、水分、气海、关元、大横、内关、阳陵泉。

精灸：腰四穴、腰三针、命门、引气归元、带脉、涌泉各2壮。

刺络：心俞、三焦俞、委中。

埋针：厥阴俞、阳纲（双）。

治疗经过　按上方每周治疗2次。经治疗3次后，症状明显改善；继续门诊治疗10次诸症消失。

按　本案病机主要为气滞血瘀，经脉受阻。速刺腰三针疏通局部经脉痹阻，水分、大横、气海、关元补肾健脾通络止痛，是符文彬教授治疗腰骶部病变常用组穴，内关、阳陵泉活血疏胆利气，百会、印堂、水沟调督通经、宁神止痛；精灸腰四穴、腰三针、命门以温肾化湿、活血通络，引气归元固肾健脾通经，带脉加强腰力，涌泉引火下行；诸痛痒疮，皆属于心，心俞、三焦俞、委中刺络畅调气机、活血止痛；埋针巩固疗效。

（十一）腰椎间盘突出症

腰椎间盘突出症是临床常见的疼痛性疾病，以腰痛、下肢痛呈典型根性放射痛为主要症状，按神经根分布区域表现为肌肉萎缩、肌力减退、感觉异常等。腰椎间盘突出症属中医的"腰痛""痹证"范畴。符文彬教授认为本病以经脉痹阻、腰府失养为主要病机，可因风寒湿热外邪侵袭，经脉痹阻；跌扑损伤所致气滞血瘀，经络不通；或因年老肾虚，腰府失养，不荣则痛。

针灸治疗腰椎间盘突出症有明显疗效，采用"一针二灸三巩固"整合针灸模式治疗，主要治疗方案是针刺百会、印堂、水沟、承浆、引气归元、大横、内关、阳陵泉、太溪，精灸腰四穴、腰三针、命门、引气归元、带脉、悬钟、涌泉，三焦俞、委中刺络，厥阴俞、阳纲或耳穴心、胆、腰椎埋针。结合病症，随证加减，寒湿证加三焦俞、阴陵泉，湿热证加尺泽、大肠俞，气滞血瘀证加太冲、膈俞，肾阴虚证加肾俞、太溪，肾阳虚证加关元、肾俞，太阳腰痛加束骨，阳明腰痛加陷谷，少阳腰痛加足临泣，太阴腰痛加太白，厥阴腰痛加太冲，督脉腰痛加后溪。

本病易反复发作，需进行巩固治疗和腰肌功能锻炼，防止复发。

【病案1】

曹某，女，55岁，2020年7月24日初诊。

主诉 腰部并左下肢放射痛3个月，加重3天。

病史摘要 患者2020年4月因腰部不适于骨科就诊，查腰椎X线片示：腰椎退行性病变，L_4椎体不稳，予针灸治疗后可缓解，后未续诊。3天前在外院进行全身推拿治疗后，出现左腰部剧烈疼痛，可牵扯至大腿后侧，痛甚不敢抬腿，腰部怕冷。体格检查：L_4～S_1有压痛，直腿抬高试验45°和加强试验阳性。睡眠易醒，胃纳可，二便调。舌暗红，苔白腻，脉沉细。

辅助检查 腰椎数字X射线摄影（DR）正侧位片示：腰椎退行性病变，L_4椎体不稳。

中医诊断 痹证（肾虚寒湿证）。

西医诊断 腰椎间盘突出症。

治则 散寒祛湿，补肾强骨。

处方

速刺：腰三针。

针刺：百会、印堂、水沟、承浆、引气归元、大横、内关、阳陵泉、三阴交、太溪。

精灸：四花穴、腰四穴、腰三针、肾俞、命门、引气归元、带脉、悬钟、涌泉各2壮。

刺络：心俞、委中。

耳针：心、肾、腰椎交替。

治疗经过 经1次治疗后，患者大腿牵扯痛见好转；继续上方治疗每周2次，治疗第6次后症状明显减轻；治疗第10次症状消失，后加强腰肌锻炼巩固。

按 本案病机主要为肾虚寒湿，阻遏经气，腰失温养。针刺腰三针疏通局部经气止痛，内关、阳陵泉为符文彬教授心胆论治的常用穴组，心胆同调以止腰痛；引气归元、大横健脾祛湿、补肾强腰，三阴交调补肝脾肾，太溪加强补肾强骨，配合百会、印堂、水沟、承浆以通督调神止痛；精灸腰四穴、腰三针、肾俞、命门温肾强腰、健脾化湿，四花穴合用可调气和血，带脉约束经气、缓急止痛，悬钟壮骨强腰利少阳，涌泉引火下行；心俞、委中刺络通利膀胱、活血止痛；耳针以巩固疗效。

【病案2】

利某，男，30岁，2020年6月23日初诊。

主诉 腰痛伴左下肢痹痛4个月，加重2个月。

病史摘要 患者因久坐，4个月前出现腰部酸痛，弯腰时明显，伴有左大腿根部、左小腿酸麻。2个月前曾于二沙岛分院诊治，行MR检查提示：L_4~L_5椎间盘突出（后正中型），L_5~S_1椎间盘突出（左后外侧型），相应椎间水平左侧神经根受压，局部椎管前后径狭窄。行针灸治疗后症状有好转。近2个月症状加重，走路时不适加重，纳眠可，二便调。舌暗红有瘀点，苔薄白，脉沉弦。查体：腰活动受限，腰部压痛（+），左直腿抬高试验及加强试验（+）。

中医诊断 痹证（气滞血瘀证）。

西医诊断 腰椎间盘突出症。

治则 活血化瘀，理气止痛。

处方

速刺：腰三针。

针刺：百会、水沟、水分、阴交、大横、太冲、三阴交、内关。

精灸：风府、四花穴、引气归元、腰四穴、腰三针、命门、悬钟、涌泉各2壮。

刺络：心俞、委中。

埋针：厥阴俞、肝俞（双）。

耳针：心、腰椎交替。

治疗经过 经上方6次治疗后，腰痛伴左下肢痹痛症状好转；继续治疗8次症状消失。

按 本病案主要病机为气滞血瘀，经脉不通。速刺腰三针疏通局部经气止痛，针刺内关、太冲可疏肝行气、活血止痛，三阴交调补肝脾肾，配合百会、水沟以通督调神止痛，水分、阴交、大横健脾利腰止痛；《肘后歌》有"头面之疾针至阴，腿脚有疾风府寻"，精灸风府通调督脉止腰腿痛，四花穴可调气和血、调整阴阳，引气归元调气和血，腰四穴、腰三针、命门、悬钟温肾健脾、通络强腰（为治疗腰痛的常用穴组），涌泉引火下行；"诸痛痒疮，皆属于心"，心俞、委中刺络活血通络、利膀胱止痛；配合埋针以巩固疗效。

（十二）慢性胃炎

慢性胃炎指胃黏膜出现慢性炎症性或者萎缩性病变的一种常见的消化道疾病。大多表现为上腹胃脘部疼痛、食欲不振、反酸、畏寒等，且根治难度较大，病情迁延、复发率较高，影响人们的生活质量。中医学认为，慢性胃炎属"胃脘痛"范畴。符文彬教授认为本病主要是由于寒邪客胃、饮食伤胃、肝气犯胃、气滞血瘀、脾胃虚寒和胃阴不足所致，与手太阳经、手太阴经、足阳明经、足厥阴经相关，与脾、胃、肝等脏腑关系密切。

针灸对慢性胃炎有较好的临床疗效。本病治疗重在"缓急止痛"，辨证和辨病相结合，针灸并用，标本兼治。主要治疗方案是针刺四关穴、中脘、足三里、百会、印堂，精灸四花穴、至阳、胃俞，肝俞、胃俞或耳穴肝、胃埋针。结合病症，随证加减，寒邪犯胃证加灸公孙、神阙，饮食停滞证加梁门、天枢，肝胃气滞证加灸肝俞，气滞血瘀证加肝俞，胃热炽盛证加尺泽，脾胃虚寒证加灸中脘，胃阴不足证加肾俞。

本病容易复发，要明确病因，按辨证和辨病结合预防，平时可悬灸中脘、神阙、足三里或针刺四关穴预防，并注意饮食和情志调节。

【病案1】

刘某，男，47岁，2020年9月22日初诊。

主诉 右上腹闷痛1年余，耳鸣8月余。

病史摘要 患者2019年9月无明显诱因出现右上腹闷痛，于南方医院行全腹CT增强检查示：①肝脏、胆囊、胰腺、脾未见明显异常；②右肾小结石，前列腺钙化灶。予中药调理，症状未见明显缓解。2020年1月份双耳开始出现耳鸣，左耳较重；4月份行听力测试，提示左耳感音神经性听力损伤；7月份于南方医院行胃镜检查，提示慢性浅表性胃炎伴糜烂，患者长期服中药调理，均未见明显缓解。右上腹闷痛发作与情绪相关，头晕无头痛、昏沉感，偶有口干口苦，难入睡，易醒，多梦，纳差，小便调，大便溏。舌淡，苔白腻，脉弦。

中医诊断 胃脘痛（肝郁脾虚证）。

西医诊断 慢性胃炎、神经性耳鸣。

治则 疏肝健脾，理气和胃。

处方

针刺：百会、印堂、廉泉3针、引气归元、四关穴、足三里、照海。

精灸：风池、颈百劳、肺俞、四花穴、脾俞、命门、引气归元、足三里、涌泉各2壮。

刺络：心俞、肝俞（双）。

埋针：神堂、魂门（双）。

治疗经过 经治疗3次后腹部闷痛感减轻，耳鸣减轻，睡眠改善；继续门诊治疗10次症状消失。

按 本案病机主要为肝郁脾虚，脾胃运行受阻，又"肾为耳窍之主，心为耳窍之客"，故在基础针灸治疗方案上，加足三里以健脾和胃，照海以补肾助眠，廉泉3针调任生津助眠；精灸风池、颈百劳以疏通局部气血，肺俞开郁理气，四花穴调气和血、宽胸理气，引气归元健脾和中、交通心肾，命门振阳益肾，涌泉引火下行；心俞、肝俞刺络泻有余之火；埋针以巩固疗效。

【病案2】

谢某，女，71岁，2020年9月11日初诊。

主诉 胃脘胀闷不适20余年。

病史摘要 患者20余年前无明显诱因出现胃脘胀闷不适，阵发性绞痛伴腹泻，伴有食后腹胀，嗳气，患者自行于当地诊所进行中药调理，症状可稍缓解，但反复发作，食用偏寒类的食物后症状加重；患者遂于2年前于汕头大学第一附属医院行胃镜检查，结果提示"慢性胃炎"，检查后患者未行相关治疗；近年来症状仍反复发作，影响患者生活质量。脘腹胀闷时发，眠差，易醒，醒后难入睡，多汗，易感冒，视物模糊，纳一般，小便调，大便溏。舌淡暗，苔白腻，脉沉弦。

中医诊断 胃痞（肝郁脾虚证）。

西医诊断 慢性胃炎。

治则 疏肝健脾理气。

处方

针刺：百会、印堂、内关、公孙、太冲、巨阙、中脘、关元、大横。

精灸：心俞、四花穴、脾俞、命门、肾俞、膻中、中脘、关元、滑肉门、足三里、涌泉各2壮。

刺络：三焦俞。

埋针：心俞、肝俞（双）。

治疗经过 经治疗4次后，脘腹胀闷明显减轻、睡眠改善；继续治疗10次诸症消失。

按　本案主要病机为肝郁脾虚，脾失健运。内关、公孙为八脉交会穴，可调理胃心胸的疾病，太冲为肝经原穴可疏肝理气，合用可疏肝健脾；巨阙、中脘、关元三穴合用沟通上中下三焦气机，行气止痛；大横健脾化浊，配合百会、印堂以疏肝健脾安神。"诸痛痒疮，皆属于心"，精灸心俞以活血止痛，四花穴可调气和血理气；脾俞、肾俞补益脾肾，足三里健运脾胃，中脘和胃止痛，关元培元固本，滑肉门行气化痰，膻中调畅气机，涌泉引火下行；刺络三焦俞通调三焦气机；埋针以巩固疗效。

（十三）慢性盆腔炎

慢性盆腔炎好发于育龄期女性，是女性生殖器、盆腔结缔组织等部位的慢性炎症，临床表现为下腹部坠胀疼痛、腰骶部劳累酸痛、月经前后酸痛加剧以及性交疼痛等症状，具有发病时间长、病情顽固、发病率高的特点，严重影响女性的生活质量及身心健康。中医学将慢性盆腔炎归属为"痛经""腹痛""癥瘕""带下"等范畴。符文彬教授认为本病因痰湿瘀滞胞宫、冲任或胞宫、冲任受损所致，与足三阴经、足太阳经、任脉、冲脉、带脉相关；与肝、脾、肾、女子胞等脏腑关系密切。

针灸治疗慢性盆腔炎效果较好，如果久病或已形成盆腔包块者疗效差。本病治疗重在健脾化湿、活血止痛，采用辨证与辨病结合，针灸并用，标本兼治。主要治疗方案是针刺四关穴、水分、带脉、气海、关元、三阴交、百会、印堂，行导气针法，精灸脾俞、膀胱俞、八髎穴，三焦俞、委阳刺络，心俞、肝俞或耳穴心、肝、内生殖器埋针。结合病症，随证加减，湿热瘀结证加尺泽、蠡沟、阴陵泉，气滞血瘀证加内关、膈俞，寒湿凝滞证加关元、公孙，气虚血瘀证加足三里、膈俞。

本病因容易反复发作，平时采用悬灸水分、神阙、水道、带脉等穴预防。

【病案】

李某，女，60岁，2020年4月24日初诊。

主诉　下腹痛1年。

病史摘要　患者于1年前出现下腹痛，心悸，睡眠差，早醒，伴腰痛腿酸，头痛、胃痛，带下多，口干，大便1～3日1行，质软。舌淡苔白，脉弦细。

辅助检查　妇检示外阴阴道正常，分泌物量多，色白，宫颈光滑，宫体后位，正常大小，质地中等，活动欠佳，后壁触痛（+），双侧附件未触及异常。

中医诊断　腹痛（肾虚气滞血瘀证）。

西医诊断　盆腔炎。

治则　补肾活血，行气止痛。

处方

针刺：百会、印堂、四关穴、照海、引气归元、子宫。

精灸：风池、颈百劳、四花穴、命门、腰四穴、腰三针、子宫、带脉、涌泉各1壮。

刺络：心俞、肝俞、次髎、腰俞。

耳压：心、肝、神门（双）。

治疗经过　经5次治疗后，腹痛、腰痛腿酸、头痛、胃痛减轻；继续门诊治疗12次症状基本消失。

按　本案主要病机为肾虚血瘀，胞脉受阻。针刺四关穴可行气活血，照海补益肾气，引气归元培元固本，配合百会、印堂以调肝安神，子宫通调胞脉；精灸风池、颈百劳疏通局部气血，四花穴可调气和血，腰四穴补肾健脾化湿，腰三针温经散寒、活血通经，命门振奋阳气，子宫温通胞脉，带脉燥湿止滞，涌泉引火下行；刺络心俞、肝俞以活血行气止痛，次髎可通利下焦，腰俞通督止痛；耳穴压豆以巩固疗效。

（十四）原发性痛经

原发性痛经又称功能性痛经，指女性正值经期或行经前后，出现周期性小腹疼痛，或痛引腰骶，严重时疼痛难忍，甚则脸色发白、冷汗淋漓、手脚厥冷和心烦呕吐，严重影响女性群体日常工作与生活。中医称为"经期腹痛""经痛""痛经"。符文彬教授认为本病是由于冲任瘀阻或胞宫失养所致，与冲脉、任脉、督脉、足厥阴经、足太阴经相关，与肝、脾、肾等脏腑关系密切。

针灸治疗原发性痛经有较好的效果，但继发性痛经要注意治疗原发病。痛经急性期重在通经止痛，缓解期重在调经理气血防复发；按辨证结合经期特点采用针灸并用，主要治疗方案是针刺四关穴、百会、印堂、气海、关元、水道、三阴交，行导气法，精灸肾俞、命门、十七椎、八髎穴，肝俞、心俞埋针。气滞血瘀证加血海，寒湿凝滞证加神阙，肝郁湿热证加行间，气血亏虚证加灸公孙、足三里，肝肾亏虚证加太溪。

本病应根据月经周期进行调经，经前悬灸神阙、关元、水道、公孙等穴，并注意配合调畅情志。

【病案】

黄某，女，23岁，2021年2月23日初诊。

主诉　痛经10年。

病史摘要　患者于10年前出现痛经、偏头痛、颈项不适，每次来经心情欠佳，梦多，口苦，胃纳一般。舌胖，边红，苔白，脉滑。

中医诊断　痛经（肝郁痰凝证）。

西医诊断　原发性痛经。

治则　疏肝解郁，化痰止痛。

处方

针刺：百会、印堂、头维、四关穴、三阴交、引气归元、水道。

精灸：颈百劳、肺俞、四花穴、命门、肝俞、肾俞、引气归元、次髎、足三里、涌泉各1壮。

刺络：肩井、心俞、三焦俞。

埋针：神堂、魂门（双）。

治疗经过　经3次治疗后，诸症俱减；继续治疗8次症状消失；随访3个月未见复发。

按　本案主要病机为肝郁痰凝，胞脉受阻。在基础针灸方案上，针刺加中脘、下脘以增强健中化痰之力；精灸加颈百劳疏通局部气血，"诸气膹郁，皆属于肺"，加肺俞以宽胸理气，四花穴调气和血、宽胸理气，命门、肝俞、肾俞补肾疏肝，足三里、引气归元益气健脾化痰，次髎通利下焦，涌泉引火下行以助眠。肩井刺络疏调局部气血，心俞泻有余之邪气，三焦俞通利三焦气机；埋针以巩固疗效。

（十五）膝骨关节炎

膝骨关节炎又称膝关节骨性关节炎，是以膝关节疼痛、僵硬、活动受限、活动时有骨擦音为主要临床表现的一种慢性、进展性的骨关节软骨退行性病变。本病的主要病理变化是关节软骨面的退行性变和继发性的骨质增生、滑膜炎症、关节囊弛张，附近韧带及肌腱组织受到刺激等。膝骨关节炎可分为原发性膝骨关节炎与继发性膝骨关节炎，原发性膝骨关节炎的发生与年龄、性别、肥胖、遗传、激素水平等因素有关；继发性膝骨关节炎与先天性发育异常、关节内骨折、半月板破裂等有关。膝骨关节炎属于中医的"膝痹"范畴。符文彬教授认为本病的发生与年老肾虚、外感湿邪有关，病位在骨与筋。基本病机是肝肾亏损，筋弛骨疏，不荣则痛；或外感风寒湿邪，阻遏气机，气血运行不畅，不通则痛。

根据疼痛点，本病应注意分经论治：

足阳明经膝痛：膝痛位于髌骨外侧上下，向下牵拉至小腿外侧。

足少阳经膝痛：膝痛位于膝外侧腓骨小头上下。

足太阳经膝痛：膝痛位于膝后腘窝，腘横纹中外侧。

足太阴经膝痛：膝痛位于髌骨内侧及胫骨内侧髁上下。

足少阴经膝痛：膝痛位于膝后，腘横纹上，半腱肌肌腱外侧。

足厥阴经膝痛：膝痛位于膝内侧胫骨内侧髁后方，半腱肌肌腱内侧。

符文彬教授提倡"从心胆肾论治""腰膝同治"治疗膝骨关节炎。主要治疗方案是针刺内关、阳陵泉、太溪、百会、印堂，行导气法，精灸腰四穴、腰三针、膝眼、涌泉，委中、三焦俞刺络，心俞、胆俞或耳心、胆、膝埋针。结合病症随证加减，气滞血瘀证加血海、膈俞，肝肾亏虚证加引气归元、肝俞、肾俞，行痹加风门，痛痹加肾俞、命门，着痹加阴陵泉，风湿热痹证加曲池、大椎，痰瘀痹阻证加血海、阴陵泉，肾精不足证加悬钟、胆俞。

本病按病症相结合的原则预防，平时可悬灸水分、神阙、膝眼，并注意功能锻炼，减轻负重。

【病案1】

张某，女，69岁，2011年3月17日就诊。

主诉　双膝关节疼痛5年。

病史摘要　双膝关节疼痛5年，尤以左侧为甚，每遇阴雨天加重，上下楼梯疼痛甚，常发左膝关节肿胀，X线检查示"膝关节退行性变"，伴颈肩部僵硬疼痛不适，转颈觉头晕，夜间睡觉觉左上肢麻木，双手指晨起僵硬难握拳，活动后好转，四肢畏寒怕冷，睡眠多梦，胃纳一般，晨起口干口苦，大便干结、2天1行，小便调。苔白，质红，脉弦。

中医诊断　痹证（肾虚寒湿证）。

西医诊断　膝骨关节炎；颈椎病。

治则　温肾散寒，化湿止痛。

处方

针刺：百会、印堂、内关、阳陵泉、引气归元。

艾灸：颈百劳、四花穴、腰四穴、膝眼各5壮。

埋针：颈百劳、心俞、胆俞（交替）。

治疗经过 经13次治疗后，双膝关节疼痛、颈肩部僵硬疼痛不适、左上肢麻木基本消失；继续门诊巩固治疗6次而愈。

按 本案患者年近七旬，主要病机是肾虚寒湿，气机阻滞，经脉不通。在基础针灸治疗方案上，灸颈百劳以舒筋活络，四花穴调和气血；埋针以巩固疗效。全方共奏温肾散寒、化湿止痛之功。

【病案2】

张某，男，63岁，2011年4月28日就诊。

主诉 左膝关节疼痛5月余。

病史摘要 2010年11月无明显诱因突发左膝关节酸痛不适，自觉行走乏力，膝关节局部肿胀，无热痛等不适，屈伸活动未见异常，其间行理疗、服药后症状未见明显好转。既往痛风、期前收缩、糖尿病病史。眠差，难入睡，纳可，小便可，大便较烂。舌红，苔白，脉弦滑。

辅助检查 2011年2月22日外院左膝关节MR示：①左膝关节退行性变；②外侧半月板前角撕裂伤，内侧半月板后角撕裂；③前交叉韧带挫裂伤，外侧副韧带损伤；④髌软骨及股骨踝软骨磨损；⑤髌上囊及关节囊积液，膝关节周围软组织肿胀，以腓肠肌外侧头明显。

中医诊断 痹证（肾虚痰瘀证）。

西医诊断 膝骨关节炎（左），左膝关节软组织损伤。

治则 温肾化痰，活血止痛。

处方

针刺：内关、阳陵泉、百会、印堂。

灸法：腰四穴、水分、膝眼、阳陵泉（左）。

刺络：委中（左）。

埋针：心俞、胆俞。

治疗经过 按上方治疗5次后，膝关节疼痛较前缓解，继续治疗半年后症状明显缓解。

按 本案患者年过六旬，主要病机为肾虚不固，痰瘀阻滞气机。按"膝者，筋之府，屈伸不能，行则偻附，筋将惫矣"。在基础针灸治疗方案上，取筋之会阳陵泉艾灸以温经化痰、活血止痛，水分祛湿蠲痹壮腰；腰四穴温肾健脾化痰，加强温经通络；膝眼温通局部痰瘀，委中刺络加强局部活血止痛，发挥穴位"所过之所急"功效，配合埋针以巩固疗效。

（十六）痛风性关节炎

痛风性关节炎是临床上较常见的炎性反应性关节炎之一。本病常表现为单个关节的红肿热痛，疼痛如刀割样或咬噬样，呈进行性加重，易反复发作。研究认为，人体嘌呤代谢障碍引起血中尿酸水平增高，尿酸盐沉积于关节腔或滑膜，从而导致关节的炎性反应。

符文彬教授认为本病主要病机是脾肾两虚，痰湿阻滞，治疗应以健脾补肾、化痰利湿为主，兼从脾肾心胆论治；急性期因痰湿阻滞日久，郁而化热，治疗当以清热化痰湿通络为法。本病治疗重在降低血尿酸和预防痛风发作，按辨证施治原则，针灸并用。主要治疗方案是针刺百会、印堂、人迎、廉泉、中脘、水分、大横、关元、内关、阳陵泉，行导气法，精灸腰四穴、胆俞、引气归元、涌泉，心俞、三焦刺络，厥阴俞、阳纲或耳心、胆、肾埋针。脾虚湿困证重加针章门，湿热痹阻证重加尺泽、委阳，瘀血阻络证加膈俞、章门，肾阳虚证加肾俞、命门，高脂血症加针公孙，急性期关节肿痛者可先针眼针上焦或下焦，配合运动针法。

针灸对痛风性关节炎早期有较好的疗效，并能预防发作，但后期出现肾功能不全者预后差。

【病案1】

徐某，男，38岁，2020年1月14日初诊。

主诉 左踝疼痛6年余。

病史摘要 6年前无明显诱因出现左踝疼痛，红、肿、热，间断于外院治疗，查尿酸500 μmol/L+，服用"秋水仙碱、别嘌醇、双氯芬"等药物，疼痛可缓解。平素工作压力大，天气寒冷及食肉后疼痛加重，游走性疼痛，时右肘关节及腕关节疼痛，时咳嗽咳痰，睡眠多梦易醒，胃纳可，二便可。舌淡、苔白腻，右脉沉弱、左弦滑。

中医诊断 痹证（肝郁脾虚，痰湿阻滞证）。

西医诊断 痛风性关节炎。

治则 疏肝健脾，化痰祛湿。

处方

针刺：百会、印堂、廉泉、头维、四关穴、太溪、引气归元。

精灸：颈百劳、肺俞、四花穴、脾俞、肾俞、命门、足三里、引气归元、涌泉各2壮。

刺络：心俞、肝俞。

埋针：厥阴俞、魂门（双）。

治疗经过 按上方治疗2次后，症状好转；继续巩固治疗20次，1年未见复发。

按 本案主要病机为肝郁脾虚，痰湿阻络。针刺加四关穴疏肝解郁、行气止痛，太溪益肾利湿，引气归元补益脾肾、利水化湿，百会、印堂、廉泉调督通任，头维调神利胃；精灸颈百劳疏通局部气血，肺俞宣肺利水止咳，脾俞、肾俞、命门、足三里温肾健脾、利水化湿，涌泉引火下行以助眠；心俞、肝俞刺络以泻肝行气、宁心活血；埋针以巩固疗效。

【病案2】

张某，男，39岁，2020年2月28日初诊。

主诉 右膝关节酸痛4年余。

病史摘要 4年余前患者出现右膝关节酸痛，经针灸及微创滑膜清理术治疗后症状可缓解，但仍反复发作。近1年症状较前明显加重，酸痛加重，伴肿胀、发热，行走、下楼梯时明显，屈膝受限，偶有双足底疼痛，无红肿等症状。2个月前开始服用"非布司他"降尿酸，近期未复查尿酸水平，服药后膝关节疼痛未有明显好转。无头晕头痛，无胸闷恶心，口干，眠欠佳，纳可，二便正常。舌暗，苔厚，脉滑。

中医诊断 痹证（痰湿内阻证）。

西医诊断 痛风性关节炎。

治则 化痰祛湿，蠲痹止痛。

处方

针刺：百会、印堂、人迎、天枢、气海、关元、水分、内关、阳陵泉、内膝眼。

精灸：颈百劳、四花穴、引气归元、涌泉，重灸章门、肾俞、膝眼、阴陵泉、腰四穴、腰三针各2壮。

刺络：大椎、委中。

埋针：心俞、胆俞（双）。

治疗经过 以上方为主方治疗4次后，疼痛症状较前改善；继续治疗16次诸症消失。

按 本案患者主要病机为痰湿内阻，阻遏气机，治疗本病以化痰祛湿，蠲痹止痛为法。在基础针灸治疗方案上，加天枢通利肠腑，内膝眼缓解局部痹痛。精灸加颈百劳疏通局部气血，加脾之募穴章门温健脾阳，肾俞补益肾气，阴陵泉化痰利湿；膝痛要腰膝同治，因此选用膝眼配合腰四穴、腰三针一同治疗，灸涌泉引火下行。刺络大椎泻有余之邪气，"腰背委中求"，委中可通利膀胱、祛湿化浊。埋针以巩固疗效。

（十七）腕管综合征

腕管综合征是腕管内压力增高而使正中神经受到卡压而产生神经功能障碍的一组症候群，任何因素使腕管容积缩小致内容物增大时可卡压管内的正中神经而引起腕管综合征。其因慢性劳损、正气耗损、寒邪入侵所致，与手三阴经、手阳明经、手少阳经相关，与心、肺等脏腑关系密切。

肌电图、X线检查、CT及生化等检查有助于鉴别腕管综合征、神经根型颈椎病、胸廓出口综合征、多发性神经炎、脊髓硬化症等。

符文彬教授认为针灸治疗本病轻度或中度者效果较好，但重度者疗效不佳。本病治疗以通络止痛、恢复腕关节功能为目的，采用局部与整体针灸治疗相结合，以温经化痰、通络止痛为法，取手厥阴经及局部经穴为主。针刺大陵、内关、合谷、大椎，行泻法，眼针上焦，精灸大陵、阳池、颈百劳、心俞，耳针心、胆、腕埋针。瘀血阻络证加灸膈俞，痰浊阻滞证加中脘、肺俞，局部疼痛、麻木明显者加肺俞，大鱼际萎缩者加肺俞、鱼际。

平时可悬灸大陵、中脘、滑肉门等穴位并注意避免其诱发因素。

【病案】

王某，女，61岁，2021年1月5日初诊。

主诉　右腕部胀痛1年余，加重1个月。

病史摘要　患者1年前出现右腕部胀痛，经治疗后未见明显好转，放射至全掌，近1个月加重。无颈痛，眠差，胃纳可，二便调。舌淡暗，苔白腻，脉滑。

辅助检查　2020年9月4日肌电图示：右侧正中神经腕部阶段性损害（运动和感觉纤维受累，脱髓鞘改变和轴索损害并存）。

中医诊断　痹证类病（痰浊阻滞证）。

西医诊断　腕管综合征。

治则　行气化痰，通络止痛。

处方

速刺：颈百劳。

针刺：百会、印堂、水沟、承浆、内关、阳陵泉、引气归元。

精灸：重灸风池、颈百劳、肩中俞、肺俞、心俞、大陵、阿是，轻灸四花穴、肾俞、命门、引气归元、悬钟、涌泉各2壮。

刺络：大椎、肩井。

耳针：心、胆、颈交替。

治疗经过 按上方治疗3次后，右腕胀痛较前减轻；继续门诊治疗12次，症状消失。

按 本案主要病机为痰浊阻滞，经脉受阻。在基础针灸治疗方案上，速刺颈百劳以疏通局部气血。重灸风池、颈百劳、肩中俞、大陵、阿是穴温通经脉，肺俞宣肺利气，心俞活血止痛；轻灸四花穴行气活血，引气归元补肾益气，肾俞、命门补肾培元，悬钟为髓之会有壮骨通经作用，涌泉引火下行。刺络大椎泻有余之邪热，肩井疏调局部气血。配合耳针以巩固疗效。

（十八）腕关节扭伤

腕关节扭伤是临床常见的运动损伤之一，以腕部的肿胀、疼痛、活动受限为主要表现。本病病因常为跌扑时手掌撑地或腕关节运动不当或暴力打击等导致腕关节韧带、肌腱受损。腕关节扭伤属于中医筋伤病，病位在腕部经筋。本病的病因病机为跌扑损伤等导致局部筋脉受损，经脉气血运行不畅，瘀滞腕关节。

针灸治疗腕关节扭伤有效，可以缓解局部疼痛、消除肿胀，进而改善关节活动受限。治疗这类急性痛症时，符文彬教授常先用眼针结合巨刺法止痛：腕关节病位在上肢，故眼针取上焦，再根据腕关节扭伤的部位选择巨刺部位，如病位在左侧阳溪处则在右侧阳溪处找压痛点进行针刺，针刺时行泻法，同时配合针刺运动法；亦可采用上下交叉对应法取穴，如腕关节病处在左侧阳池则可在右侧丘墟附近找压痛点针刺。对于瘀紫肿胀明显的患者，可采用刺络或火针在局部阿是穴点刺；配合耳穴腕、心、胆等埋针巩固疗效；较轻的患者也可采用悬灸局部。

腕关节扭伤及时治疗效果较好，后期腕关节处理不当逐渐发展为慢性损伤，部分会出现运动或负重后腕关节肿胀、疼痛或活动受限。

【病案】

黄某，女，51岁，2020年1月14日就诊。

主诉 左腕关节疼痛2天。

病史摘要 患者2天前因滑倒致左手腕扭伤，左上肢疼痛不适，右侧脸部挫伤，后枕部胀闷不适，睡眠可，胃纳一般，二便调。舌淡红，苔薄白，脉弦。多年前反复扭伤致左踝关节疼痛，活动不利。

辅助检查 右侧面部肿胀瘀青，左手腕腕骨压痛，左踝关节内侧压痛明显。腕关节X线检查未见骨折。

中医诊断 筋伤（气滞血瘀证）。

西医诊断 腕关节扭伤。

治则 行气活血，通络止痛。

处方

眼针：上焦。

针刺：百会、印堂、头维、蠡沟、列缺（双）、鸠尾、中脘、气海。

精灸：百会、风池、颈百劳、章门、肺俞、肩三针（左）、四花穴、引气归元、涌泉各1壮。

刺络：大椎、心俞。

埋针：厥阴俞、魂门（双）。

治疗经过 经治疗1次后，腕踝部疼痛较前减轻，继续按原方治疗4次后疼痛明显缓解，继续治疗4次而愈。

按 本案主要病机为气滞血瘀，经脉不通。根据病变部位，先针眼针上焦缓急止痛，列缺、蠡沟疏通肺肝经脉气血，鸠尾、中脘、气海调畅上中下三焦气机，配合百会、印堂、头维调神定志；精灸百会、风池、颈百劳疏调头颈部经气，肩三针温通局部气血，肺俞宣肺利气，章门健脾通络，四花穴行气活血，引气归元补肾温脾，涌泉引火下行；刺络大椎泻上焦瘀血，心俞活血止痛；配合埋针巩固疗效。

（十九）踝关节扭伤

踝关节扭伤是临床常见的运动损伤之一，以踝部的肿胀、疼痛、活动受限为主要表现。本病病因常为跌扑损伤或足部用力过猛，或足部运动不当等导致踝关节韧带、肌腱受损。踝关节扭伤属于中医筋伤病，病位在踝部经筋。病因病机为跌扑损伤等导致局部筋脉受损，经脉气血运行不畅、瘀滞局部。

针灸治疗踝关节扭伤有效，可以缓解局部疼痛、消除肿胀，进而改善关节活动受限。治疗这类急性痛症时，符文彬教授常先用眼针结合巨刺法止痛：踝关节病位在下肢，故眼针取下焦，再根据踝关节扭伤的部位选择巨刺部位，如病位在左侧昆仑、申脉处，则在右侧养老或阳谷处寻找压痛点针刺，行泻法，同时配合运动针法。对于局部瘀紫肿胀明显的患者，可采用刺络或火针阿是穴，可配合拔罐；配合耳穴踝、心、胆等埋针巩固疗效；较轻的患者也可采用悬灸局部。

踝关节扭伤及时治疗效果较好，后期踝关节处理不当逐渐发展为慢性损伤，部分会出现运动或负重后踝关节肿胀、疼痛或活动受限。

【病案1】

易某，女，36岁，2014年6月12日就诊。

主诉 左踝关节疼痛反复1年。

病史摘要 1年前因左踝关节韧带撕裂伤未痊愈出现左踝关节疼痛，伴左小腿外侧隐痛，行走、单脚站立受限，遇寒冷阴雨疼痛加重。曾于外院行针灸治疗改善，但反复发作。入睡难，纳差，二便调。舌淡，苔薄白，脉弦滑。有青霉素过敏史。

中医诊断 痹证（气滞血瘀，湿邪阻滞证）。

西医诊断 踝关节扭伤（陈旧性）。

治则 行气活血，化湿止痛。

处方

针刺：百会、印堂、内关（双）、阳陵泉（双）。

精灸：重灸丘墟（左）、阿是穴，轻灸四花穴、腰四穴、命门、腰阳关、引气归元、申脉（左）各2壮。

火针：踝痛点（左）。

埋针：心俞、胆俞。

治疗经过 按上方4次治疗后，疼痛部位明显好转，继续门诊治疗16次而愈。

按 本案主要病机为气滞血瘀，湿邪阻滞。针刺百会、印堂以调神行气，内关、阳陵泉交通心胆、行气活血。灸四花穴活血行气，腰四穴温阳行气、化湿通络，命门、腰阳关以温肾培元助阳活血化湿，引气归元调脾胃补肝肾以壮骨养筋化湿，申脉养筋，重灸丘墟、阿是穴和火针加强局部温经活血、祛湿消肿；皮内针巩固疗效。

【病案2】

陶某，女，39岁，2011年10月20日就诊。

主诉 右踝关节扭伤肿痛10天。

病史摘要 患者10天前因运动不慎右踝关节扭伤肿痛，当即冰块局部冷敷，第2日于外院行口服消肿止痛药物，外敷"双氯芬"治疗，症状有所减轻，但右踝关节仍肿胀、疼痛，右丘墟部位肿胀压痛明显，行走受限，眠佳，纳可，二便正常。舌暗，苔薄白，舌底脉络迂曲，脉弦细。

辅助检查 DR片示：软组织损伤，考虑韧带撕裂。

中医诊断 伤筋（气滞血瘀证）。

西医诊断 踝关节扭伤。

治则 行气活血止痛。

处方

针刺：眼针下焦（右），缪刺阳池。

火针：阿是穴。

埋针：心俞。

治疗经过 按上方治疗1次后，患者踝关节肿痛减轻；治疗4次肿痛明显缓解；继续巩固治疗4次而愈。

按 本病案患者主要病机为气滞血瘀，筋脉受阻。取眼针下焦穴及缪刺阳池以镇痛水肿、行气活血；患者筋伤早期，关节肿胀瘀斑明显、疼痛剧烈，活动受限，"焠刺者，刺燔针则取痹也"，火针阿是穴温经活血、通络止痛；"诸痛痒疮，皆属于心"，心主血脉，意为诸痛，埋针心俞以通脉止痛巩固疗效。

四、其他病症

（一）昏迷

昏迷属于临床上的危重症，主要表现为完全意识丧失，随意运动消失，对外界刺激的反应迟钝或丧失，但患者还有呼吸和心跳。昏迷属中医"厥证"的范畴。符文彬教授认为本病以"气机逆乱，升降失常，神明受扰"为主要病机，临床常见气厥、血厥、痰厥。情志失调致气机逆乱、闭塞清窍可发为气厥实证；体虚之人遇情志刺激，清阳不升、清窍失养可发为气厥虚证。气逆于上，血随气升，可发为血厥实证；气随血脱，气血不能上达清窍，神明失养，可发为血厥虚证；气机逆乱，痰随气升，扰乱神明，可发为痰厥。故临证时宜分虚实两端。实证者表现为猝然昏仆，面红气粗，口噤握拳，或痰涎壅盛，或身热谵妄，舌红，苔黄腻，脉洪大有力；虚证者表现为眩晕昏厥，面色苍白，声低息微，口开手撒，或汗出肢冷，舌胖或淡，脉细弱无力。

针灸以醒神开窍为主要治则，治疗轻中度昏迷有效。符文彬教授在临证时注重辨别虚实，运用"一针二灸三巩固"的整合针灸模式治疗昏迷。主要治疗方案是：实证者采用十二经井穴大接经针法，"从阳引阴"，针后配合穴位埋针巩固疗效，气厥实证加膻中、肺俞，血厥实证加心俞、膈俞，痰厥加中脘、丰隆。虚证者易针为精灸，采用大接经灸法，"从阴引阳"，灸完后配合穴位埋针巩固疗效，气厥虚证加气海、关元，血厥虚证加血海、足三里。

患者苏醒后要注意调护，并对诱发本证的病因进行治疗，情志内伤者调畅情志，体虚劳倦者固本培元，亡血失津者补气养血，饮食不节者注意饮食有度，以防复发。

【病案】

杜某，男，29岁，2007年11月29日入院。

主诉　外伤致头部流血并意识障碍2小时。

病史摘要　患者因"外伤致头部流血并意识障碍2小时"入院，有明确的外伤史，但受伤机制不详，来院时患者已处于昏迷状态，间中伴有呕吐、烦躁，双瞳孔不等大，左侧7 mm，右侧5 mm，对光反射消失，急查头颅CT提示：①左侧额颞顶枕部硬膜下血肿（出血约100 mL）并脑疝形成；②左侧颞叶挫裂伤。入院后立即行颅内血肿清除并去骨瓣减压术，术后给予止血、脱水、抗感染及对症支持治疗，术后第2天，患者生命体征稳定，血压平稳，但仍处于深度昏迷状态，伴有发热，体温波动在38.5～39 ℃，四肢无自主活动，对疼痛刺激无任何反应。舌淡红，苔黄，脉滑。

中医诊断　颅脑外伤，昏迷（瘀阻脑络证）。

西医诊断　重型开放性颅脑外伤。

治则　化瘀通络，醒脑开窍。

处方

针刺：十二经井穴大接经，水沟、印堂。

治疗经过　在支持治疗基础上，每天针刺1次，治疗2周后患者肢体可见自主活动，对疼痛刺激存在逃避反射，刺痛可睁眼，神志状态由深昏迷转为浅昏迷，但仍有发热，体温波动在37.1～37.6 ℃，痰黄质黏，舌脉基本同前，考虑患者仍表现为热证，针刺仍继续维持前法治疗，并加刺双侧丰隆以化痰、内关开心窍，手法以泻法为主。2周后患者意识逐渐转清，可遵嘱点头、眨眼，可完成握手、松手等简单动作，已无发热，但间中仍有烦躁，痰仍较多，色白质黏，舌淡红，苔白腻，脉滑迟弱，考虑患者病情较前已明显好转，神志转清，中医辨证方面考虑热证已退，目前以正气不足、痰瘀阻络为主，大接经法井穴改用原穴，针刺选印堂、四关穴、足三里、丰隆、三阴交，双侧取穴，平补平泻，每天针刺1次。4周后患者神志清，理解可，思路清晰，可与外人简单言语交流，可自行下床站立行走，后续予针刺舒筋通络配合康复功能锻炼治疗，于2008年2月5日出院。

按 本病主要病机为痰瘀阻滞，气血逆乱，脑窍郁闭，其病变涉及三阴三阳经。按"病在脏取之井"，依次针刺各经之井穴，则能增强全身经络大循环中气血的运行功能，从而达到接气通经、调和阴阳、激发受损脑功能的作用，与现代康复医学的神经促通技术中利用感觉输入、联合反应、协同运动等诱发肢体主动运动相一致。在支持治疗的基础上施以大接经针刺疗法，及早给予机体早期康复信息、促进脑功能重塑及代偿，从而弥补变性受损脑细胞的功能，改变大脑皮质的抑制状态，达到自身调节而加快意识恢复的目的。

（二）抽搐

抽搐是神经—肌肉疾病的病理现象，表现为横纹肌的不随意收缩。临床上常见的有如下几种：惊厥，强直性痉挛，肌阵挛，震颤，舞蹈样动作，手足徐动，扭转痉挛，肌束颤动，习惯性抽搐。抽搐属中医"痉证""痫证"的范畴。符文彬教授认为本病病位在"脑"，与心、肝有关。督脉"起于下极之腧……入脑上巅"，足太阳膀胱经"从巅入络脑"，故与脑联系最密切的经脉为督脉和足太阳膀胱经。辨证论治宜分虚实，实者为邪气壅盛；虚者为脏腑虚损，阴阳、气血、津液不足，致筋脉失养。

针灸治疗抽搐有效，可减轻抽搐症状、减少发作时间，但要明确病因。运用"一针二灸三巩固"的整合针灸治疗模式进行治疗。主要治疗方案是针刺百会、印堂、水沟、承浆、鸠尾、中脘、气海、四关穴、内关、阳陵泉、后溪、申脉。若患者抽搐剧烈则点刺不留针，可配合双侧委中穴刺络放血，精灸大椎、身柱、筋缩、命门、引气归元、承山、申脉、涌泉，针刺厥阴俞、督俞、心俞、肝俞埋针。结合病症，随证加减，热痉者加商阳、中冲刺络，寒痉者加灸关元，痰痉者加灸丰隆，风痉者针刺风池，虚痉者加灸百会、足三里。

本病因容易复发，要明确诊断，注意情绪疏导，坚持较长时间的巩固治疗和维持治疗，必要时中西医结合治疗。

【病案】

黄某，女，37岁，2011年6月23日就诊。

主诉 反复发作性意识丧失伴四肢抽搐7年。

病史摘要 患者7年前无明显诱因突然意识丧失倒地，呼之不应，伴四肢痉挛性抽搐，口吐白沫，持续5～6分钟后自行缓解，醒后感疲惫。其后症状每于精神紧张后反复发作，平均每年发作1次，每次发作持续时间30秒到7分钟不等，于外院检查诊断为"癫痫"，未服用药物治疗。5天前患者自觉心慌后再次出现意识丧失，四肢抽搐，持续时间30秒。平素精神好，饮食可，入睡稍有困难，口苦，口干，二便正常。舌红，苔淡黄，脉弦数。既往有高血压病史4年，目前服用"氨氯地平"降压。宫颈癌术后6年。

辅助检查 2011年6月21日外院脑部MRI示：左颞叶中部外侧裂旁、左侧脑室三角区外侧白质软化灶形态伴胶质增生样改变。余未见明显异常。

中医诊断 痫证（气郁痰蒙神窍证）。

西医诊断 癫痫。

治则 疏肝理脾，化痰开窍。

处方

针刺：百会、承浆、四关穴、申脉（双）。

艾灸：中脘、丰隆。

刺络：心俞、肝俞（双）。

埋针：心俞、肝俞交替。

治疗经过 以上方为主方，每周2次。针刺5次后，无四肢抽搐，精神好，饮食可，情况有所改善，继续门诊巩固治疗。

按 本病为督脉病，与肝、脾、肾相关。选用督脉经穴百会及任脉经穴承浆通调任督气血，四关穴疏肝理气开郁、调气机升降，同时选用八脉交会穴中通阳跷脉的申脉，可振奋一身阳经之气，阴阳并调，起开窍通闭、醒神之功效；艾灸中脘、丰隆，健脾益气、燥湿化痰；心俞、肝俞刺络以泻有余之邪气、息风开窍。符文彬教授认为心主神明，而肝主疏泄，心肝两者沟通于经络，统一于神志，埋针以巩固疗效。

（三）过敏性咳嗽

过敏性咳嗽是临床常见病，又称"变应性咳嗽""咳嗽变应性哮喘"。本病多在接触刺激性气体或过敏原后发生，尤以夜间及晨起咳嗽明显，主要临床表现为咽痒则咳，常无明显感染症状，病情迁延不愈。过敏性咳嗽属中医的咳嗽病。本病初起外感风邪、肺失宣发肃降为主要病机，迁延不愈则出现脾肾气虚、胆气枢机不利、气机运行不畅。符文彬教授认为本病表现为咽痒咳嗽，具有中医"风"的特点，治疗上从心胆论治，由于治风先治血，血行风自灭，而心主血脉，治心即可调血。

针灸治疗过敏性咳嗽有较好的疗效，病情较长者采用"一针二灸三巩固"整合针灸治疗模式治疗。主要治疗方案是针刺内关、阳陵泉、百会、上星、廉泉、照海，精灸定喘、风门、心俞、胆俞、天突、中脘，大椎刺络，厥阴俞、阳纲或耳心、胆埋针。结合病症随证加减，风热犯肺证加身柱、尺泽，痰热犯肺加鱼际、丰隆，痰湿蕴肺证加尺泽、丰隆，肺气虚证加肺俞、中府，脾肾气虚证加脾俞、肾俞，肝气犯肺证加太冲、肝俞。

过敏性咳嗽容易复发，应注意预防感冒，适当运动和坚持巩固治疗。

【病案】

黄某，男，3岁6个月，2020年11月20日初诊。

主诉 反复咳嗽1月余。

病史摘要 1个月前感冒后开始出现干咳，流涕鼻塞，经雾化治疗后症状稍缓解，后仍遗留咳嗽，天气转凉或吸入粉尘后易出现咳嗽，怕热，纳眠可，二便调。舌红，苔薄白，脉细。有肺炎、哮喘、湿疹病史。对尘螨、牛肉、蛋清、猫毛、牛奶、羊肉过敏。

中医诊断 咳嗽（心胆失调证夹余邪未清）。

西医诊断 过敏性鼻炎伴哮喘。

治则 调和心胆，祛风止咳。

处方

针刺：上星、印堂、迎香、廉泉、内关、阳陵泉、列缺、足三里。

精灸：天突、定喘、肺俞、四花穴、脾俞、肾俞、引气归元、足三里、涌泉各2壮。

刺络：大椎。

耳压：肺、脾、风溪（双）。

治疗经过 按上方治疗3次后，症状明显缓解；继续巩固治疗3次而愈。

按 本病为心胆失调，少阳枢机不利，患者咽痒咳嗽，具有中医"风"的特点，治疗上从心胆论治，运用"一针二灸三巩固"整合针灸方案，包含针刺、精灸、刺络、埋针等方法，治疗几次后取得了满意的效果。

（四）支气管哮喘

支气管哮喘是一种反复发作的痰鸣气喘疾病，以呼吸喘促、呼吸困难甚至张口抬肩、喉间哮鸣有声、不能平卧为主要临床表现。支气管哮喘属中医的"哮病""喘病"。符文彬教授认为本病患者常因脾虚失运、宿痰内伏，加之感受外邪导致肺失宣降、肺气上逆。支气管哮喘有反复性、阵发性特点，病程较长，初期痰浊蕴肺，久则致肺、脾、肾三脏皆虚。

针灸治疗轻、中度支气管哮喘有较好的疗效，能减少发作频率；在治疗上按"急则治标，缓则治本"原则，采用"一针二灸三巩固"整合针灸治疗模式治疗。主要治疗方案是针刺百会、上星、内关、阳陵泉、廉泉、扶突、引气归元，行导气法，精灸定喘、肺俞、心俞、胆俞、肾俞、中脘、足三里，中府、神堂、膻中或耳心、气管、肾上腺埋针。结合病症，随证加减，热哮证加针鱼际，肺气亏虚证加中府，脾气亏虚证加章门，肾气亏虚证加气海、关元、命门，久病加膈俞、膏肓俞。

本病易反复发作，常因外邪诱发，应注意保暖及适度锻炼以增强体质。本病有伏痰蕴结于肺，应重视灸法预防。

【病案】

李某，男，55岁，2020年6月18日初诊。

主诉 反复喘鸣半年。

病史摘要 患者半年前出现反复喘咳，就诊于广州医科大学附属第一医院诊断为"支气管哮喘"，吸入"舒利迭"，口服"孟鲁司特、茶碱、酮替芬"，病情好转，11月至我院寻求针灸治疗，间至内科服用汤药治疗，症状好转。自汗多年，无咳嗽，咳白痰，质稀量多，饮酒后加重，下午喑哑，短气；睡眠可，间中腿抽筋，胃纳可，起夜1～2次，大便不成形。舌淡红，苔薄白，脉弦细。查体：双肺未闻及湿啰音。有吸烟史30年，已戒烟半年。

辅助检查 2019年11月6日双肺CT示：双肺上叶亮度增强，局部肺气肿。

中医诊断 喘病（肺脾两虚，痰浊阻肺证）。

西医诊断 支气管哮喘，非危重，慢性阻塞性肺疾病。

治则 健脾补肺，化痰平喘。

处方

针刺：百会、印堂、廉泉、扶突、引气归元、内关、足三里、三阴交。

精灸：肺俞、四花穴、脾俞、肾俞、命门、引气归元、公孙、涌泉各2壮。

刺络：身柱。

埋针：魄户、俞府。

耳针：心、肾、胃交替。

治疗经过　每周治疗1～2次，经1个月治疗症状改善，巩固治疗3个月症状明显好转。

按　此病病机为伏痰蕴结于肺，肺脾气虚，痰浊阻肺。针刺百会、印堂、廉泉以调神利气，扶突以宣肺化痰止喘，内关调心经活血平喘，以足三里、三阴交健脾益肺；精灸肺俞、脾俞、公孙补益肺脾，四花穴宣肺平喘，肾俞、命门、引气归元、涌泉补肾纳气，引火归元；身柱刺络清上焦郁热；埋针巩固治疗。

（五）膈肌痉挛

膈肌痉挛称"呃逆"，中医又名"哕逆"，是胃气上逆动膈，以出现喉间呃呃连声，声短而频，令人不能自止为主要临床表现。临床上偶然发生者较多，也有持续时间较长者，时间长者常常伴随胸膈痞闷不适、情绪不安等症。本病以胃气上逆、胃失和降为主要病机，病因有饮食不节、情志内伤、正气虚弱等，其病位在胃膈，与肺、肝、肾密切相关。呃逆常分为功能性呃逆、反射性呃逆和中枢性呃逆。

针灸治疗功能性呃逆有较好的疗效，对反射性呃逆和中枢性呃逆有一定的疗效，但容易复发；治疗上针灸并用，标本兼治。主要治疗方案是针刺百会、印堂、四关穴、翳风，行导气法，精灸中脘、滑肉门、四花穴、胃俞，耳穴心、胃、肝、膈埋针。结合病症，随证加减，胃中寒冷证加灸建里、至阳，胃火上逆证加内庭，痰气郁结证加肝俞、建里，脾肾阳虚证加灸肾俞、脾俞。

膈肌痉挛在治疗上应先明确病因，辨病与辨证相结合，防止复发，并注意情绪疏导。

【病案】

张某，男，34岁，2013年1月18日就诊。

主诉　反复打嗝3年。

病史摘要　患者自述3年前胃部不适后在外院行胃镜检查后出现反复打嗝，全天均会发作，偶有胸闷腹胀，平躺后缓解，外院诊断为"膈肌痉挛"，服用中、西药后症状无明显改善。曾于中山大学附属第一医院检查示"未见异常"。平素性情较急，睡眠较差，睡眠时间不规律，胃纳可。舌暗，苔薄白，脉弦滑。有20年吸烟史，每日2～3包。

中医诊断　呃逆（痰气郁结证）。

西医诊断　膈肌痉挛。

治则　化痰散结，疏肝解郁。

处方

针刺：百会、印堂、翳风、四关穴。

精灸：四花穴、中脘各5壮。

刺络：心俞（双）。

治疗经过　经4次治疗后，呃逆症状明显减轻，继续以原方治疗5次诸症消失。

按　该患者主要病机为痰气郁结，胃气上逆，应化痰散结、疏肝解郁。治疗上针刺四关穴以疏肝解郁、行气降逆，百会、印堂通督调神，翳风通调三焦气机，为符文彬教授治疗呃逆经验穴；精灸四花穴可利膈宽胸降逆，中脘化痰和胃降逆；刺络心俞清心火调神。

（六）功能性便秘

功能性便秘是以排便困难、排便次数减少（每周排便少于3次）、粪质干硬等为主要症状的病症，主要由胃肠道蠕动减弱及肠道不协调运动引起，胃肠道结构一般无异常，本病属于中医"便秘"范畴。符文彬教授认为本病的主要病因病机为各种病因引起的大肠传导失司。《素问·举痛论》曰"热气留于小肠，肠中痛，瘅热焦渴，则坚干不得出，故痛而闭不通矣"指的是外邪客于肠内，燥热伤津所致；《景岳全书·秘结》曰"凡下焦阳虚，则阳气不行，阳气不行则不能传送，而阴凝于下，此阳虚而阴结也"是指脾肾阳气不足所致的阳虚秘；《医宗必读·大便不通》言"更有老年津液干枯，妇人产后亡血，及发汗利小便，病后血气未复，皆能秘结"是指阴虚秘；《灵枢·邪气脏腑病形》指出"肾脉急甚，为骨癫疾；微急，为沉厥奔豚，足不收，不得前后"。肾主司二便，肾中精气衰微则二便不通。外感寒热之邪、内伤饮食情志、病后体虚、脏腑气血不足等皆为病因。脾虚传送无力，糟粕内停，致大肠传导功能失常；胃与肠相连，胃热炽盛，下传大肠，燔灼津液，大肠热盛，燥屎内结；肺与大肠相表里，肺之燥热下移大肠，则大肠传导功能失常；肝主疏泄气机，若肝气郁滞，则气滞不行，腑气不能畅通；肾主五液而司二便，若肾阴不足，则肠道失润，若肾阳不足则大肠失于温煦而传送无力，大便不通，均可导致便秘。本病的病位在大肠，与肺、脾、胃、肝、肾等脏腑关系密切。

针灸治疗功能性便秘病程短者疗效佳，按辨证和辨病结合，从脏腑相关入手，按"一针二灸三巩固"整合针灸治疗模式。主要治疗方案是针刺天枢、腹结、上巨虚、曲池、支沟、照海，针刺天枢以抵达腹膜且不穿透为度，行导气法，精灸肺俞、大肠俞，刺络三焦俞、腹结、胃俞或耳穴大肠、直肠、交感埋针。结合病症，随证加减，热秘者加合谷、内庭，气秘者加太冲、肝俞，气虚便秘者加灸胃俞、气海，阴虚便秘者加肾俞、太溪，阳虚便秘者加肾俞、关元。

功能性便秘易复发，针灸治疗应注意巩固治疗、功能锻炼和饮食调护。

【病案】

叶某，女，68岁，2020年7月3日初诊。

主诉　便秘4年余。

病史摘要　患者于2016年无明显诱因出现便秘，服西药、中药和针灸治疗均未见明显好转。症见：精神疲倦，情绪烦躁，遇事易紧张，嗅觉减退，睡眠差，早醒，偶有心慌胸闷，嗳气，反酸，大便3～4日1行。舌暗，边有齿印，苔薄，脉数。既往史：2019年外院诊断为"帕金森病"，对症治疗，现口服"美多芭、甲钴胺、心可舒片"等。有庆大霉过敏史。

辅助检查　SCL-90：躯体化1.75，强迫症状2.00，人际关系敏感1.78，抑郁2.38，焦虑1.90，敌对1.17，恐怖1.86，偏执1.17，精神病性1.50，其他1.86。

中医诊断　便秘（气秘证兼心肾不交）。

西医诊断　便秘，帕金森综合征。

治则　疏肝行气，交通心肾，润肠通便。

处方

针刺：百会、印堂、头维、水沟、廉泉、中脘、关元、天枢、腹结、列缺、照海、太冲。

精灸：风池、颈百劳、肺俞、四花穴、腰四穴、腰三针、引气归元、膝眼、涌泉各1壮。

刺络：心俞、三焦俞。

埋针：肺俞、肝俞（双）。

耳针：心、肝、肾交替。

治疗经过 按上方治疗4次后，患者诉便秘症状稍有好转；续6次治疗后，患者便秘症状基本缓解，患者排便每1～2日1次，情绪烦躁，遇事易紧张症状偶有发作，睡眠症状缓解，偶有早醒，心慌胸闷消失，嗳气，反酸偶有发作；继续治疗10次，大便正常，诸症消失。

按 本病主要病机为肝失疏泄、气滞不行、腑气不畅，加上心肾不交、水火不济。治疗以疏肝行气、交通心肾、润肠通便为法，采用"一针二灸三巩固"的针灸治疗模式，取得了满意的疗效。

（七）高血压

高血压是一种以体循环动脉压升高为主要特征的临床综合征，可分为原发性和继发性两大类。临床主要表现为头晕头痛，时发时止，或头重脚轻，耳鸣心悸，血压升高。本病属于中医学的"眩晕""头痛"等范畴。符文彬教授认为本病以气血循行不利、感邪后邪气犯逆为主要病机；气血循行不利，不能上行于清窍，使之失于滋养，则可出现眩晕脑鸣等诸症；抑或感受六淫邪气之侵、六经邪气之逆，蒙蔽清窍，而发头痛眩晕等。临床多由肝风、风痰、痰火、瘀阻、阴虚等引起。

针灸是非药物疗法防治高血压的有效手段，具有降低动脉血压、保护靶器官和改善临床症状的作用。临床可采用"一针二灸三巩固"的整合针灸治疗模式治疗。主要治疗方案是针刺百会、印堂、人迎、曲池、四关穴、太溪，精灸四花穴、命门、足三里、悬钟、涌泉，心俞刺络，肝俞、膈俞或耳穴肝、心、降压沟埋针。结合病症，随证加减，肝火上炎证加风池、大陵，痰湿内阻证加丰隆、足三里，瘀血内阻证加血海、章门，阴虚阳亢证加肾俞、肝俞，阴阳两虚证加关元、肾俞，眩晕者加风池、内关，头痛者加头维，耳鸣者加听会、阳陵泉。

本病容易复发，需维持治疗，要注意劳逸结合、调心身。

【病案】

莫某，男，48岁，2020年12月10日初诊。

主诉 发现高血压9年余。

病史摘要 9年前体检发现高血压，血压最高150/110 mmHg，蹲下站起时头晕，头胀、心悸，服用"络活喜"治疗，每日早晨1片，血压控制尚可。症见：血压波动（130～145）/（85～96）mmHg，仍有头晕头胀，无恶心呕吐，腰酸痛，睡眠差，梦多，胃纳可，大便溏、不成形，小便调。舌淡，苔白，脉滑细。

中医诊断 眩晕（肝郁脾虚证）。

西医诊断 原发性高血压。

治则 疏肝调神，健脾补肾。

处方

针刺：百会、印堂、头维、廉泉、人迎、引气归元、四关穴、太溪。

精灸：风池、肺俞、四花穴、肾俞、腰三针、命门、中脘、关元、足三里、悬钟、涌泉各2壮。

刺络：厥阴俞。

埋针：心俞、肝俞（双）。

治疗经过 按上方每周治疗1次，经2次治疗后，2020年12月24日复诊，血压改善；继续治疗3周，眩晕症状明显好转，无腰酸痛，睡眠改善，梦少，胃纳可，大便调。

按 本病案患者主要病机为肝郁脾虚，痰浊内生，气机阻遏，清窍受扰，治当疏肝调神、健脾补肾。针刺四关穴疏肝理气、平肝降压，百会、印堂、廉泉通督任调神清窍，头维疏调局部气血，引气归元调脾肾，人迎平肝调胃，是降压特效穴；精灸风池能祛头风止晕，四花穴调和气血，中脘、关元、肾俞、腰三针、命门健脾补肾利腰，涌泉引火下行，足三里、悬钟能补肾健脾填精，是降压的经验穴；刺络厥阴俞逐瘀通络、泻郁火；埋针以巩固疗效。

（八）血糖不稳定

正常人的空腹血糖在3.8～6.0 mmol/L，餐后2小时血糖应低于7.8 mmol/L，允许有一定的波动。糖尿病患者也会出现血糖的波动，一定范围的血糖波动是正常情况。如果糖尿病患者出现血糖波动大、不稳定的情况，称为血糖不稳定。血糖不稳定常见于中医的"消渴""肥胖"等疾病。符文彬教授认为本病多因禀赋异常、过食肥甘、多坐少动以及精神因素而成，其病机演变基本按郁、热、虚、损四个阶段发展。发病初期以六郁为主，病位多在肝、脾（胃）；继则郁久化热，以肝热、胃热为主，亦可兼肺热、肠热；燥热既久，壮火食气，燥热伤阴，阴损及阳，终致气血阴阳俱虚，脏腑受损，病邪入络，络损脉损，变证百出。

针灸对血糖不稳定有较好的调整作用。临床采用"一针二灸三巩固"的整合针灸治疗模式治疗。主要治疗方案是针刺百会、印堂、四关、太溪、关元，精灸气海俞、关元俞、引气归元，埋针胃脘下俞、肝俞。结合病症，随证加减，阴虚津亏证加然谷、照海，气阴两虚证加阴交、气海，阴阳两虚证加命门、关元，胃肠热结证加天枢、上巨虚，湿热困脾证加大横、外陵，肝经郁热证、肝阳上亢证加太溪、行间，气机郁滞证加期门、日月，痰湿阻滞证加脾俞、阴陵泉，血脉瘀滞证加膈俞、内关。

血糖不稳定原因较多，与突然戒烟、戒酒、情绪不稳、饮食不节等有关，要适当针灸干预和自我调控。

【病案】

李某，女，61岁，2009年11月13日就诊。

主诉 血糖控制不稳定6年余。

病史摘要 患者发现血糖增高6年余。近期规则服用降糖药"瑞易宁"，空腹血糖9.2 mmol/L，餐后血糖11.0 mmol/L，无多饮多尿，无消谷善饥，神疲乏力，纳眠一般，二便调。舌暗淡，有齿印，少苔，脉沉弦。

中医诊断 消渴（气滞血瘀证）。

西医诊断 糖尿病。

治则 行气活血。

处方

体针：太溪、大陵、四关穴、百会、印堂。

灸法：引气归元、脾俞、关元俞各5壮。

埋针：胃脘下俞。

治疗经过 按上方每周治疗2次，经13次治疗后，血糖控制稳定，精神明显好转；后每周巩固治疗1次。

按 本病案患者主要病机为气滞血瘀，津液运行不畅，与心、肝、肾相关。针刺四关穴疏肝理气活血，百会、印堂通督调神，针刺心包经之输穴大陵、肾经之腧穴太溪以交通心肾、阴阳并调；艾灸引气归元、脾俞、关元俞健脾益肾、调和津液；埋针以巩固疗效。

（九）乳腺增生症

乳腺增生症是育龄期女性常见的乳腺疾病之一，临床以乳房结节或肿块及乳房疼痛为主，与年龄、职业类型、生活方式、月经情况等密切相关，属中医的"乳癖"范畴。根据经脉循行肝经绕阴器，抵小腹，挟胃旁过乳头，散布胸胁，分支会督脉于巅顶。故女子乳房疾病当首责之于肝。由于生活节奏加快、突发事件频发等导致抑郁、焦虑等负面情绪，日久则致人体气机升降失常。肝气郁结于乳房，可致经气运行不畅；还可因木旺乘土，脾失健运，致内生痰湿，痰湿结聚于乳房，凝滞气机，气滞痰凝日久，形成乳癖。符文彬教授认为本病病机为肝失疏泄，痰湿内生，痰凝气滞阻遏乳络，治当疏肝调神，化痰散结，佐调冲任。

针灸治疗乳腺增生症有效、迅速，特别是对伴随情绪症状的合并病症，效果稳定、持久。对于病程久、程度重，或合并其他内科疾病的病例，采用"整合针灸"治疗模式，主要治疗方案是针刺四关穴、百会、印堂、三阴交、引气归元，行导气法，精灸四花穴、肾俞、子宫、涌泉，刺络心俞，厥阴俞、肝俞或耳穴心、肝、内分泌埋针。结合病症，随证加减，肝郁气滞证加头维，气郁化火证加肝俞、三焦俞，冲任失调证加公孙、列缺，痰凝血瘀证加血海、章门，气郁痰阻证加建里、丰隆，失眠多梦者加针刺列缺、照海。

本病容易复发，应长时间巩固治疗，调节负面情绪。

【病案】

尹某，女，43岁，2010年4月22日就诊。

主诉　双乳外上侧胀痛2月。

病史摘要　2月前无明显诱因出现双乳外上侧胀痛，尤于月经期明显，可触及肿块，质硬，LMP：4月8日，无痛经，无血块，量适中，近2个月月经干净后仍有少许咖啡色物排出至下次月经来潮，平素情绪较稳定。口干无口苦，无头痛头晕，无腰痛。纳眠可，大便量少，每日1次，小便调。舌质淡红，舌苔燥黄，脉弦细。

辅助检查　B超示：双乳低回声团块，考虑实性占位，纤维瘤可能。符合双侧乳腺囊性增生声像。子宫及附件：①小型子宫肌瘤，右侧附件囊性占位病变性质待查，考虑为囊肿；②包裹性积液。双乳外上侧可触及肿块，质硬，边界清楚，固定。

中医诊断　乳癖（肝气郁结证）。

西医诊断　乳腺囊性增生，子宫肌瘤。

治则　疏肝解郁散结。

处方

针刺：四关穴、百会、印堂、人迎、引气归元、三阴交。

精灸：四花穴、天宗各3壮。

刺络：心俞。

埋针：神堂、魂门（双）。

治疗经过 经3次治疗后，患者双乳外上侧无胀痛；继续门诊巩固治疗3个月。

按 本病案主要病机为肝郁气滞，阻遏气机，乳脉受阻。治疗在"岭南疏肝调神针灸"方案基础上加人迎穴以调节内分泌、调胃脉；精灸四花穴以行气活血，天宗以消肿散结；心俞刺络泻有余之炎；埋针以巩固疗效。

（十）异常子宫出血

异常子宫出血，是指经期延长达2周以上或非行经期阴道大量出血或点滴淋漓不尽的非器质性病症。本病属于中医古籍中的"崩漏"，量大暴下势急者谓之崩，势缓量少点滴者谓之漏，二者可单独出现，亦常常交替出现。符文彬教授认为本病的主要病机是冲任失调、固摄失司，多因气虚、气郁、血热、血瘀等，气虚包括脾气虚和肾气虚。脾主统血，脾虚则固摄失权，遂成崩漏。女子以肝为先天，肝郁不舒，气血失调，也可致病。临床上根据月经血的量、色、质的变化以及全身证候辨明寒、热、虚、实。治疗应根据病情的缓急轻重、出血的久暂，采用"急则治其标，缓则治其本"的原则，灵活运用塞流、澄源、复旧三法。

针灸治疗崩漏有独特的优势。出血量多如崩者，当塞流止血，重用灸法或针灸并用；出血减缓或漏下者当澄源治本，针灸并用；血止后应复旧固本防复发，可针灸并用或配合其他特色技术。主要治疗方案是针刺百会、印堂、四关穴、三阴交，行导气法，精灸关元、脾俞、次髎、隐白，心俞、肝俞或耳穴心、肝、子宫埋针。结合病症，随证加减，血热妄行证加行间、劳宫，瘀血内阻证加血海、章门，脾虚失摄证加足三里、脾俞，肾虚不固证加太溪、肾俞、肺俞，出血量多者加太冲、至阴，腰酸痛者加气海、关元，贫血者加足三里、脾俞。

本病急性期出血不止以及出血反复发作是治疗的难点，在辨明出血的诱因及病因后，注意辨证与辨病相结合，采用"一针二灸三巩固"的整合针灸治疗模式治疗，标本兼治，必要时中西医结合治疗。

【病案】

谢某，女，46岁，2020年9月11日初诊。

主诉 阴道不规则流血1个月。

病史摘要 月经15～45天一潮，7～30天干净，量多时每天30张，湿

1/3至1/2，少则护垫可。LMP：8月25日至9月7日。月经第3~4天量多，1小时余换1张，自诉2019年年底外院宫颈防癌检查无异常（未见单）。症见：下腹部胀痛，腰酸软，时胸闷，心慌心悸，胃纳可，尿频，色清，夜尿多，每晚3~4次，大便每天1~2次，质稀，眠差。舌淡，苔黄腻，脉沉。既往史：患者自诉于2015年、2017年有刮宫史。已婚育，有性生活无避孕。

辅助检查 2020年9月10日血常规示：Hb 96g/L，凝血未见异常。尿HCG示：阴性。消毒下妇检：外阴正常，阴道通畅，少量血污，宫颈光滑，举摆痛（－），子宫前位，正常大小，活动可，无压痛，双附件无压痛。妇科彩超：①子宫增大，子宫肌瘤（21 mm×20 mm×19 mm）。②子宫内膜息肉样增生（内膜厚8 mm，探及增强光团9 mm×9 mm×9 mm）。③宫颈潴留囊肿（13 mm×13 mm×15 mm）。④双附件未见异常。

中医诊断 崩漏（脾肾阳虚证）。

西医诊断 异常子宫出血。

治则 健脾温阳，固崩止漏。

处方

针刺：百会、印堂、廉泉3针、引气归元、上宫（子宫上1寸）、三阴交、内关、太冲。

精灸：肺俞、脾俞、肾俞、命门、腰三针、八髎穴、引气归元、子宫、地机、公孙、隐白、涌泉各2壮。

刺络：心俞。

埋针：双侧譩譆、肝俞、俞府。

耳针：脾、肝、肾交替。

治疗经过 经6次治疗后，上述症状较前改善；继续治疗3个月，症状基本消失。

按 本病案病机为脾肾阳虚、固摄无权，治则以健脾温阳、固崩止漏为主，脾为"气血生化之源"，脾主统血，肝为血库，具有藏血的功能，肾－天癸－冲任－胞宫轴功能紊乱会引起月经出血异常表现，故方案中以针刺、精灸、埋针、耳针的方法，运用"一针二灸三巩固"的治疗方案，治疗几次后取得了满意的效果。

（十一）围绝经期综合征

围绝经期综合征，是指围绕月经停闭或紊乱，出现月经紊乱、烘热汗出、烦躁易怒、潮热面红、眩晕耳鸣、心悸失眠、腰背酸楚、目浮肢肿、记忆力下降、皮肤蚁行样感、便溏、情绪不宁等一系列与绝经有关的症状，属中医"脏躁""百合病""郁病""不寐"等范畴。符文彬教授认为本病基本病机为肝肾渐衰，天癸将竭，冲任虚损，精血不足，阴阳失调。病位在肾，与肝、脾、心关系密切。临床有肝肾阴虚、肾阳虚、肾阴阳俱虚、肝阳上亢、痰气郁结等证。

针灸治疗围绝经期综合征疗效较好，能显著改善烘热汗出和情志不宁等症状。临床采用"一针二灸三巩固"的整合针灸治疗模式治疗。主要治疗方案是针刺百会、印堂、廉泉、四关穴、关元、公孙、照海、上宫（关元旁开3寸），精灸肾俞、次髎、引气归元、子宫、涌泉，刺络心俞、肝俞、志室或耳内分泌、内生殖器、肝、肾等埋针。结合病症，随证加减，肝肾阴虚证加列缺，肾阳虚证加命门，肾阴阳俱虚证加命门、太溪，肝阳上亢证加风池、太冲，痰气郁结证加中脘、列缺，烦热者加大陵，心悸、失眠者加内关，腹胀纳少加足三里，便溏加大横，浮肿者加水分，盗汗加合谷、复溜，尿频、尿急者加膀胱俞、太冲。

本病部分患者症状迁延较长，要巩固治疗和调畅情志。

【病案】

李某，女，48岁，2020年7月23日初诊。

主诉 潮热心慌半年。

病史摘要 患者今年春节时出现忽然潮热，自觉心慌、心烦，惊恐紧张，悲伤易哭，口干口淡，情绪易受激惹。伴晚餐后剑突下至下腹发冷自汗、小腿发冷，肩背发热，怕风怕冷。近半年月经欠规律，量少，色暗，LMP：4月15日，睡眠差，胃口差，腹胀，矢气多，大便每天3～4次，便溏，质黏，小便淋漓。舌淡暗，苔黄腻，脉弦细。

辅助检查 SCL-90：躯体化1.83，强迫症状2.00，人际关系敏感1.78，抑郁1.77，焦虑1.60，敌对1.67，恐怖1.29，偏执1.67，精神病性1.70，其他1.71；总分155，阴性项目数49，阳性项目数41，阳性项目数均分2.59。

中医诊断 郁病（肝郁脾虚证伴心肾不交）。

西医诊断 围绝经期综合征。

治则 疏肝健脾，交通心肾。

处方

针刺：百会、印堂、廉泉3针、四关穴、引气归元、上宫、公孙。

精灸：肺俞、四花穴、八髎穴、引气归元、子宫、丰隆、涌泉各1壮。

刺络：心俞。

埋针：厥阴俞、肝俞。

耳针：心、肝、肾交替。

治疗经过　经6次治疗后，症状明显改善；继续门诊治疗3个月而愈。

按　本病案主要病机为肝郁脾虚，痰湿内生，气机阻滞，加上心肾不交、水火不济而发病。治以疏肝健脾、交通心肾为则。针刺四关穴疏肝理气，百会、印堂、廉泉3针通调任督气血，引气归元补肾健脾、交通心肾，八髎穴、上宫、子宫固肾调宫，公孙健脾调冲任，肺俞调气固卫、调和气血，丰隆健脾化痰，涌泉又可引火下行；心俞刺络以泻相火，埋针以巩固治疗。

（十二）过敏性鼻炎

过敏性鼻炎又称变应性鼻炎，是一种鼻黏膜非感染性炎性疾病，以阵发性喷嚏、流清水样涕、鼻痒及鼻塞，甚至伴有嗅觉减退等为主要表现的病症，属于中医"鼻鼽"范畴。符文彬教授认为本病主要病机为肺气虚损、心胆失调、卫表不固。

针灸治疗过敏性鼻炎疗效明显，能显著改善鼻部症状及减少发作次数。对于中重度过敏性鼻炎采用"一针二灸三巩固"的整合针灸治疗模式。主要治疗方案是针刺百会、上星、印堂、内关、阳陵泉、中脘、关元，行导气法，精灸风池、肺俞、心俞、胆俞，耳穴心、胆、内鼻埋针。结合病症，随证加减，肺气虚寒证加大椎、命门，脾气虚弱证加上脘、脾俞，肾阳不足证加肾俞、太溪，肺经有热证加曲池、大椎，喷嚏频发者加悬钟，鼻塞甚者加风门。

过敏性鼻炎易反复发作，注意要巩固治疗，平时可进行岭南传统天灸治疗。

【病案】

患儿，男，11岁，2020年8月10日初诊。

主诉　鼻痒、喷嚏4年，加重1月。

病史摘要　患者7岁时无明显诱因出现鼻痒、目痒、喷嚏频作，当地医院诊断为过敏性鼻炎，间断治疗，反复发作。1个月前因吹空调鼻痒、喷嚏晨起频作、目痒加重，略有流涕，无头痛，睡眠可，胃纳一般，二便可。舌尖红，苔薄白，脉细。

中医诊断　鼻鼽（肺脾气虚证）。

西医诊断　过敏性鼻炎。

治则 补肺健脾，疏风散寒。

处方

针刺：百会、印堂、鼻点、引气归元、内关、阳陵泉。

精灸：风门、肺俞、心俞、胆俞、脾俞、肾俞、命门、引气归元、涌泉各2壮。

刺络：大椎。

耳针：心、胆、内鼻交替。

治疗经过 按上方每周治疗1次，3周后，鼻痒、目痒、喷嚏频作症状明显改善，发作频次减少；继续巩固2月后，随访告知鼻痒、目痒过敏性症状数月未发作。

按 本病根据标本两个方面的轻重缓急，治法灵活变化。本案患者发病初起时，以发作性的打喷嚏、流涕为主，急性发作与缓解期交替，具有"风"善行数变的特点。治风先治血，血行风自灭，而心主血脉，治心可调血；另外，鼻鼽之所以反复发作，归根结底是因气机运行不畅，足少阳主枢，枢机一转，则气机可调，调胆则调气机；鼻点疏通鼻部经气，为治疗过敏性鼻炎特效穴；精灸祛风补肺、健脾益肾、调和心胆标本兼治，涌泉引火下行；刺络大椎以泻有余之热；耳针巩固疗效。

（十三）突发性耳聋

突发性耳聋指突然发生的、原因不明的感音神经性听力损失。以单侧听力下降为主症，可伴有耳鸣、耳堵塞感、眩晕、恶心、呕吐等症状，属于中医"暴聋""卒聋""风聋""厥聋"等范畴。符文彬教授认为暴聋多因工作压力大、疲劳或感风邪，心胆失调，邪气阻遏耳窍引起。本病病位在耳，与手足少阳经相关，与心、肾、胆、三焦等脏腑关系密切。

针灸治疗突发性耳聋有较好的疗效。治疗以调和心胆、祛邪通窍为法，采用"一针二灸三巩固"的整合针灸治疗方案。主要方案为针刺内关、阳陵泉、听会、百会、印堂、水沟、引气归元，精灸心俞、胆俞、肾俞、中脘、听宫、关元、涌泉，刺络三焦俞，厥阴俞、阳纲或耳穴心、胆、肾埋针。结合病症，随证加减，风邪外犯证加风池、翳风，肾气亏虚证加命门、太溪，痰湿内阻证加阴陵泉、风池。

突发性耳聋的治疗应先明确诊断，按辨病和辨证相结合原则治疗及预防，部分突发性耳聋可由疲劳及情绪激动诱发，平素应注意劳逸结合，适当运动，疏导情绪。

【病案】

陈某，女，49岁，2020年8月20日就诊。

主诉 双耳闷塞感反复发作近2月。

病史摘要 2个月前出现双耳闷塞、头晕、听高声时头痛，外院诊为"突发性耳聋""咽鼓管异常""梅尼埃病"，经激素、营养神经药物治疗有所改善，但每于劳累后复发。症见：口苦、口干，双耳闷塞，双颈肩酸困，睡眠可，胃纳可，大便硬，小便正常。舌尖红、苔薄黄，脉缓。

辅助检查 听力检查：右耳听力正常，左耳低频中度下降、高频听力正常。

中医诊断 耳鸣耳聋（胆腑郁热证）。

西医诊断 突发性耳聋。

治则 清热利胆安神。

处方

针刺：百会、印堂、水沟、廉泉、引气归元、听宫、内关、阳陵泉。

精灸：风池、颈百劳、肩中俞、四花穴、听会、丘墟、涌泉各2壮。

刺络：肩井、心俞、肝俞。

埋针：厥阴俞、胆俞。

耳针：心、胆交替。

治疗经过 按上方每周治疗3次，治疗6周后，双耳闷塞、头晕、听高声时头痛症状明显改善；后继续巩固治疗2个月而愈。

按 肾开窍于耳，胆经、三焦经、小肠经皆循行入耳。根据患者症状辨证为胆腑郁热之象，治疗以清热利胆安神为原则，针刺百会、印堂、水沟、廉泉以调任通督、安神利窍，内关、阳陵泉配合使用，调节心胆，治疗耳鸣耳聋，相得益彰，听宫疏调耳窍，引气归元健脾补肾、祛邪通窍；精灸风池、颈百劳、肩中俞疏通头项经气，四花穴调和气血，听会、丘墟通经开窍，涌泉引火下行；刺络泻心肝胆之火；埋针巩固治疗。

第六章

学术传承发展

相传，针灸源于中国三皇之一伏羲氏"尝味百草而制九针"。"灸"就是"热而熨之"，而"针"则是"砭而刺之"，是中国独有的医疗术。依据考古发现，中国针灸的历史可追溯至距今8 000年至4 000年前的新石器时代，而岭南针灸的历史可追溯至晋代医药学家葛洪、鲍姑夫妇。自晋之后的1 800余年，岭南针灸的发展历史与中国针灸的发展历史既同轨前行，又因独有的地方自然人文特色而绽放出独有的华彩；岭南针灸也在岭南医家不断探索中逐渐形成传承、创新、开放、致用的特点。

近20年来，发展中医药已成为国家战略之一，针灸学科的发展是其中的重要一环。2006年，科技部推出"973"计划及"十一五"科技支撑计划针灸专项，通过扶持大批优质针灸项目进一步推动中国针灸学科的发展。在此背景下，岭南针灸学同样呈现欣荣之势。其传承、创新、开放、致用的特点在新时代中进一步凸显，司徒铃、黄传克、靳瑞等专家在丰富的临床实践中形成了不同的学术流派。由于岭南处于改革开放最前沿，岭南针灸在传承的基础上，以开放之姿，拥抱世界，纳全球针灸之精华，兼西医之要旨，探索出靳三针、岭南火针等诸多创新针灸技术，让岭南针灸书写出崭新的篇章。在岭南针灸即将迎来波澜壮阔的大发展浪潮前，一位普通的岭南农家子弟走出乡村，通过学习成为了一名岭南针灸医者。他是如何学习、凝练、发展并传播岭南针灸的呢？本章记录了符文彬教授的师承及从医经历，尝试通过一代岭南针灸医家的成长与贡献，展现现代针灸传承与发展中所需的独特智慧。

第一节　博采众家长，不坠青云志

一、痴心向学，结缘针灸

1963年，海南省临高县的一个小乡村里，一个男婴呱呱落地，他就是符文彬。在悠长的岁月里，符文彬同任何一个普通农家子弟一样，帮助父母干农活，做家务，照料着弟弟妹妹们。唯有一点，符文彬和其他的农村孩子不一样，在百业俱停的"动乱年代"，城里的娃都没有书读，农村的父母更是没有让孩子好好读书的意识。但符文彬的父母不一样。他们一辈子面朝黄土背朝天，但他们尊重读书人，希望自己的孩子好好读书，有朝一日能够通过知识改变命运。所以，他们总是对年幼的符文彬说："儿子，多花心思读书。"年幼的符文彬听进去了。在田间案头，他总是挤出时间来学习。

一天，符文彬"上火"了，嘴巴疼痛（溃疡）以至于无法进食。父亲带着他去村里找赤脚医生看病又去城里买药，折腾了很久，符文彬的口腔溃疡依旧不见好转。家里人商量来商量去，最终父亲骑着车带他去远在十五六里外的一个村子里见一位"神医"。这位"神医"是位普通的海南老太太，她是一位民间针灸大夫。彼时，针灸费用低廉，成效快且好，在广袤的岭南农村，培育了诸多号称一方神医的民间针灸医者，他们在民间既神秘又颇受爱戴。

老太太见到符文彬，和他父亲聊了几句后，就在他的印堂附近进行了火灸。神奇的是，这几点灸加上几服草药，他的顽疾竟然痊愈了。年幼的他第一次见识到了民间医学的神奇，在惊叹之余，从此也在心中埋下了向医的种子。

高中时期，符文彬考入了县里的重点高中——临高中学（现为临高一中）。作为一名贫困的农村子弟，他的语文与英语基础无法和城里的孩子相比，尤其是英语，需要从字母学起。奋起直追了许久，符文彬终于在高二时考入"尖子班"。1981年，符文彬第一次参加高考名落孙山。但他没有泄气，复读一年再搏前程，整整一年，不允许自己有退路，以至于父亲于心不忍，反过来劝儿子"不要太刻苦了，不然脑子要读坏了"。少时艰辛的求学历程也养成了符文彬踏实、坚韧的性格，这些品质也对其后期的成功起到了至关重要的作用。

符文彬在自己的一方天地里苦读,此时中国已因改革开放而生机勃发。在岭南民间沉寂却又顽强发展着的针灸学再一次活跃起来。针灸教育也在停摆十年后重新兴起。借着这一天时,符文彬心中那颗种子也萌芽了。1982年,符文彬再次参加高考。这一次他不负父母所望,金榜题名,跃出"农"门。在填报高考志愿时,这位农家子弟选择报考广州中医学院(现广州中医药大学)。对这一选择,年少的他想法质朴,"当医生,既可以立身,也可以治病救人"。功夫不负有心人,他被广州中医学院针灸专业录取,心中的种子自此萌芽,开始了与针灸结缘的一生。

二、拜师泰斗,传承衣钵

初入广州中医学院,符文彬只粗浅地知道一些日常所用的草药知识,对针灸一无所知。大学头两年是枯燥的基础课。彼时的广州中医学院位于三元里,四周农田环绕。符文彬身处课堂,依旧能听见课堂外田间鸡犬鼎沸之声。窗内是亘古不变的悠长岁月,窗外是喧嚣的万丈红尘,一动一静的碰撞无疑对窗内这群血气方刚的学子来说是一种考验。

但无论窗外世界如何,此时的符文彬依旧专注于学习。对他来说,行行出状元,做一行就要爱一行。对于初学者,打好基础最重要,"面壁十年图破壁",他在内心对自己说。他依旧如年少时一样刻苦,在学校,他是生活委员,每天课后他总是留在教室读书,直到深夜才锁好教室门返回宿舍。一到节假日,同学结伴去城里玩,他则顺着校外的铁路爬上白云山,一边爬山,一边读书。秀美的山间处处有着岭南中医前辈的足迹,山中灵草临溪而生。在山中,符文彬呼吸着新鲜空气,拿着前辈医者所著的医典,走过岭南前辈医者走过的蜿蜒山路,手拂着路边众多的草药。"我是汲取天地之精华而向上生的医者",多年后,他如此笑言自己在山中苦读的岁月。

如此,符文彬"面壁"3年,终于摸到了针灸殿堂的大门。大三那年,广州中医药大学针灸学科创建人、岭南针灸名家司徒铃教授开始带这群年轻人实习。司徒铃教授是岭南针灸泰斗级大家,他少时立志从医,后入读群英璀璨的广东中医药专门学校(现广州中医药大学),师从岭南名医周仲房。毕业后,他先后执业于广东中医医院(现广东省中医院)、广州中医学院(现广州中医药大学),50余年专注于针灸学的教学、临床及科研工作。在临床上,他既坚持传统的中医理论,又基于临床大胆创新，善于应用背俞穴治疗奇难杂症和危重症，善用四花穴灸法。他一生救人无数，蜚声海内外，是首批荣获"广东省名老中医"称号的大师之一。在科研上，司徒铃自1956年至1984年任广州中医学院针灸教研室主任以来，指导学生开展子午流注、针刺手法等研究，创制教学和临床使用的"电光针灸经穴模型"，开创经络腧穴电化教学的新模式，并先后任卫生部医学科学委员会针灸针麻专题委员会委员、卫生部中医药部级成果奖评审委员会委员、全国高等医学院校针灸专业教材编审委员等要职，为针灸学的推广与发展做出卓越贡献。

在司徒铃这位大师手里，针灸的神奇再一次显现。"大三见习的几个月，老师每次施针都是经典。他选的穴位非常少，手法特别棒，疗效出奇的好。"时隔多年，符文彬回忆起恩师的医术依然赞叹不已。司徒铃，这位针灸大师以精湛的医术让符文彬对针灸学"情根深种"。而司徒铃也渐渐地注意到这个学习刻苦的年轻人，临床实践态度严谨，手法细腻，心思又巧。一众弟子中，他言语不多，但每次在门诊忙前忙后递针、抄方写方的都是他。

彼时正是司徒铃职业生涯中最辉煌的岁月。他带领符文彬等弟子亲赴临床，在一个个病例中创造奇迹，让针灸应用于急症、传染病、痛症等多种疾病的治疗，还借助现代理论及现代工具对取得疗效的针灸技法进行量化评估。在此期间，司徒大师学术与临床都收获颇丰，常常紧跟其身后的符文彬也日益精进。就这样，他逐渐成为司徒铃最欣赏、最信赖的弟子。司徒铃家里对家人不常开放的书房，却对符文彬随时开放。自大三开始，符文彬每个周末都去司徒大师家中学习，与老师复习一周来诊治过的病例，听老师讲解《黄帝内经》《针灸甲乙经》《针灸大成》等经典名著的奥秘，他们亦师、亦友、亦知己。

司徒大师在临终前三天，嘱咐师母将其一生手抄的几万份原始的临床诊疗病历记录、原始书稿、秘本及自用的针灸器具等宝贵的学术遗产交给符文彬。人生将尽，在外人眼里向来保守的司徒大师出人意料地摒弃门户之见，没有将毕生心血传承给同为针灸医者的子女，而是托付给了自己精挑细选的继承者符文彬，大师仁心、大爱，可见一斑。

当时，符文彬在针灸界还属于新人，接过老师的衣钵，他深感责任重大。跟随司徒大师的8年对符文彬而言意义深远，几十年来，符文彬的办公室里一直放着他随司徒大师出诊的照片。照片在，如老师亲临，看着自己中意的弟子一步一个脚印去实现自己的梦想，成为一名好医生。

多年后，符文彬也广纳弟子，桃李遍天下。他给学生上的第一节课就是医德课。从司徒大师那里，符文彬不仅承接了中国传统针灸学的精要，也传承了中国医家的谦和、自强和济世情怀。"老师对待患者一视同仁。即使是亲戚、朋友来求医，也无法享受特权，一样要排队看病。"医德课上，他总是向自己的学生追忆先师的音容，宣扬老师高尚的医家风范。

三、师徒携手，以济苍生

"要做就做到最好"是符文彬一贯的行事风格。大学毕业后，他入职广东省中医院，一头扎进了临床，在实践中将理论学以致用，积累经验，提升医术。在聚焦针灸专精领域的同时，他也密切关注医学最前沿的发展趋势。在20世纪90年代，把针灸应用在脑病是一种新尝试。1994年后，这种趋势更为明显，身处临床一线的符文彬早就敏锐地察觉到这种趋势，并不断思考如何提高临床疗效。当时，石学敏大师在脑病针灸治疗领域最为知名。石学敏大师是中国工程院院士、国家授衔针灸学专家。早在60年代，年仅30岁的石学敏大师用针灸治愈了一位外国政要的偏瘫，蜚声中外，被人称为"鬼手国医"。后期，他又创立"醒脑开窍"针刺法，创新地将针灸应用于中风治疗，同时，致力于针灸手法的量化，创建"手法量化"学派，极大地促进了针灸学标准化进程。

为提升在脑病方向的针灸能力，救治更多的病患，符文彬决意向石学敏大师学习。20世纪90年代，符文彬坐上单程一天半的火车奔赴天津，亲自向石学敏大师讨教。石学敏大师是司徒铃大师的好友，他钦佩司徒大师的宗师风范，也为其传人对针灸学的热诚所打动，倾囊相授。

学成后，符文彬将石学敏大师的"醒脑开窍"及"手法量化"带到了广东，并基于众多的医疗实践，将之创新性地运用于帕金森病、周围神经疾病、抑郁障碍、痛症及各种疑难杂症的治疗上，提炼出规范化治疗方案，使石学敏大师的创新针灸技法服务于更多民众。

符文彬与石学敏的师徒情持续已近30年，至今还交流频繁。2000年，符文彬接任广东省中医院针灸科主任，每年派遣科室骨干到天津跟随石学敏大师学习，石学敏大师也每年带领弟子亲赴广东开展临床示范，进行学术交流。每次，日程繁忙的师徒二人都心有灵犀地挤出时间，畅谈自己关于针灸学的最新践行、思考与创新应用，交流各类疑难杂症的治疗思路。两代针灸人，他们以不竭的热诚、开放的心态、坚定的信心、创新的思维，为中国针灸的发展而努力。

2014年7月，"国医大师石学敏学术经验传承工作室"落户广东省中医院，符文彬出任该工作室负责人及代表性传承人。石学敏与符文彬师徒携手，借助工作室这一优质平台，进一步将石学敏大师的学术思想与岭南针灸创新融合，让石氏针灸学派在岭南大地绽放出异彩。

四、绝学"出海"，再寻突破

20世纪八九十年代，符文彬除了钻研针灸学，他还见缝插针学英文，做研究。时至今日，已有第三代弟子的他，对着自己的学生还是时常会叮嘱"业精于勤"。对于学生偶尔的"摸鱼"，他一笑而过；但如果学生再"偷懒"，弟子口中的"符师"发起火来，也是很严厉的。"我在你们这个年纪每天只睡3小时！"符文彬常以自身的经历督促学生。

因为特别勤奋与好学，符文彬毕业没几年，便在针灸科展现出了不输于两位退休老专家的实力，不仅吸引很多病患慕名求医，还有很多外国留学生来向他求学。1995年，他应以色列医学院之邀到该国进行医学授课并示范；1996年，他入选广东省中医院首批"拔尖人才"；1997年，他应邀为泰国王室要员保健，得到好评；2000年，37岁的他成为广东省中医院针灸科主任。但这些成功没有让符文彬故步自封，而是激励着他不断学习，时刻尝试跳出自己的学术舒适圈。

在大量临床实践中，符文彬发现针灸不仅对慢性病疗效显著，在疑难疾病的疗效上也出人意料。以缺血性中风为例，改革开放后，随着人民生活水平的提高，中国人发病率逐年飙升，目前已是全球第一。对于这一顽疾，符文彬在临床中发现，如果在中风早期针对性地实施针灸治疗，则病患的偏瘫侧肢体功能可显著改善，有些患者甚至能很快痊愈，与正常人无异。再如他根据《黄帝内经》"阳气者，精则养神，柔则养筋"理论，提出痉挛性瘫痪、帕金森病、多系统萎缩、小脑共济失调等疑难脑病的病机主要是阳虚为本、痰浊（瘀）阻滞为标，创新"从阳论治疑难脑病"理论，重用灸法以温阳化痰。

实际上，符文彬在此期间已在临床实践中悟出了全新治疗方案的雏形，还有很多细节正在探索中。正在他琢磨着如何进行创新突破时，他因卓越的业绩被选中参与全国针灸教学推广项目。借助这一项目，他开始跟从张学文大师学习。

张学文大师出身于医学世家，是国内首批荣获"国医大师"称号的专家之一。他擅长中风等脑病的中医疗法，并结合自身大量的临床经验就中风等脑病的治疗提炼出"颅脑水瘀证"等全新思路及创新中医疗法，在脑病中医治疗领域拥有丰富的经验。

对符文彬来说，张学文大师在医学践行中展现的大气、开明的胸襟让他钦佩，也让他有茅塞顿开之感。一次，符文彬如往常一般去陕西向张学文大师学习。当时，渭南市的一位政界要员突发疾病，以张学文为首的专家医疗组对其进行抢救。在治疗中，张学文大师认为必须在中药治疗的基础上，引入针灸治疗，他果断让符文彬参与治疗。

符文彬也不负恩师所望，在辅以针灸治疗后，那位政要的疾病有了极大的缓解。在陕西省西京医院的另一场重要的会诊中，张学文大师同样与符文彬师徒携手，用药与施针相结合，取得了良好的治疗效果。对于张学文大师给予自己的信任及机遇，符文彬感激之余，也非常佩服老师用人的不拘一格。"医疗组都是资深的专家，让我参与治疗，我当时完全没有想到。"符文彬感慨地表示，"张学文大师针对中医急症、脑病等疾病整理的集理、法、方、药于一体的中医理论让我受益匪浅。尤其在临床治疗中，张老师对各流派及各类医疗手段的兼收并蓄，让我见识到不同流派交融碰撞的力量，也真切体会到医学无边界。"符文彬思维和格局在此期间有所突破，并成为其后期学术及临床创新的重要基础。师徒之间长期的合作，也让张学文与符文彬惺惺相惜。他们是师徒，亦是朋友。张学文对自己的这位弟子，从来都是赞不绝口。

2000年以后，符文彬无论在临床还是在学术上都取得了让人瞩目的成绩，在业内也声誉鹊起，但他依旧是"学习狂人"：孜孜不倦地在中山医科大学（现中山大学）、上海医科大学（现复旦大学医学院）、华西医科大学（现四川大学华西医学中心）、新加坡樟宜医院学习，并在湖南中医药大学获得医学博士学位。在读博期间，符文彬又师从针灸学基础研究名家严洁教授。通过不间断地学习，他不断完善自身理论素养，拓宽专业领域及学术视野。

怀着"成为最好的针灸医者"这一朴素信念，符文彬跨入针灸学殿堂的大门。在一位位国医大师的言传身教下，一个有着绚烂历史、厚重人文底蕴，又包含无数可能的针灸学世界向他展开。他因专注而热爱，因热爱而坚守，在无止境的学习、研究、教学与临床中不辞辛苦。"面壁"20年，传承多位国医大师学术思想及技艺的符文彬即将迎来自己的

"破茧时刻"。

第二节　临床求创新，治学成体系

初入符师门的弟子都深感自己的老师是"超人"。他们惊讶于老师在身兼管理、科研、教学、学会等众多职责之余，仍然坚持坐诊、会诊，甚至是夜诊。对符文彬来说，他的老师司徒铃大师年逾古稀，依旧带着众弟子行医不断。在他看来，"坚持临床"正是医者的本分之一。"譬如一个患者因胃疼来看病，他可能是因为喝冰水导致的胃痛，也有可能是吃辣太多导致的胃痛。如果不开展临床如何能诊断？"

对他来说，临床更为重要的意义在于：临床是医疗创新的根源。"针灸，乃至任何医学学科的发展都不是闭门造车所来的，肯定是受启于临床，发展于临床，并最终服务于临床的。没有临床价值的创新，不会被患者认可，只会是昙花一现。"符文彬总是和弟子们强调临床对医疗创新和学术创新的重要性。

几十年来，符文彬秉承各位大师的传统绝学，在学术思想、针灸工具、临床方案等领域不断创新。他的创新始终源于临床，创新的初衷也始终是"为了患者好，为了治好他们的病痛"。

一、敏于观势，承古纳新

20世纪90年代，针灸用于脑病治疗成为一种趋势。符文彬也师从石学敏大师，积极探索针灸治疗脑病的新疗法。然而在日复一日的临床实践中，他发现部分脑病患者出现了抑郁或是情绪不稳定的症状。2000年前后，随着这类患者数量增多，符文彬开始警觉起来。通过自己的观察，他认为这种疾病的发病率在未来会逐渐攀升。"中医将抑郁障碍称为'郁病''郁证'。中国加入WTO后，经济高速发展。社会快速的变革进程和不确定性给很多人造成了极大的压力，这是中国抑郁障碍发病率逐年升高的内在原因之一。"

有了这一预判，身为广东省中医院针灸科主任的符文彬选调精英，将科研与临床的重心倾注于郁病的治疗当中。当时，针灸界大多主攻中风及疼痛，而他的"超前"行为让同行大为惊讶，相熟同仁遇到他都会关心地问几句"你怎么会想去研究这个病？"无论对方是关心还是讥讽，他都笑而不语。弟子们也无法理解。有弟子意气用事地说："我自己都要抑郁了，还要去研究郁病！"牢骚归牢骚，弟子们还是相信老师的判断不会错。符文彬置各种喧嚣而不顾，带领团队始终专注于临床、科研与人才培养。

在中医经典中，郁病的治疗以调肝为主，调肝是符文彬的强项，也是他传承经典的绝学之一。符文彬自毕业临床以来，一直着力于调肝治病。但基于众多的临床实践，他认为针灸治疗郁病，只调肝不行，"传统的调肝疗法是好的，但还不够。我们也必须相信现代医学，吸纳现代医学关于抑郁障碍的研究成果"。

抑郁障碍是常见的精神障碍，经济负担沉重，治疗有限。针灸已成为一种有希望的非药物治疗方法，不光减轻症状，还能减少复发。然而，针灸的潜在机制和临床效果尚未明了。对抑郁症动物模型和患者的研究表明，针灸可以增加海马和神经网络的可塑性，减少脑的炎症反应，缓解抑郁症状。临床研究表明，针灸可以缓解抑郁症，特别是较轻的病例，并有助于作为单独和辅助治疗的中风后抑郁症、疼痛相关抑郁症和产后抑郁症。针灸结合抗抑郁药物治疗不仅加快了抑郁症状的改善，还减少了药物的副作用。来自动物和人类研究的大量证据支持针灸干预抑郁障碍是有益的。然而，大多数针灸的临床试验都是小规模的，还不清楚他们的方案是否可以被推广，还需要规模大的临床研究，如何将现代医学成果融入针灸治疗抑郁的创新治疗方案中成为符文彬重点思考的方向。

传承经典，广纳新知，符文彬创新性地将郁病的病机总结为"脑（心）神失调，肝失疏泄"。他强调脑部及肝部的调理在郁病治疗中同样重要，并由此创新"岭南疏肝调神针灸"治疗郁病的理论。现在，"岭南疏肝调神针灸"已在国内外推广应用。

符文彬的创新研究因患者口口相传，迅速闻名于业界。同时，该项研究在学术界被广泛认可，不仅在国外知名专业期刊发表，还荣获2008年中国针灸学会科学技术奖二等奖、2009年广东省科学技术奖三等奖、2018年中国针灸学会科学技术奖二等奖、2019年广东省科技进步奖二等奖。"针刺治疗抑郁性神经症技术"也成为国家中医药管理局第三批中医临床适宜技术推广项目。当然，针灸治疗郁病也成为广东省中医院针灸科的"金字招牌"之一，吸引无数病患来此就医。随着抑郁症发病率的逐年飙升，抑郁症已成为中国社会不得不面对的难题，也成为中国医疗界重点研究方向之一。至此，同行方知符文彬提前布局的精妙，当年不服气的弟子们也由衷地赞叹恩师的前瞻性思维。

对于符文彬而言，不追逐热点、不急功近利正是医者的姿态。他坚持围绕病患的需求展开思考和研究，基于临床承古而纳新，让手中银针真正造福社会与人民。

二、追本溯源，传承创新

在符文彬看来，临床还有一大魅力："唯有到了临床一线，你才能见识到各种疑难杂症。"近年来，现代医学无法治愈的疾病不断涌现。无论是中医还是西医，面对这类疑难杂症都投入了巨大的精力。立志成为"最好医生"的符文彬也是如此，疑难杂症一直是他关注的重点，也是他创新的沃土。

20世纪90年代初开始，符文彬就开始深入研究颈椎病的针灸疗法，随后又带队攻克抑郁症的针灸治疗。与此同时，他和他的团队对帕金森综合征、小脑共济失调等脑病的针灸治疗也不断深化研究。在各类疑难杂症的治疗中，他逐渐悟出了这类疾病的治疗核心。

符文彬认为，阳气是人之根本。人类从出生到死亡的过程，也是人体阳气从盛转衰的过程。疑难杂症多为"阳气不足"引发，而疑难杂症中的脑病则是因为阳气骤然丧失，导致筋骨失养的神志异常及偏瘫，即阳微而阴重。

"人以阳气为本"是中医的核心思想之一，在《黄帝内经》《难经》等中医经典著作中多有论述。符文彬认为的"固阳"思想与传统中医思想是一脉相承的。基于这一理念，在针灸治疗疑难杂症，尤其是脑病中，他先不谈具体的手法创新，而是追本溯源，针对疑难杂症核心的发病机制，提出全新的治疗思路，即"从阳论治疑难脑病"思路。

符文彬认为要治愈这一类疾病必须从扶阳开始，落实在临床上则是"重灸扶阳"。在他看来，灸术不仅可以"温阳"，还可以"通阳"。正因如此，灸术可用于"百病"的治疗上，在疑难病及重症的治疗上大有作为。

"从阳论治"是疑难脑病总体的治疗理念，在具体的临床治疗手段上，他也对症用法，不断创新出新的针灸疗法。"精灸"就是符文彬创新研发的一种全新灸法。精灸的创新源于麦粒灸，司徒铃大师擅长用麦粒灸治疗疑难病症。但麦粒灸耗费时间长，无用功多，符文彬经过思考反复实践后，创新出精灸疗法。精灸相比于麦粒灸，耗材少，用时少，且便于精准实施。精灸在脑病的临床治疗中，取得了极好的治疗效果，受到患者、同仁和医院各方的好评。麦粒灸这一古老针灸方法在符文彬的创新传承下发扬光大。一系列临床研究也表明，"从阳论治疑难脑病"，即重用大灸在帕金森病、截瘫、多系统萎缩、小脑共济失调等疑难脑病的治疗上有显著效果。符文彬的创新让古老的针灸学与时俱进。

针对疑难杂症，符文彬还创新提出心胆论治针灸学说。在中医理论中，心胆是相通的，明代李梴在《医学入门·脏腑》中的"五脏穿凿论"中就写道："心与胆相通，肝与大肠相通，脾与小肠相通，肺与膀胱相通，肾与三焦相通，肾与命门相通。此合一之妙也。"符文彬对此深为赞同。基于经典，他认为针对所有与心、胆相关的疾病，单纯调心或调胆都是不全面的，他受石氏醒脑开窍法治疗思想的启发，领悟出真知，创新提出了针灸心胆论治理论。该理论聚焦疑难杂症，提倡心、胆同治，临床使用心经、心包经、胆经相关的腧穴或心经、胆经、心包经的俞、募穴。

心胆论治针灸学说应用于临床后，在痛症、疑难脑病方面取得不俗的效果，尤其在颈椎病治疗上有效率高达90.4%。因为疗效显著，心胆论治针灸治疗颈椎病诊疗方案被国家中医药管理局纳入"颈椎病临床路径"，引发同行学习热潮。这项创新成果还荣获2020年中国针灸学会科学技术奖二等奖、2021年广东省科技进步奖二等奖。

他和疑难杂症的"死磕"尚未结束，疑难杂症的"疑难"还在于疾病的反复发作，如何巩固疗效，是令中西医都头疼的问题。使用针灸治疗疑难杂症同样面临这一难题。一次，一位饱受腰椎间盘突出症困扰的老年患者来求医，他的弟子采用保守疗法治愈了这位患者的疼痛，但第二天患者再度求医。原来一到晚上，患者的腰痛就再次发作。这一次，患者对针灸效果已开始半信半疑，希望选择手术治疗。符文彬听到此事后，第二天查房时重点关注了这位患者，一番检查后，他认为针灸完全可以治疗好患者的疾病。"患者的证型是肾虚血瘀，肾虚用灸法，血瘀用刺络，针灸完全可以治愈他的病，关键还要用耳针去巩固针灸的效果。"符文彬现场给弟子们分析他的医疗方案。果然，按符文彬的"一针二灸三巩固"的全新思路去实施，这位患者最终避免了手术，通过针灸保守治疗而痊愈。在日复一日的临床践行中，符文彬已形成"一针二灸三巩固"医疗思想的雏形。

2007年，广东省中医院针灸科成立国家重点专科。在疑难病攻坚项目中，符文彬系统性推出了"一针二灸三巩固"的全新治疗模式。当时，他担任"十一五"国家科技支撑项目负责人，邀请石学敏院士、张学文教授、孙国杰教授等全国权威专家组成的专家团队就国家科技支撑项目的实施做指导，与会专家对"一针二灸三巩固"的创新模式给予了高度肯定。

十多年来，符文彬及其团队在临床活动、路径的推广、人员培训等方面对这一创新模式逐一细化、深化。《符文彬针灸医道精微》不仅全面阐述了"一针二灸三巩固"的理论原理与核心要求，还集中呈现了该项创新模式在面瘫和各类疼痛等疾病上的临床操作范例及其案例。"我们科室现在有针法、灸法、刺络放血、埋针、耳针、埋线等多种技术，既能治疗又能巩固。"符文彬谈及此事，颇为欣慰。

除了医疗理念、疗法的创新之外，我们很难想象成就斐然、桃李满天下的符文彬还有精力去优化针灸工具。"钩状挑治针"就是司徒铃大师的杰作，符文彬为老师的挑针重新设计获得了国家实用新型专利证书，新工具有助于针灸新人精准地实施针挑手法，极大提升针挑效率和临床疗效。符文彬还与时俱进，开发出一次性的钩状挑治针，也获得了国家实用新型专利证书。

凭借这一系列创新，符文彬团队在针灸治疗疑难杂症医疗领域声誉日起，其学术体系也逐渐形成。

三、整合众学，体系终成

单就医者来说，符文彬的创新已属不易。但他不只是司徒铃大师的传人，他还是广东省中医院学科带头人及博士生导师，广东省中医院针灸大科主任，广东省针灸学会会长，中国针灸学会副会长、常务理事及睡眠健康管理专业委员会主任委员和世界中医药学会联合会中医手法专业委员会副会长。在科技日新月异、知识迭代加速的时代，他是经典针灸的传承人、创新者，也是"代言者"。挚爱针灸学的他笃信针灸的价值，也致力于让针灸学长青，在科技高度发达的现代社会发挥出更大价值。

"针灸模式过于简单，临床能力有限"——这种针对针灸的批评言论符文彬并不陌生，但他从不是狭隘之人，反而在不断的国际访问、同行切磋及跨界交流中，客观剖析针灸学、针灸教育乃至针灸医疗模式和管理方面的不足。"对一个心力衰竭的患者进行强心利尿处理后，我们针灸能协助解决什么问题？""接诊类风湿病患，我们的针灸医生是否需要熟悉风湿病学基本知识？"符文彬不断自问，也在深入思考针灸学的未来。一次学术交流会上，樊代明院士提出的"整合医学"理念，让他眼前一亮。受"整合医学"理念的启发，符文彬提出了"整合针灸学"的创新理念，并将之定义为"整合针灸学是在针灸理论的基础上，与各学科最先进的理论、成果及实践经验有机结合，形成针灸学新的理论体系，具有指导临床、提高疗效、阐明机制作用的现代学科"。

传统针灸在治疗面瘫时，只单纯采用电针，而整合针灸则要求医生借助影像学、神经解剖、神经电生理等多学科知识，清晰了解面瘫损伤程度。"没有多学科辅助，医生无法回复面瘫是否能治愈，治愈的胜算又是多少。"因此，即便提倡整合针灸学，符文彬专注的仍然是"解决问题，而非只是'面子工程'似的应用"。他不仅将这套创新理论贯彻到临床治疗优化上，还将之实施于人员培养体系优化、病房管理等方面，并在多个高规格的学术会议上，大力倡导整合针灸学。他坚信："整合医学与整合针灸学是大势所趋！"

整合针灸学理论的提出，代表着符文彬学术体系的正式形成。深入思考、实践、探索三十余年，他在一个个"破茧时刻"中成为新一代大师。如今，和他的老师司徒铃一样，这位弟子眼中时间是以分钟计的大师，依旧活跃在临床一线。每次诊治，除四诊外，他一边娴熟地找穴位、落针，一边叮嘱一旁的弟子："针不能太多，否则胆小的患者会害怕。"这份对医术的认真、对患者的体贴，多年未变。

第三节　时代创新机，四海铸口碑

符文彬教授每天一早就坐在自己的办公室里，保洁大姐对这位大主任的早到习以为常。在办公室，他先晨读，而后开始处理事务。只要在医院，他还会查早房。每次查房，符文彬看着那些熙来攘往的求医者，看到弟子们一张张意气风发的脸庞，内心感慨万千。广东省中医院针灸科，从只有12位医生的C级科室发展成今天拥有116位医生的广东省临床重点专科、针灸大科，还成为华南地区唯一的中国针灸学会标准示范基地之一，在业内及病患中拥有极佳口碑。对此，他的内心充满着喜悦，他笑着对弟子们说："你们赶上了好时代！"

大力发展中医药，医教研协同创新，是国家不断推出的对中医药发展利好的政策，让符文彬非常振奋。他认为中国针灸同仁们要充分把握时代机遇，为针灸学的现代化发展及传播做出贡献。他表示："针灸已不仅只是中国的针灸，而是世界的针灸。近几十年来，全球针灸学迅猛发展。中国是针灸学的发源地。作为中国针灸学传承者的我们，有责任将针灸学弘扬光大，并发展提升到一个全新高度，为针灸学的现代化、国际化而努力！"

符文彬是这样倡导的，更是这样践行的。几十年来，他致力于针灸学的传承与创新，在提升针灸学国内外影响力、培育针灸学人才、推进针灸学现代化等方面做了大量的工作。

一、直面变革，培育英才

人才是事业乃至组织发展的基石，这是符文彬初任广东省中医院针灸科主任时就明白的道理。当时，珠三角是中国乃至全球的经济发展热点区域之一，整个社会呈现欣欣向荣之象，但广东省中医院针灸科的情景却大相径庭。"当时我们的针灸科有点沉寂。正高级别的3位专家已退休，副高级别的医生只有2位，整个科室只有12名医生，病房排班都很困难。"他回忆当初针灸科的冷清场面，依旧感慨不已。

新官上任三把火。符文彬的"三把火"分别是：①加速人才培养；②提升针灸科的临床能力；③以科研促进学科发展。确立了"三把火"的发力方向，他还以果敢的行动告知整个针灸科团队，人才培养是重中之重。

在人才培养方面，符文彬雷厉风行地做了两件事。一是积极借助"外脑"，从外引入高级人才。通过引进刘健华教授等一大批年富力强的科研精英，整合内外部优质资源，集中精力进行科研攻坚。"我们一起联合攻关，积极撰写标书，申报研究课题，渐渐地就有了一些研究课题。"符文彬的"引凤"计划逐渐显现出巨大成效，他们开始承接"973"项目、"十一五"支撑课题等国家重大科研项目。二是创新针灸学术理论，岭南疏肝调神针灸、心胆论治针灸等创新理论的问世，让广东省中医院针灸大科的科研能力在业界不容小觑。

一路发展至今，广东省中医院针灸科已是国家重点专科，主持国家科技支撑项目及子课题6项，国家中医药循证能力建设项目1项，国家自然科学基金项目25项，省部级课题41项；获国家科技进步奖二等奖1项，教育部科学技术进步奖一等奖2项，广东省科技进步奖二等奖4项、三等奖1项，中国针灸学会科学技术奖二等奖4项，中华中医药学会科学技术奖二等奖2项，广州中医药大学科学技术奖7项。符文彬在多个场合反复强调"中国针灸学要走在全球前列，光有临床能力还不行，要有强大的科研体系作为支撑，否则临床能力的提升就是空中楼阁。所以，我们必须不断提升科研能力，而提升科研能力的关键就是针灸高级人才的培养"。

变革是当今时代的鲜明特征，几乎所有行业及领域都在主动或被动地重塑，传统的针灸学也无法置身事外。他认为针灸学与其被动地"被修理"，还不如主动去拥抱变革，开创新局面。为此，他在充分肯定传统针灸学"师带徒"模式的基础上，呼吁建立针灸学人才培养体系，以全面加速针灸学人才的培养。他和同事们一起花大力气组建导师团队，强化导师临床带教功能，着力于培养兼具临床能力及研究能力的复合型青年精英。至今，符文彬及其团队已在全国建立"符文彬教授名医工作室"30个。"符文彬教授名医工作室"已培养出全国名中医1名、全国青年岐黄学者1名、广东省杰出中医青年人才3名、广东省优秀博士后博士创新人才1名、各省市不同单位针灸学科带头人47名、博士研究生导师及硕士研究生导师45人、博士后12人、博士100人、硕士117人、师带徒150人。

历经35个寒暑春秋，如今符文彬也和他的老师们一样，桃李满天下。但他依旧不满足于此，"中国针灸要不断提升国际影响力，就必须持续地致力于优秀人才培养，持续地向国内外输送优秀针灸人才。"置身于一个开放的中国，相对于前辈针灸大师，符文彬的视野更为辽远广阔，他的未来也将任重而道远。

二、打破国界，弘扬"针艾"

"针灸太神奇了！""这不是魔术吧！""这医生牛！"惊呼声不断刷屏，这是一场符文彬弟子组织的针灸学示范网络直播。当初弟子邀请符文彬教授亲临现场做一次医疗示范时，他们以为忙得几乎脚不沾地的老师可能不会答应，令人意外的是，符文彬一口答应了下来。"老师总是出人意料。之前跟着他读书的时候，他就不像其他中医名医一样排斥西医。无论是临床还是科研，乃至教学，符老师总是欢迎所有的学科参与。现在，他对网络直播这种传媒新平台也不抵触。老师对新事物的拥抱姿态让我很佩服。"弟子感叹道。

当天的网络直播中，一位无法站立的患者在符文彬的施针下竟然缓缓站了起来。古老针灸学的神奇让中国新一代年轻人大开眼界，第一次，他们心里有了"针灸和中医也很牛！"的想法，对老师来说，这已经足够了。挚爱针灸一辈子的他希望更多人发现针灸的价值，信任针灸乃至陪伴终身。为教学、科研、临床及管理已耗尽心力，每天只能休息几个小时的他，还积极参与各种社会事务，以提升针灸学的影响力，类似的网络展示他做过许多次，每次线上、线下的观众多达30余万人次。

除做示范性展示外，他还积极参与国际交流，推广针灸的创新应用。他多次受邀在国际学术研讨会上做主题演讲，8次出任国际大会或学术委员会主席。

针灸为世人所知，这是他所希望的，但他觉得这还不够。他认为"手到病除"是提升针灸影响力的最有效的方法。"让针灸不仅能为各级领导、外国元首所认可，更能惠及百姓。"带着这份心意，符文彬从医30余年以来，无论求医者贫富贵贱，他均珍之爱之。他行迹遍天下，多次为外国政要、各级领导人进行医疗保健，备受肯定。同时，他坚持临床，为普通百姓看诊。在弟子眼里，平素要求他们语言精简的老师对患者的絮叨总是很包容，还有时间和患者聊天。患者说："我失眠很痛苦啊。"符文彬会一边问诊，一边笑着调侃："失眠也有好处啊，多余的时间正好可以学习。"一句话把患者说笑了，医患的关系一下子就拉近了。他将针灸科的文化提炼为两个字"珍爱"，即"针""艾"的谐音，也是他从医的初心。在他看来，唯有珍爱患者，患者才会将针灸放在心里，而被患者珍藏在心里的针灸才会有强大的生命力。

三、助推标准，强化专业

中国文化认为事物发展讲求"天时、地利、人和"。在符文彬教授看来，这是谋事成功的外因，而对成功更为重要的内因则是"强化内功"，"对人、对组织乃至对学科的发展来说，强化内功都很重要"。推动针灸学的标准化在他看来就是针灸学进一步发展的必要条件之一。

他认为针灸标准化也是针灸学发展的重要标志，是针灸学学术进步、创新发展的基础。同时，在注重临床的他看来，针灸标准化的紧迫性还来自对安全性的考量。"针灸医生的每一次落针都与性命相关，加上针灸行业大发展，每年都有大量新手医生走向一线。在这种情况下，做好针灸标准化，就是通过规范基础操作，确保针灸技术的安全性，有安全性才能保证疗效。"符文彬强调。

针灸标准化说起来容易，实施起来却很难。困难来自两点：一是医生个体差异，"每个医生手法不同，譬如'得气'的标准就很难界定"。二是疾病的多样性，"同一种疾病在不同患者身上，其致病机制有的相同，有的表现不一，很难一概而论"。

针灸流传几千年，短期内迅速提升其标准化水平困难重重，但为了学科的长期发展，他仍然坚定地踏上这一全新的探索征途。作为中国针灸标准化技术委员会委员，符文彬主导制定了腹针操作规范国家标准，牵头制定《岭南特色针灸技术操作规范》中的3项技术，且均被教材收录。其中，"针刺治疗抑郁性神经症技术"规范已入选国家第三批推广项目，由他创新改良的"精灸技术"，在国内50多家医院及海外24个国家和地区推广应用。

他不仅躬身参与针灸学的标准化工作，还通过著书来大力推广针灸标准化。他相继担任国家规培教材《针灸学》主编；广州中医药大学特色教材《临床针灸学》《针灸临床特色技术》，国家规划教材《针灸治疗学》副主编，《针灸推拿学高级教程》《灸法学》编委。还出版了《针灸临床特色技术教程》《符文彬针灸医道精微》等14部专著，分享他丰富的临床经验及创新理论，为针灸学的标准化及专业化做出了巨大贡献。

四、聚焦岭南，开新气象

为推动中国针灸学的发展，符文彬做了大量工作，但他依然觉得还有许多事情可以做。偶尔难得的空暇，符文彬会望向办公室里那幅放了很多年的照片，那是青年的他随着司徒大师出诊的照片。有时候，他会扪心自问："老师，我做得还行不？还有什么地方不够？"作为司徒大师衣钵承接人，符文彬深知每一代岭南针灸大家内心的愿望，即将岭南针灸技术发扬光大。

自古，岭南因偏居一隅，经济、文化及医药等方面无法与中原同步，但由于岭南独特的气候及生态环境，岭南针灸的发展一直有着旺盛的生命力，并在历代名家的推动下别有一番气象。尤其是近年，随着中国经济文化中心的南移，以及沿海区域的开放，岭南针灸名家领时代之先，借鉴西学，大胆创新，终让岭南针灸在百花齐放的全球针灸领域占有一席之地。作为新生代的岭南针灸名家，符文彬与前辈大师一样执着于传承发展岭南针灸的精髓，使之发扬光大。

"岭南传统天灸疗法"就是符文彬基于司徒铃大师丰富的临床实践，对有千余年辉煌发展历史的岭南针灸一次具有里程碑意义的传承及发展。"岭南传统天灸疗法"由岭南针灸开山鼻祖葛洪、鲍姑所创立。千余年来，在一代代岭南医者的砥砺中，不断完善丰富。现代岭南针灸的奠基人司徒铃大师将"岭南传统天灸疗法"提升到一个全新高度，随后，刘炳权等传人接力为"岭南传统天灸疗法"的传扬发展而不懈努力。

2011年，在符文彬的推动下，凝聚着司徒铃大师及诸多岭南针灸先辈智慧的"岭南传统天灸疗法"入选广州市非物质文化遗产名录；2012年入选广东省非物质文化遗产名录。千年来默默深植于岭南民间、造福大众至今的"岭南传统天灸疗法"自此惊艳世人。目前，"岭南传统天灸疗法"已惠及400万名患者，推广应用超600万人次。同时，"岭南传统天灸疗法"在全国建有31家传承基地，并在全国23个省市、全球49个国家及地区推广应用，培养省级非遗代表性传承人1人，市级代表性传承人4人，传承人500余人，博士、硕士30人，共计10 000余名医生掌握该项疗法。

传承岭南针灸绝学，开创岭南针灸新气象，躬身育才为岭南针灸发展注入持续的发展力，符文彬为岭南针灸的发展全力以赴。与此同时，他还积极"入世"，为提升岭南针灸的影响力而奔忙发声。2016年，符文彬出任广东省针灸学会会长，在他的带领下，学会发展至今已拥有30个专业委员会，会员达6 500余人，每年举办学术交流、继续教育等各种学术活动超过20次，培训超过万名的医生，其扎实有效的工作极大推动了岭南针灸的发展。

在业内，符文彬作为岭南针灸的代表积极为中国针灸的发展献计献策。在学术领域，他于2018年、2019年、2020年相继主持召开国际针灸会议，聚焦失眠、抑郁及疼痛的针灸研讨，线上、线下参会学习者超过百万人次，他在国际会议上的主题发言引起了极大反响，并直接推动了相关名医工作室的建立。

2021年，符文彬在业内倡议并牵头，成立了由全国31家单位联合组成的广东省中医院针灸医疗联盟，以加强区域医疗网络中紧密型专科医疗联合体的建设，增强全国范围内医院间的沟通与合作，实现全国医院"共策共享、齐发展、同进步"的目标。他为岭南针灸的发展做出卓越的贡献，正如中国工程院院士、国医大师石学敏教授对他评价所言，"符文彬教授以岭南针灸医学的学术传承创新、应用与推广为终身事业方向，35年来砥砺前行，促进了岭南医学针灸学科的发展，得到业内同行的高度认可"。

符文彬对与针灸发展相关的政策也非常关心。他积极参与广东省卫生健康专业技术人才职称评价改革工作。作为长期活跃在一线的针灸专家，他非常了解基层的情况，身为针灸专业组组长的他提出不少极具实际操作价值的专业建议。他提出的基层与非基层有不同业绩考评标准、工作量应符合针灸临床实际等建议，不仅广获业内专家的肯定，也将切实促进广东省针灸学的健康发展。

有生之年，见证岭南针灸成就一番新气象，并有幸参与岭南针灸再创辉煌的进程，正是符文彬的愿景。

从淳朴的农家子弟到成为桃李满天下、著作等身、声名远扬的针灸大家，谈及自身事业的成绩，符文彬总是一笑而过。他始终感恩自己的授业恩师们，感恩这个大气磅礴、锐意进取的时代，感恩党和国家的培养，感恩大学和医院的栽培，感恩全国同行的帮助，感恩学生的陪伴。能力愈大，责任愈大，砥砺35年，符文彬不再是当初那个只想着"成为最好的针灸医者"的青涩少年。他深知，在这个被喻为"百年未有之大变局"的大时代，作为中国针灸学家，自己肩负的责任依然艰巨。不忘初心，牢记使命，不念过往，不惧未来，这位众人眼中的"天涯侠医"将初心不改，继续创新前行，再度开辟针灸学的新篇章！

附 录

附录1 大事记

1982年，毕业于临高中学，同年考入广州中医学院（现广州中医药大学）。

1985年，师从司徒玲教授学习针灸。

1987年，毕业留于广东省中医院（广州中医药大学第二临床医学院）针灸科，工作至今。

1988年，广州中医学院学术年会介绍司徒铃教授治疗眼肌型重症肌无力经验，并发表在论文选编第191页。

1991年，广州中医学院院庆35周年介绍司徒铃教授运用背俞穴治病经验，并发表在论文摘要汇编第123页。

1993年，担任广东省针灸学会第一届理事会理事。

1994年12月，主编《汉英针灸治疗手册》，37万字，江西科学技术出版社出版，并获1994年度华东地区科技出版社优秀图书一等奖。

1995年8月，应马来西亚针灸学会邀请做医学交流并授课。

1995年9月，应以色列医学院之邀进行学术交流访问。

1995年12月，编写《针灸奇法治病术》，21.2万字，广东科技出版社出版。

1996年，入选广东省中医院首批"拔尖人才"。

1997年，受泰国国际航空有限公司邀请为退役的泰国三军总司令和泰国王室成员保健，得到好评。

1997年2月，主编《针灸临床手册》，香港医药卫生出版有限公司出版。

1999年4月，担任广东省针灸学会第二届理事会常务理事。

2000年，担任广东省中医院针灸科和第二临床医学院针灸教研室主任。

2001年至2004年，担任中华中医药学会针刀医学分会常务委员。

2002年至2007年，师从国医大师陕西中医学院张学文教授。

2002年5月，应邀前往泰国曼谷总医院访问。

2003年1月，应邀前往马来西亚中医师公会、针灸学会访问。

2003年11月20日，会见以日本兵库县保健针灸医师会岛田铁夫会长为团长的日本客人20人，宾主互相介绍两省的针灸情况，洽谈两省针灸合作及交流意向。

2003年12月，应邀前往印度尼西亚卫生部针灸研究中心访问交流。

2004年8月，应邀前往波多黎各加勒比海大学附属医院访问。

2004年11月15日，作为广东省针灸学会副会长兼秘书长，会见由荷兰驻广州总领事馆总领事Ton Mandemaker先生为团长，包括荷兰最大医院——海牙中央总医院院长Ronald Blom教授以及荷兰外商投资局、医疗保险局的官员在内的5人，宾主互相交流两国的医学情况。

2004年12月17—18日，参加接待世界卫生组织西太区主任尾身茂博士（Dr. Shigern Omi）一行及非洲国家卫生官员代表团。

2005年2月22日，参加接待美国国会助理团。

2005年3月，"针挑疗法治疗颈椎病的规范化研究"项目获广州中医药大学科学技术奖二等奖。

2005年3月，"针灸治疗家兔急性脑出血的实验研究"项目获广州中医药大学科学技术奖三等奖。

2005年11月，主编《陈全新针灸经验集》并获评中华中医药学会科学技术（著作）奖优秀奖。

2005年，"天灸治疗支气管哮喘的规范化研究"项目获广州中医药大学科学技术奖一等奖，中华中医药学会科学技术奖二等奖。

2006年，"不同针灸方法治疗颈椎病的临床研究及疗效评价"项目获中国针灸学会科学技术奖二等奖，广州中医药大学科学技术奖一等奖。

2007年4月，获评"广州中医药大学科技先进个人"。

2007年7月，当选为广东省科协第七届全省委员会委员。

2007年8月21日，接待马来西亚海鸥集团执行董事陈景岗先生一行，讨论合作事宜。

2007年8月24日，接待法国代表团52人。

2007年9月18日，接待韩国代表团一行。

2007年9月，获人事部、卫生部、国家中医药管理局批准跟随全国名老中医、国医大师张学文结业出师。

2007年，担任广东省针灸学会第三届理事会会长。

2007年10月26日，接待印尼针灸代表团7人。

2007年10月，获评国家中医药管理局"第三批继承工作优秀继承人"。

2007年11月，获评中华中医药学会"全国首届中医药传承高徒奖"。

2007年，广东省中医院针灸科成为"十一五"国家重点专科，被推选为国家重点针灸专科协作组组长单位和颈椎病、腰骶肌筋膜综合征协作组组长单位。

2007年至2010年，担任中国针灸学会腹针专业委员会副主任委员。

2007年至2012年，6次应邀前往中国台湾地区举办讲座。

2008年1月15日，接待秘鲁驻华大使伍绍良先生一行5人。

2008年4月，"司徒氏灸传承项目——岭南传统天灸疗法"项目获国家"十一五"支撑，外治项目"冬病夏治穴位敷贴技术操作规范研究"立项。

2008年11月，获评中华中医药学会"第二届全国百名杰出青年中医"。

2008年，"针刺调肝法治疗抑郁性神经症的规范化研究"项目获中国针灸学会科学技术奖二等奖、2007年度广州中医药大学科技进步奖一等奖。

2008年，取得湖南中医药大学博士学位。

2008年至2010年，担任广东省第二中医院、广东省中医研究所科技专家指导委员会委员。

2008年至2019年，12次获香港中医药管理委员会委任香港中医执业资格试境外主考人员；获3届香港针灸学会聘为荣誉顾问。

2009年9月，担任《中国老年学杂志》编辑委员会副主编。

2009年9月，获评首届中国针灸学会华佗奖优秀学会工作者。

2009年9月至2012年12月，担任"浙江省重中之重学科（针灸推拿学）建设"项目的学术顾问。

2009年10月，获评"中山市优秀中医临床人才研修项目"指导老师。

2009年11月29日，接待越南驻广州总领事一行。

2009年12月，特聘为国家"973计划""经脉体表特异性联系的生物学机制及针刺手法量效关系的研究"项目专家组专家。

2009年，担任针灸治疗痛症国际学术研讨会（香港）学术委员会主席。

2009年，获评"第十二届新南方教学奖励基金优秀教师"。

2009年，导演《实用电针疗法》，中华医学电子音像出版社出版。

2009年至2021年，担任广东省中西医结合医院首批全国老中医学术经验继承工作指导老师。

2010年3月，主持"针刺调肝法治疗抑郁性神经症的规范化研究"项目，获广东省科学技术奖三等奖；"针刺治疗慢性颈痛的临床系列评价"项目获广州中医药大学科技进步奖一等奖。

2010年4月，获评广州中医药大学教学工作先进个人。

2010年5月，接待瑞典代表团。

2010年6月10—18日，应邀前往美国芝加哥大学医学院进行学术讲座。

2010年7月，获荷兰中医针灸协会特聘为永久荣誉教授。

2010年9月，担任《中华医学百科全书》针灸学分卷编委。

2010年9月，"疏肝调神针法"获邀参加由中央电视台、中华中医药学会和国家中医药管理局中国中医药科技开发交流中心主办的"杏林寻宝——第二届全国中医药特色技术演示会"并做现场演示。

2010年9月，获评《广州日报》"传承广州文化100双手的妙手"。

2010年，担任广东省中医院针灸大科主任。

2011年1月，受聘为海南省中医院首席专家。

2011年1月，主编《针灸临床特色疗法》，28.8万字，中国中医药出版社出版。

2011年1月16日，在香港大学举行的"HongKong International Acupuncture Conference Neurological and Mental Illness"上做题为"提高针灸治疗抑郁相关病症疗效的思维方法"的主题演讲。

2011年1月至2012年12月，担任中山市中医院客座教授。

2011年2月，获评中华中医药学会"科技之星"。

2011年3月，改良司徒氏挑治针，获发明实用新型专利：钩状挑治针。专利号：ZL2011 2 0077280.8。

2011年5月13日，在香港东华三院举办标准化培训班主讲"颈椎病颈痛针灸治疗规范化研究"。

2011年每季度1周，在香港医管局5间医院中医中心指导带教。

2011年5月15日、11月13日、8月21日，应邀前往香港医管局举办讲座，题目分别为"针灸在脊柱疼痛性疾病临床上的应用""提高针灸治疗脑梗死的思路及其并发症的治疗""提高针灸治疗失眠的临床思维"。

2011年10月26日，获发明实用新型专利：一次性挑针。专利号：ZL2011 2 0081478.3。

2011年，主编《颈椎病经络功法》，中华医学电子音像出版社出版。

2011年至2016年，担任中国针灸学会第五届理事会常务理事。

2012年6月，受聘为广州市中西医结合医院国内著名中医专家学术继承工作指导老师。

2012年6月，获评"广州市市级非物质文化遗产项目（岭南传统天灸疗法）代表性传承人"。

2012年8月，"cAMP-CREB-BDNF受体后信号转导通路在针刺抗抑郁中的作用机制"项目获广州中医药大学科学技术奖一等奖。

2012年6月，编著《司徒铃针灸医论医案选》，29.8万字，科学出版社出版。

2012年9月，担任全国中医药行业高等教育"十二五"规划教材《推拿学》副主编，中国中医药出版社出版。

2012年12月，获评"广东省省级非物质文化遗产项目针灸（岭南传统天灸疗法）代表性传承人"。

2012年，担任海口市周易协会第一届名誉会长。

2012年，担任"2012国际针灸经络学术研讨会"（广州）大会主席。

2012年，担任广东省针灸学会第四届理事会会长。

2012年，"从心胆论治针灸术"获邀参加"杏林寻宝——第四届全国中医药特色技术演示会"。

2012年至2014年，担任清远市优秀中医临床人才师承项目指导老师。

2012年至2016年，担任中国针灸学会标准化工作委员会第二届委员。

2012年至2016年，担任世界中医药联合会中医手法专业委员会第一届理事会副会长。

2012年至2016年，担任中国针灸学会针灸临床分会第四届委员会副主任委员。

2012年至2016年，担任中国针灸学会腹针专业委员会第二届委员会副主任委员。

2012年、2013年、2014年、2015年、2017年，被中华中医药学会、《中华中医药杂志》和全国中医药博士生优秀论文评选办公室评为"全国中医博士生优秀论文指导老师"。

2012年至2021年，担任全国中医药行业高等教育"十二五""十三五""十四五"《针灸治疗学》副主编。

2013年1月，担任《中医医疗技术手册（2013普及版）》编委、针刺类技术执行副主编。

2013年7月，主编《岭南传统天灸疗法》，16万字，人民军医出版社出版。

2013年11月，在广东省中医院成立"岭南针灸流派司徒铃传承工作室"，担任工作室负责人。

2013年11月，在广东省中医院成立"国医大师石学敏院士学术经验传承工作室"，担任工作室负责人。

2013年11月，获评广东省中医院建院八十周年"杰出贡献奖"人物。

2013年11月，海南省政府在海南省中医院设立"全国著名针灸专家符文彬教授工作室"，并于2014年4月正式挂牌。

2013年11月，应世界针灸联合会邀请前往澳大利亚进行学术访问。

2014年1月，获评广州中医药大学"优秀研究生导师"。

2014年1月，"针刺治疗缺血性中风的临床与基础研究"项目获教育部2013年度科学技术进步奖一等奖、教育部自然科学奖一等奖、广东省科技进步奖二等奖。

2014年2月，担任高级卫生专业技术资格考试指导用书《针灸推拿学高级教程——针灸学》副主编，人民军医出版社出版。

2014年3月至2015年2月，"司徒氏灸传承项目——岭南传统天灸疗法"获评广州市非物质文化遗产项目，"岭南传统天灸2号方治疗失眠的临床研究"立项。

2014年4月，获评"岐黄奖第五届全国中医药博士生优秀论文指导老师"。

2014年6月，在广东省深圳市宝安区人民医院建立"符文彬教授工作团队"，并成为广东省首批名中医师承项目指导老师。

2014年12月，被国家标准化管理委员会聘为全国针灸标准化技术委员会委员。

2014年，担任《中华针灸电子杂志》副总编辑，《中华医学百科全书》（针灸卷）、《中国针灸》《上海针灸杂志》和《广州中医药大学学报》等编委。

2014年至2016年，担任广州中医药大学针康学院针灸推拿学名誉主任。

2014年至2019年，担任中华中医药学会科学技术奖励评审专家。

2015年1月，《针灸治疗颈椎病颈痛优化方案的临床研究报告》被国家科学报告服务系统收录。

2015年3月，海南省三亚市中医院成立"岭南学派符文彬教授工作站"，应聘为三亚市中医院"针灸专业首席专家"。

2015—2020年，连续获评广东省家庭医生协会"岭南名医"。

2015年6月，担任中国整形美容协会中医美容分会顾问。

2015年9月8日，被中共广东省委教育工作委员会、广东省教育厅、广东省人力资源和社会保障厅、广东省总工会评为"南粤优秀教师"。

2015年，主编广州中医药大学特色教材《临床针灸学》，担任国家卫生和计划生育委员会"十二五"规划教材、全国高等医药教材建设研究会规划教材（中医、中西医结合住院医师规范化培训教材）《针灸推拿学》副主编。

2015年至2019年，担任中国针灸学会针推结合专业委员会第二届委员会副主任委员。

2016年1月，获评广东省中医院第一批"医院名中医"。

2016年4月，获评第二届"羊城好医生"称号。

2016年5月，撰写的"整合针灸学引领针灸未来发展"荣获首届"放眼未来·仁心雕龙"十大中医药优秀提名论文。

2016年7月，主编《针灸临床特色技术教程》，科学出版社出版。

2016年9月，担任世界中联中医手法专业委员会第二届理事会副会长。

2016年11月，担任广东省针灸学会第四届理事会会长。

2016年11月，获评广州中医药大学"学位与研究生教育优秀指导教师"。

2016年12月，担任中国针灸学会第六届理事会常务理事。

2016年12月，获评"广州市第三批优秀中医临床人才研修项目指导老师"。

2016年，担任2016年"国际针灸学术研讨会"（广州）大会主席。

2016年，"不同针灸方法治疗颈椎病的临床研究及疗效评价"项目获广州中医药大学科学进步技术奖一等奖，中国针灸学会科学技术奖二等奖。

2016年，主编《针灸临床特色技术教程》，并担任高级卫生专业技术资格考试指导用书《针灸推拿学高级教程》副主编、上海中医药大学"十三五"研究生创新教材《灸法学》副主编。

2017年3月，受聘为深圳市宝安区人民医院（集团）特聘教授。

2017年3月，受邀前往澳大利亚进行访问。

2017年4月，被中华中医药学会、《中华中医药杂志》社和全国中医药博士生优秀论文评选办公室评为"岐黄奖第八届全国中医博士生优秀论文指导老师"。

2017年5月，担任海南省中医院第一届院外专家委员会委员。

2017年5月，主编《符文彬针灸医道精微》，150.3万字，科学出版社出版。

2017年7月，担任中国针灸学会皮内针专业委员会第一届委员会副主任委员。

2017年7月，主编《岭南传统天灸大全》，32.3万字，人民卫生出版社出版。

2017年7月，"以国家针灸标准化为基础培养针灸临床特色人才的教学实践"项目获广州中医药大学教育教学成果一等奖。

2017年8月，担任中国针灸学会针灸临床分会第五届委员会副主任委员。

2017年9月，深圳宝安中医院（集团）挂牌成立"符文彬教授名医工作室"。

2017年9月，获广东省人民政府授予"广东省名中医"称号。

2017年10月，担任第三届加拿大中医针灸国际学术研讨会大会共同主席，并受邀前往加拿大多伦多主讲"针灸的定位定性诊断和分层治疗"。

2017年11月，"精灸疗法"获邀参加由中央电视台、中华中医药学会和国家中医药管理局中国中医药科技开发交流中心主办的"杏林寻宝——第九届全国中医药特色技术演示会"，并做现场演示。

2017年12月，担任广东省科协医药学会联合体主席团第一届副主席。

2017年12月，云浮市中医院挂牌成立"符文彬教授名医工作室"。

2017年，广州市中西医结合医院柔性引进"符文彬教授团队"。

2017年，"以国家标准为基础培养针灸特色人才的教学实践"项目获广州中医药大学校级成果一等奖。

2018年3月，被广东省卫生和计划生育委员会评为"医学领军人才"。

2018年6月，云浮市中医院成立"广东省中医药领军人才、广东省名医符文彬教授学术思想云浮基地"。

2018年7月，深圳市政府"医疗卫生三名工程"广东省中医院符文彬教授针灸学团队和"广东省中医药领军人才、广东省名医符文彬教授学术思想深圳传承基地"在深圳宝安中医院（集团）挂牌成立。

2018年9月，担任广东省科协医药学会联合体专家委员会专家。

2018年10月，担任《杏林绝活——中医药特色疗法操作规范》副主编，中国中医药出版社出版。

2018年11月，广州中医药大学顺德医院柔性引进"符文彬教授团队"。

2018年12月，梅州市中医医院成立"名中医符文彬教授学术思想传承基地"。

2018年至2020年，连续3年担任"深圳宝安国际针灸学术研讨会"大会主席。

2019年1月，"'疏肝调神'针刺治疗抑郁障碍的机制"项目获2018年第七届中国针灸学会科技进步奖二等奖。

2019年，广州中医药大学成立"针灸治疗抑郁相关病症的临床与机制研究团队"并获得立项资助。

2019年2月，担任世针联教育专家委员会委员。

2019年4月9日，获发明实用新型专利：精灸艾灸制作器。专利号：ZL 2017 2 1711049.3。

2019年5月，主持"基于国家针灸标准化的针灸特色教学体系构建与实践"，获广州中医药大学教育教学成果二等奖。

2019年8月，担任国家中医针灸临床医学研究中心专家指导委员会委员。

2019年8月，主持"一种悬挂式大鼠电针实验固定装置"获得实用新型专利证书。

2019年，东莞市政府引进高层次医学专科团队"广东省中医院符文彬教授针灸团队"。

2019年，"'疏肝调神'针灸治疗抑郁障碍的机制和推广应用"项目获2018年度广东省优秀科技成果奖。

2020年1月，"针刺治疗缺血性中风的理论创新与临床应用"获得2019年度国家科学技术进步奖二等奖。

2020年2月，"'疏肝调神'针灸治疗抑郁障碍的机制和推广应用"项目获2019年度广东省科技进步奖二等奖。

2020年4月，广州中医药大学成立"符文彬教授教学名师工作室"。

2020年，广东省中医药局成立"符文彬广东省名中医传承工作室"。

2020年7月10日，获发明实用新型专利：一种悬挂式大鼠电针实验固定装置。专利号：ZL 2019 2 1340810.6。

2020年7月，"基于针灸临床特色技术的《针灸学》混合式教学"项目获广东省教育厅第三批本科高校在线教学优秀案例（课程类）二等奖。

2020年11月，担任中国针灸学会睡眠健康管理专业委员会第一届委员会主任委员。

2020年12月，主编《岭南天灸疗法精要》，51万字，广东科技出版社出版。

2020年12月29日，获发明专利：一种治疗肥胖症的中药穴位贴膏剂及制备方法。专利号：ZL 2018 1 0658471.X。

2020年，主编国家卫生健康委员会"十三五"规划教材、全国中医住院医师规范化培训教材《针灸学》，56.2万字，人民卫生出版社出版。

2021年1月15日，"针灸治疗颈椎病颈痛的临床研究与推广应用"项目获2020年第八届中国针灸学会科学技术奖二等奖。

2021年3月23日，获发明专利：一种治疗帕金森的中药穴位贴膏剂及制备方法。专利号：ZL 2018 1 0658487.0。

2021年4月6日，获发明专利：一种治疗抑郁障碍的中药穴位贴膏剂及制备方法。专利号：ZL 2018 1 0658445.7。

2021年6月，担任全国中医药行业高等教育"十四五"规划教材《针灸治疗学》（新世纪第四版）副主编，中国中医药出版社出版。

2021年11月，获发明实用新型专利：一种评估针刺疗效的匿针式双盲实验装置。专利号：ZL 2020 2 3125924.4。

2021年12月，获发明实用新型专利：一种评估针刺疗效的双盲实验装置。专利号：ZL 2020 2 3132059.6。

2021年，主持"针灸治疗颈椎病颈痛的临床研究与推广应用"项目，获2021年度广东省科技进步奖二等奖。

2022年8月，主编《司徒铃针灸传薪集》，人民卫生出版社出版。

附录2　研究课题

省部级以上研究课题：

2004年1月至2005年12月，主持国家中医药管理局中医临床诊疗技术整理与研究项目"针刺调肝法治疗抑郁性神经症的规范化研究"（国中医药2003 ZL148号）。

2006年1月至2008年12月，主持广东省科技计划项目"针刺联合活血化瘀中药、康复训练综合方案治疗脑梗塞的临床研究"（2005B33001003）。

2006年至2010年，主持粤中医财"腹针临床研究"（200502）。

2007年1月至2009年12月，主持广东省科技厅国际合作项目"针灸治疗慢性颈痛的临床研究（香港）"（2006B50107006）。

2007年，主持国家科技支撑计划"针灸诊疗方案和评价研究"重点项目"不同针灸方法治疗颈椎病颈痛优化方案的临床研究"（2006BAI12B04-1）。

2007年，主持中华医学会视听教材和CAI中标项目"实用电针疗法视听教材制作"。

2007年，主持国家中医药管理局2007年度标准化专项经费项目"腹针疗法技术操作规范"（ZYYS-20070015）。

2007年，主持卫生部医学视听教材及CAI课件"针刺促醒脑外伤后持续植物状态"（07-vl-64）。

2007年，主持全国中医药高等教育学会项目"临床路径式教学法在针灸带教中的应用研究"。

2007年，主持中国高等教育学会"十一五"教育科学研究规划课题

"遵循中医药成才规律，构建高等中医药教育体系"子课题"临床路径式教学法在针灸带教中的应用研究"。

2008年至2010年，主持广东省自然科学基金项目"cAMP-CREB-BDNF受体后信号转导通路在针刺抗抑郁中的作用机制"（07004846）。

2008年至2010年，主持国家自然科学基金"cAMP-CREB-BDNF受体后信号转导通路在针刺干预抑郁症模型大鼠的作用研究"（30772828）。

2008年4月至2012年3月，主持国家"十一五"支撑外治项目"冬病夏治穴位敷贴技术操作规范研究"子课题"冬病夏治穴位敷贴临床观察研究"（2008BAI53B061）。

2008年，主持广东省科技厅科技计划项目"针刺治疗抑郁症失眠的临床研究"（2008B030301206）。

2009年，主持广东省科技厅科技计划项目"从心肾论治颈椎病颈痛针灸优化方案的临床研究"（2009B030801287）。

2009年，主持教育部高校博士点专项科研基金联合资助课题"针刺调节抑郁症大鼠海马cAMP-CREB-BDNF信号转导的机理研究"（20094425110005）。

2010年，主持广东省重大决策咨询研究课题"关于建立和完善广东城市社区中医药卫生服务网络的研究"（2010206）。

2010年1月至2014年8月，主持国家重点基础研究发展计划973项目"经脉体表特异性联系的生物学机制及针刺手法量效关系的研究－合谷穴区和面口部感觉传入信息在猕猴颈髓、丘脑和皮层的汇集研究"（2010CB530503）。

2012年1月至2015年12月，主持国家自然科学基金"基于胶质细胞介导谷氨基酸循环的针刺抗抑郁机理研究"（81173348）。

2013年1月至2015年12月，主持广东省科技厅—广东省中医药科学院联合基金项目"非穴区浅针刺与套迭式钝头针的安慰及盲法蒙蔽效应比较研究"（20120336）。

2013年1月至2014年12月，主持"十二五"国家支撑项目"电针治疗严重性便秘有效性和安全性多中心随机对照试验"（2012BA124B01）。

2013年10月至2015年9月，主持"十二五"国家支撑项目"电针缓解绝经过渡期绝经相关症状有效性和安全性多中心随机对照试验"（2012BA124B01）。

2014年3月至2016年2月，主持"十二五"国家支撑项目"电针治疗围绝经期轻中度抑郁障碍的有效性和安全性多中心随机对照试验"（2012BA124B01）。

2014年5月至2016年4月，主持"电针和普卢卡必利治疗严重慢性便秘有效性和安全性——多中心随机对照试验（分中心）"。

2014年6月至2016年4月，主持广州市科技和信息化局"针灸改善轻中度抑郁症患者睡眠质量的RWS研究"（2014Y2-00206）。

2014年11月至2017年10月，主持广东省科技厅—广东省中医药科学院联合基金项目"'疏肝调神'针法标本论治抑郁性失眠的效应规律研究"（2013B032500008）。

2014年至2015年，主持全国中医药高等教育学会临床教育研究会"以PBL为主综合教学法在《针灸学》临床教学中的应用研究"。

2015年12月至2018年11月，主持广东省科技厅科技计划项目"灸法防治颈椎病颈痛的临床研究"（2014A020212453）。

2015年至2017年10月，主持广东省教育厅项目"特色针灸人才培养基地"（A1-AFD015151Z1558）。

2018年1月至2021年12月，主持国家自然科学基金项目"M1-Ach受体调控SSS-GABA能中间神经元在针刺抗抑郁中的作用机制研究"（81774411）。

2018年5月，主持广东省教育厅（粤教高函〔2018〕62号）"基于国家标准化的《针灸临床特色技术》音像教材建设"（2017JD055）。

2019年7月至2020年12月，主持科技部、财政部、国家中医药管理局"中医药传承与发展"——专病专科循证能力提升"。

2019年10月至2022年9月，主持广东省自然科学基金"针刺拮抗GABA中间神经元受体调控突触可塑性的快速抗抑郁机制"。

2020年至2024年，主持岭南中医药重大研发计划"'疏肝调神'整合针灸治疗中度抑郁障碍的临床及认知神经机制研究"。

2021年1月至2024年12月，主持国家自然科学基金项目"基于前额叶M1-Ach受体调控谷氨酸/γ-氨基丁酸平衡介导突触可塑性探讨针刺快速抗抑郁的机制"。

附录3　主编及参编书目

主编教材：

1. 2009年《实用电针疗法》，中华医学电子音像出版社（导演）

2. 2010年《中华医学百科全书》针灸分卷国家重点出版工程多媒体（编委）

3. 2011年《颈椎病经络功法》，中华医学电子音像出版社（主编）

4. 2012年《推拿学》，中国中医药出版社，全国中医药行业高等教育"十二五"规划教材（副主编）

5. 2012年《针灸治疗学》，中国中医药出版社，全国中医药行业高等教育"十二五"规划教材（副主编）

6. 2015年《临床针灸学》，科学出版社，广州中医药大学特色教材（主编）

7. 2015年《针灸推拿学》，人民卫生出版社，国家卫生和计划生育委员会"十二五"规划教材、全国高等医药教材建设研究会规划教材（副主编）

8. 2016年《灸法学》，上海科学技术出版社，上海中医药大学"十三五"研究生创新教材（副主编）

9. 2016年《针灸推拿学高级教程》，人民军医出版社，高级卫生专业技术资格考试指导用书（副主编）

10. 2016年《针灸治疗学》，中国中医药出版社，全国中医药行业高等教育"十三五"规划教材（副主编）

11. 2019年《针灸临床特色技术教程》，科学出版社，已作为广州中医药大学第二临床医学院岭南班《中医特色技术》教材（主编）

12. 2019年《针灸学》，人民卫生出版社，国家卫生健康委员会规划教材（全国第二轮中医住院医师规范化培训教材）（主编）

13. 2020年《针灸临床特色技术》，科学出版社，已入选广州中医药大学校本教材建设项目（主编）

14. 2021年《针灸治疗学》，中国中医药出版社，全国中医药行业高等教育"十四五"规划教材、全国高等中医药院校规划教材（副主编）

主编著作：

1. 符文彬主编，《针灸奇法治病术》，广东科技出版社1995年12月出版第1版，21.2万字

2. 陈秀华，符文彬主编，《陈全新针灸经验集》，人民卫生出版社2004年4月出版，18万字

3. 符文彬，许能贵主编，《针灸临床特色疗法》，中国中医药出版社2011年1月出版第1版，28.8万字

4. 符文彬主编，《司徒铃针灸医论医案选》，科学出版社2012年6月出版第1版，29.8万字

5. 符文彬，徐振华主编，《岭南传统天灸疗法》，人民军医出版社2013年7月出版第1版，16万字

6. 符文彬，徐振华主编，《针灸临床特色技术教程》，科学出版社2016年7月出版，61.6万字

7. 符文彬，黄东勉，王聪主编，《符文彬针灸医道精微》，科学出版社2017年5月出版，150.3万字

8. 符文彬，刘健华，徐振华主编，《岭南传统天灸大全》，人民卫生出版社2017年7月出版，32.3万字

9. 符文彬，徐振华主编，《岭南天灸疗法精要》，广东科技出版社2020年12月出版，51万字

附录4　发表论文

一、英文文章

以第一作者或通讯作者发表英文文章38篇：

[1]ZHOU J H, ZHANG D L, NING B L, et al. The Role of Acupuncture in Hormonal Shock-Induced Cognitive-Related Symptoms in Perimenopausal Depression：A Randomized Clinical Controlled Trial[J]. Frontiers in Psychiatry, 2022（12）：772523.

[2]ZHONG P, ZENG H, HUANG M C, et al. Efficacy and safety of once-weekly semaglutide in adults with overweight or obesity：a meta-

analysis[J]. Endocrine, 2022, 75（3）: 718-724.

[3]ZHONG P, ZENG H, HUANG M C, et al. Combined acupuncture and moxibustion therapy for the treatment of neurogenic bladder and bowel dysfunction following traumatic spinal cord injury: A case report[J]. Explore, 2023, 19（1）: 136-140.

[4]ZHANG W J, FU W B, YAN L D, et al. Impaired dynamic cerebral autoregulation in young adults with mild depression[J]. Psychophysiology, 2022, 59（1）: e13949.

[5]HOU Y H, NING B L, LIU Y M, et al. Effectiveness and safety of moxibustion for Parkinson disease: a protocol for systematic review and meta-analysis[J]. Medicine（Baltimore）, 2021, 100（23）: e26256.

[6]LI S, LIU J, HUANG J P, et al. Acupuncture for comorbid mild-moderate depression and chronic musculoskeletal pain: study protocol for a randomized controlled trial[J]. Trials, 2021, 22（1）: 315.

[7]CHEN L, LI M Y, FAN L, et al. Optimized acupuncture treatment（acupuncture and intradermal needling）for cervical spondylosis-related neck pain: a multicenter randomized controlled trial[J]. Pain, 2021, 162（3）: 728-739.

[8]ZHOU J H, ZHAO L, MENG L C, et al. Acupuncture treatment for carotid atherosclerotic plaques: study protocol for a pilot randomized, single blinded, controlled clinical trial[J]. Trials, 2020, 21（1）: 768.

[9]WU Q, ZHOU Y T, LI M Y, et al. Synchronization to Auditory and Visual Beats in Parkinson's Disease[J]. Parkinsonism and Related Disorders, 2020, 79: 47-54.

[10]JIANG L, ZHANG H, ZHOU J H, et al. Involvement of Hippocampal AMPA Receptors in Electroacupuncture Attenuating Depressive-Like Behaviors and Regulating Synaptic Proteins in Rats Subjected to Chronic Unpredictable Mild Stress[J]. World Neurosurg, 2020, 139: e455-e462.

[11]HOU Y H, LIU Y, LI M Y, et al. Acupuncture plus Rehabilitation for Unilateral Neglect after Stroke: A Systematic Review and Meta-Analysis[J]. Evid Based Complement Alternat Med, 2020: 5301568.

[12]ZENG H, LI Z Y, HE J B, et al. Dexmedetomidine for the prevention of postoperative delirium in elderly patients undergoing noncardiac surgery: A

meta-analysis of randomized controlled trials[J]. PLoS One, 2019, 14（8）: e0218088.

[13]ZENG H, LUO M, LI Z J, et al. Lorcaserin for prevention and remission of type 2 diabetes mellitus in people with overweight or obesity: protocol for a systematic review and meta-analysis[J]. BMJ Open, 2019, 9（7）: e029426.

[14]WANG X Z, LIU J B, HUANG L J, et al. Anti-diabetic agents for prevention of type 2 diabetes mellitus in people with pre-diabetes: a systematic review and network meta-analysis protocol[J]. BMJ Open, 2019, 9（10）: e029073.

[15]LI S, LI Z F, WU Q, et al. A Multicenter, Randomized, Controlled Trial of Electroacupuncture for Perimenopause Women with Mild-Moderate Depression[J]. Biomed Res Int, 2018: 5351210.

[16]LI W H, LUO Y Y, FU W B, et al. Acupuncture May Improve Quality of Life in Menopausal Women: A Meta-Analysis of Randomized Controlled Trials[J]. Complement Med Res, 2018, 25（3）: 183-190.

[17]LUO D, LIU Y, WU Y N, et al. Warm needle acupuncture in primary osteoporosis management: a systematic review and meta-analysis[J]. Acupunct Med, 2018, 36（4）: 215-221.

[18]WEN X Y, WU Q, LIU J H, et al. Randomized single-blind multicenter trial comparing the effects of standard and augmented acupuncture protocols on sleep quality and depressive symptoms in patients with depression[J]. Psychol Health Med, 2018, 23（4）: 375-390.

[19]LUO D, MA R, WU Y N, et al. Mechanism Underlying Acupuncture-Ameliorated Depressive Behaviors by Enhancing Glial Glutamate Transporter in Chronic Unpredictable Mild Stress（CUMS）Rats[J]. Med Sci Monit, 2017, 23: 3080-3087.

[20]FAN L, CHEN Z, FU W B, et al. Soluble N-ethylmaleimide-sensitive Factor Attachment Receptor（SNARE）Protein Involved in the Remission of Depression by Acupuncture in Rats[J]. J Acupunct Meridian Stud, 2016, 9（5）: 242-249.

[21]FAN L, FU W B, CHEN Z, et al. Curative effect of acupuncture on quality of life in patient with depression: a clinical randomized single-blind

placebo-controlled study[J]. J Tradit Chin Med, 2016, 36（2）: 151-159.

[22]WU Q, HU X Q, WEN X Y, et al. Clinical study of acupuncture treatment on motor aphasia after stroke[J]. Technol Health Care, 2016, 24 Suppl 2: S691-S696.

[23]CHEN X K, LU C J, Stalsby-Lundborg C, et al. Efficacy and Safety of Sanfu Herbal Patch at Acupoints for Persistent Allergic Rhinitis: Study Protocol for a Randomized Controlled Trial[J]. Evid Based Complement Alternat Med, 2015: 214846.

[24]FAN L, GONG J F, FU W B, et al. Gender-Related Differences in Outcomes on Acupuncture and Moxibustion Treatment Among Depression Patients[J]. J Altern Complement Med, 2015, 21（11）: 673-680.

[25]XIE C C, WEN X Y, LI J, et al. Validity of the "streitberger" needle in a chinese population with acupuncture: a randomized, single-blinded, and crossover pilot study[J]. Evid Based Complement Alternat Med, 2013: 251603.

[26]CHEN Y F, LIU J H, XU N G, et al. Effects of acupuncture treatment on depression insomnia: a study protocol of a multicenter randomized controlled trial[J]. Trials, 2013, 14: 2.

[27]LIANG Z H, XIE C C, LI Z P, et al. Deqi sensation in placebo acupuncture: a crossover study on chinese medicine students[J]. Evid Based Complement Alternat Med, 2013: 620671.

[28]ZHANG G, LIANG Z H, YIN J, et al. A similarity based learning framework for interim analysis of outcome prediction of acupuncture for neck pain[J]. Int J Data Min Bioinform, 2013, 8（4）: 381-395.

[29]LIU J H, WU Z F, SUN J, et al. Role of AC-cAMP-PKA Cascade in Antidepressant Action of Electroacupuncture Treatment in Rats[J]. Evid Based Complement Alternat Med, 2012: 932414.

[30]ZHANG G C, FU W B, XU N G, et al. Meta analysis of the curative effect of acupuncture on post-stroke depression[J]. J Tradit Chin Med, 2012, 32（1）: 6-11.

[31]LIANG Z H, ZHU X P, YANG X B, et al. Assessment of a traditional acupuncture therapy for chronic neck pain: a pilot randomised controlled study[J]. Complement Ther Med, 2011, 19 S（1）: S26-S32.

附

录

[32]LIANG Z H, DI Z, JIANG S, et al. The optimized acupuncture treatment for neck pain caused by cervical spondylosis: a study protocol of a multicentre randomized controlled trial[J]. Trials, 2012（13）: 107.

[33]FAN L, FU W B, XU N G, et al. Meta-analysis of 20 clinical, randomized, controlled trials of acupuncture for depression[J]. Neural Regen Res, 2009, 29（2）: 83-86.

[34]FU W B, FAN L, ZHU X P, et al. Depressive neurosis treated by acupuncture for regulating the liver—a report of 176 cases[J]. J Tradit Chin Med, 2009, 29（2）: 83-86.

[35]FU W B, LIANG Z H, ZHU X P, et al. Analysis on the effect of acupuncture in treating cervical spondylosis with different syndrome types[J]. Chin J Integr Med, 2009, 5（6）: 426-430.

[36]MENG C G, FAN L, FU W B, et al. Clinical research on abdominal acupuncture plus conventional acupuncture for knee osteoarthritis[J]. J Tradit Chin Med, 2009, 29（4）: 249-252.

[37]FU W B. CLINICAL RESEARCH ON ACUPUNCTURE TREATMENT OF DEPRESSIVE PSYCHOSIS[J]. World Journal of Acupuncture-Moxibustion, 2002(03): 13-16.

[38]FU W B, FAN L, MENG C R, et al. OCULO-ACUPUNCTURE TREATMENT OF CEREBRAL INFARCTION INDUCED HEMIPLEGIA[J]. World Journal of Acupuncture-Moxibustion, 2002（02）: 7-11.

二、中文文章

（一）第一作者论文

以第一作者主要在《中国针灸》《针刺研究》《新中医》《广州中医药大学学报》《中医杂志》《中华中医药杂志》《中国老年学杂志》《中国中医药信息杂志》《中华物理医学与康复杂志》《中国临床康复》等期刊发文。

[1]符文彬. 整合针灸是治疗抑郁障碍难点的关键[J]. 中国针灸, 2018, 38（7）: 766.

[2]符文彬, 刘月, 郭小川. 整合针灸学引领针灸临床发展[J]. 中华中医药杂志, 2016, 31（12）: 4897-4899.

[3]符文彬, 许晓虹, 梁兆晖, 等. 实效比较研究在腹针临床疗效优化

中的应用探索[J].中国针灸，2013，33（9）：840-842.

[4]符文彬，马瑞，刘健华，等.电针对抑郁症大鼠海马超微结构的影响[J].广州中医药大学学报，2011，28（5）：495-498，563-564.

[5]符文彬，郭元琦，陈小凯，等.电针联合中药、康复训练综合方案治疗脑梗死：多中心随机对照研究[J].中国针灸，2010，30（1）：6-9.

[6]符文彬，刘健华，白艳甫，等.电针对抑郁症大鼠海马CREB-BDNF受体后信号转导通路的作用[J].中国老年学杂志，2009，29（23）：3038-3042.

[7]符文彬，樊莉，朱晓平，等.针刺治疗抑郁性神经症：多中心随机对照研究[J].中国针灸，2008（1）：3-6.

[8]符文彬，樊莉，朱晓平，等.针刺调肝法治疗抑郁性神经症176例疗效观察[J].新中医，2007（12）：42-44.

[9]符文彬，樊莉，朱晓平，等.针刺调肝法治疗抑郁性神经症的临床研究[J].针刺研究，2006（6）：355-358.

[10]符文彬.腹针与体针治疗焦虑性神经症的显效率比较[J].中国临床康复，2006（19）：169.

[11]符文彬，张洪来，朱晓平，等.针挑治疗颈椎病的随机对照研究[J].中国针灸，2005（9）：607-609.

[12]符文彬，张洪来，樊莉，等.挑针疗法治疗颈椎病56例疗效观察[J].新中医，2005（4）：65-66.

[13]符文彬，孙景波.张学文教授从肝论治脑病经验介绍[J].新中医，2004（5）：14-15.

[14]符文彬，樊莉，莫莉莉，等.针灸对急性脑出血家兔脑保护作用的实验研究[J].中华物理医学与康复杂志，2003（9）：33.

[15]符文彬.针灸对抑郁性神经症的治疗作用[J].中国临床康复，2002（5）：679.

[16]陈秀华，符文彬.针灸治疗急性出血性中风述评[J].中国针灸，1997（6）：379-383.

[17]符文彬.眼针控制哮喘发作96人次即时疗效观察[J].中国针灸，1994（S1）：293.

[18]符文彬.眼针为主治疗坐骨神经痛136例[J].中国针灸，1992（1）：42.

[19]符文彬.针挑治疗颈椎病106例[J].中国针灸，1990（3）：26.

361

[20]符文彬.针挑治疗哮喘118例疗效观察[J].中国针灸，1989（5）：15-16.

（二）通讯作者论文

以通讯作者主要在《中国针灸》《针刺研究》《新中医》《广州中医药大学学报》《中医杂志》《中华中医药杂志》《中国老年学杂志》《中国中医药信息杂志》《中华物理医学与康复杂志》《中国临床康复》等发文。

[1]傅文，王孟雨，宁百乐，等.符文彬教授"心身医学"视角下针灸治疗神志病经验[J].中国针灸，2021，41（10）：1140-1144.

[2]张洁怡，王聪，温明华，等.精灸治疗气滞血瘀型盆腔炎性疾病后遗症疗效观察[J].中国针灸，2021，41（7）：757-761.

[3]高静，赖名殷，梅氏清心，等.电针对抑郁大鼠前额叶脑源性神经营养因子/哺乳动物雷帕霉素复合物1通路及突触可塑性的影响[J].针刺研究，2022，47（1）：15-20，32.

[4]黄申怡，姚伟东，黄熙畅，等.整合针灸方案治疗抽动障碍案[J].中国针灸，2021，41（7）：798.

[5]陈玲，傅文，于涛，等.特色针灸临床教学分层培养的构建与探索[J].新中医，2020，52（20）：204-206.

[6]孙冬玮，武明霞，符文彬.针灸治疗前核间眼肌麻痹验案[J].光明中医，2020，35（15）：2395-2396.

[7]颜洪亮，陈庆，姚志琼，等.针药结合治疗脑卒中伴肩手综合征的临床研究[J].中华针灸电子杂志，2020，9（2）：48-52.

[8]李旻颖，潘佳慧，吴倩，等.婴儿癫痫性痉挛案[J].中国针灸，2020，40（4）：455-456.

[9]罗丁，王聪，符文彬.符文彬"整合针灸"模式治疗抑郁障碍思路探析[J].中华中医药杂志，2020，35（4）：1832-1835.

[10]张继福，周俊合，刘晶，等.符文彬整合针灸思维指导下治疗颈椎病颈痛的策略探讨[J].广州中医药大学学报，2020，37（3）：561-566.

[11]张蕴之，傅文，符文彬.乳痈案[J].中国针灸，2020，40（3）：290.

[12]潘佳慧，卢璐，王聪，等.浅探安慰灸对照设置的必要性[J].针刺研究，2019，44（12）：922-925.

[13]刘晶，曾海，何江山，等.先天性肌性斜颈案[J].中国针灸，

2019, 39（10）：1125-1126.

[14]李声，罗丁，马瑞，等.针刺与西药治疗围绝经期抑郁症状的Meta
分析[J].中国老年学杂志，2019，39（8）：1891-1896.

[15]李薇晗，蒋丽，卢璐，等.天灸疗法治疗恶性肿瘤患者失眠的临床
研究[J].中华中医药杂志，2019，34（4）：1814-1817.

[16]宁百乐，符文彬，王彦彦.以《医碥》为据探讨何梦瑶的针灸学术
思想[J].中华中医药杂志，2019，34（3）：931-933.

[17]罗璧玉，符文彬.麦粒灸联合常规针刺治疗颈椎病颈痛的临床疗效
分析[J].中国针灸，2018，38（9）：931-933.

[18]卢璐，李薇晗，郭小川，等.雷火灸治疗乳腺癌化疗患者气虚型癌
因性疲乏的临床研究[J].针刺研究，2018，43（2）：110-113.

[19]张光彩，冯琦钒，周晓晖，等.针灸治疗阿片类药物戒断综合征的
系统评价[J].广州中医药大学学报，2018，35（6）：1016-1022.

[20]凌宇，郭小川，符文彬.整合针灸方案对中老年抑郁患者生活质量
的影响[J].中国老年学杂志，2018，38（9）：2150-2152.

[21]张桂盈，李旻颖，符文彬.天灸疗法对中老年慢性失眠患者生活质
量的影响[J].中国老年学杂志，2018，38（8）：1880-1882.

[22]周俊合，李灵杰，卢璐，等.不同精灸灸度治疗颈椎病颈痛的临床
疗效研究[J].中华中医药杂志，2018，33（4）：1653-1656.

[23]何江山，周俊合，符文彬.符文彬教授精灸配合针刺治疗突发性聋
一例[J].山东大学耳鼻喉眼学报，2018，32（2）：107-109.

[24]周俊合，戚芷琪，潘佳慧，等.针刺优化方案治疗中老年颈椎病颈
痛的临床研究[J].中华中医药杂志，2018，33（3）：1148-1151.

[25]雷丽芳，徐书君，武仲遵，等.岭南传统天灸对膝痹患者的生存质
量影响[J].北京中医药大学学报，2017，40（12）：1050-1056.

[26]郭小川，凌宇，符文彬.符文彬整合思维"一针二灸三巩固"模
式治疗顽固性面瘫临床经验[J].中华中医药杂志，2017，32（11）：4956-
4959.

[27]温秀云，粟胜勇，周晓媚，等.穴位不同针刺深度对绝经过渡期患
者生活质量和生殖内分泌的影响[J].中华中医药杂志，2017，32（10）：
4724-4729.

[28]马瑞，王琳，罗丁，等.针灸整合方案治疗老年颈椎病颈痛的疗效
[J].中国老年学杂志，2017，37（16）：4072-4074.

[29]张光彩，陈希，符文彬，等.国内针灸治疗焦虑障碍临床实验的GRADE证据评价[J].中华中医药学刊，2017，35（8）：1962-1968.

[30]罗丁，伍亚男，蔡莉，等.疏肝调神针刺法治疗抑郁相关失眠的临床疗效[J].中国老年学杂志，2017，37（15）：3837-3839.

[31]马瑞，罗丁，卢璐，等.精灸治疗老年膝关节骨性关节炎的疗效[J].中国老年学杂志，2017，37（15）：3839-3840.

[32]蒋丽，符文彬.符文彬从心、胆、脾论治慢性湿疹经验介绍[J].新中医，2017，49（6）：168-170.

[33]刘月，罗丁，李灵杰，等.精灸技术：灸类技术的革新[J].中华中医药杂志，2017，32（5）：2186-2188.

[34]吴倩，温秀云，张雪淳，等.岭南传统天灸4号方治疗抑郁症失眠的临床研究[J].中华中医药杂志，2017，32（3）：1059-1063.

[35]罗丁，伍亚男，刘月，等.温针治疗原发性骨质疏松的系统评价[J].中国老年学杂志，2017，37（4）：954-958.

[36]伍亚男，罗丁，符文彬.电针对原发性骨质疏松患者有效性的Meta分析和系统评价[J].中国骨质疏松杂志，2017，23（2）：183-190.

[37]吴倩，温秀云，伍亚男，等.针灸治疗绝经相关症状和生活质量的系统评价[J].中华中医药杂志，2016，31（11）：4803-4810.

[38]吴倩，温秀云，徐书君，等.岭南传统天灸3号方治疗腰椎间盘突出症腰痛的有效性和安全性[J].中华中医药杂志，2016，31（10）：4317-4321.

[39]罗丁，张雪淳，肖瑶，等.电针对CUMS大鼠前额皮层星形胶质细胞GS、EAAT1、EAAT2的影响[J].中国老年学杂志，2016，36（17）：4143-4146.

[40]蒋丽，谢长才，黄键澎，等.电针对特应性皮炎瘙痒模型小鼠的止痒作用及对强啡肽、P物质的影响[J].中国老年学杂志，2016，36（16）：3874-3877.

[41]蒋丽，刘健华，黄键澎，等.电针对变应性接触性皮炎小鼠模型的止痒效果及免疫调节机制[J].中国老年学杂志，2016，36（15）：3615-3618.

[42]蒋丽，刘健华，黄键澎，等.针刺与假针对照对轻中度抑郁症HAMD各因子分值的影响[J].中华中医药学刊，2016，34（8）：1916-1919.

[43]刘月，符文彬.从"大病宜灸"探讨灸法发展[J].中华中医药杂志，2016，31（8）：2923-2925.

[44]樊凌，赵蒨琦，吕爱平，等.针刺对抑郁症大鼠海马SNARE蛋白介导突触前谷氨酸释放的影响[J].中国老年学杂志，2016，36（13）：3123-3126.

[45]聂容荣，江伟，卢妃萍，等.加味补阳还五汤治疗缺血性脑卒中后抑郁症的临床研究[J].中成药，2016，38（4）：958-960.

[46]张光彩，陈希，符文彬，等.基于GRADE评级对针灸治疗围绝经期睡眠障碍的系统评价[J].广州中医药大学学报，2016，33（1）：126-131.

[47]卢璐，符文彬，刘月，等.艾灸对恶性肿瘤患者化疗前后生存质量影响的Meta分析[J].医学研究生学报，2016，29（1）：75-82.

[48]伍亚男，张雪淳，符文彬.针灸治疗颈动脉粥样硬化的系统评价[J].中华中医药杂志，2015，30（10）：3735-3740.

[49]李昭凤，马瑞，符文彬.符文彬教授治疗帕金森病经验探析[J].中华中医药杂志，2015，30（8）：2802-2804.

[50]王聪，徐书君，原嘉民，等.奇经四穴在改善围绝经期郁病（肝郁病）生存质量中的应用[J].中国老年学杂志，2015，35（14）：3977-3979.

[51]王聪，白艳甫，符文彬，等.针刺奇经四穴治疗围绝经期妇女抑郁状态的临床疗效[J].中国老年学杂志，2015，35（12）：3390-3392.

[52]徐丽华，符文彬.精灸配合针刺治疗膝关节骨性关节炎的疗效[J].中国老年学杂志，2015，35（11）：3057-3059.

[53]徐书君，许菲，周俊合，等.岭南传统天灸3号方治疗颈椎病颈痛的临床研究[J].中华中医药杂志，2015，30（5）：1743-1747.

[54]温秀云，吴倩，符文彬，等.针刺治疗绝经过渡期绝经相关症状的临床研究[J].中华中医药杂志，2015，30（5）：1752-1756.

[55]周思远，杨庆声，徐书君，等.岭南传统天灸3号方治疗中老年颈椎病颈痛的临床疗效[J].中国老年学杂志，2015，35（2）：320-322.

[56]姜硕，黄彬，樊凌，等.电针四关穴对抑郁大鼠海马星形胶质细胞形态的影响[J].中华中医药杂志，2015，30（1）：216-218.

[57]刘雅洁，徐书君，赵蒨琦，等.岭南传统天灸2号方治疗失眠的临床探索[J].中华中医药杂志，2015，30（1）：302-304.

[58]李慧，符文彬，梁伟雄，等.基于α消耗函数法的针灸治疗颈型颈椎病临床试验期中分析[J].中华中医药学刊，2017，35（2）：394-397.

[59]聂容荣，江伟，符文彬.基于扶阳固本理念探讨加味补阳还五汤治疗缺血性脑卒中后抑郁症疗效与安全性评价[J].广州中医药大学学报，2016，33（2）：163-166.

[60]徐振华，罗菁，古志林，等.三伏天灸治疗过敏性鼻炎的疗效与贴药年限的关系[J].中华中医药杂志，2015，30（7）：2490-2492.

[61]樊凌，吕爱平，符文彬，等.采用CONSORT和STRICTA评价针灸治疗脑卒中后抑郁症临床试验报告质量[J].中华中医药杂志，2015，30（6）：2047-2050.

[62]孙健，张继福，符文彬，等.针刺对抑郁症大鼠海马CREB mRNA、BDNF mRNA表达的影响[J].广州中医药大学学报，2014，31（1）：62-65，71.

[63]谭其琛，梁兆晖，刘健华，等.NX-DJ01智能电子针灸系统电针治疗膝骨性关节炎的临床疗效[J].中国老年学杂志，2014，34（17）：4768-4770.

[64]徐书君，符文彬.穴位特异性与针刺得气对颈椎病颈痛的疗效影响[J].中华中医药杂志，2014，29（9）：3003-3007.

[65]温秀云，廖雅婷，符文彬.针刺治疗强迫症的临床随机对照研究（英文）[J].中华中医药杂志，2014，29（8）：2686-2690.

[66]徐丽华，符文彬."从心胆论治"治疗老年人带状疱疹后遗神经痛的疗效[J].中国老年学杂志，2014，34（14）：4064-4065.

[67]王聪，白艳甫，符文彬，等.针刺奇经四穴治疗围绝经期妇女抑郁状态的临床疗效[J].中国老年学杂志，2014，34（11）：2963-2964.

[68]肖瑶，姜硕，符文彬，等.透射电镜下电针对慢性应激致抑郁大鼠海马AST结构和功能的影响[J].中华中医药杂志，2014，29（5）：1682-1686.

[69]李昭凤，吴倩，符文彬，等.针灸治疗围绝经期抑郁障碍有效性和安全性的系统评价（英文）[J].中华中医药杂志，2014，29（5）：1746-1752.

[70]狄忠，姜硕，林咸明，等.针刺配合麦粒灸治疗颈椎病颈痛近期及远期疗效评价[J].中国针灸，2014，34（4）：325-328.

[71]于涛，孙健，谢长才，等.肥胖症患者针灸门诊治疗依从性调查分

析[J].新中医，2014，46（4）：170-171.

[72]温秀云，符文彬.《内经》针灸镇痛特殊思维探讨[J].河北中医，2013，35（10）：1562-1563.

[73]陈远芳，符文彬.疏肝调神针刺方案在纤维肌痛综合征应用初探[J].辽宁中医药大学学报，2013，15（10）：136-138.

[74]文幸，陈秋帆，姜桂美，等.从心胆论治针灸治疗围绝经期女性慢性颈痛的效果[J].中国老年学杂志，2013，33（13）：3022-3023.

[75]樊凌，符文彬，许能贵，等.针灸对抑郁症患者主观报告结局指标的影响（英文）[J].World Journal of Acupuncture-Moxibustion，2013，23（2）：22-28.

[76]樊志奇，周嘉欣，徐书君，等.符文彬教授针灸治疗强迫症经验总结[J].中国老年学杂志，2013，33（9）：2230-2231.

[77]徐书君，符文彬.针灸从心肾论治慢性颈痛的生活质量评价[J].中华中医药杂志，2013，28（5）：1332-1338.

[78]肖瑶，朱可鎏，符文彬，等.中医结合哲学与宗教对临终关怀的指导与运用[J].中华中医药杂志，2013，28（5）：1600-1603.

[79]孙健，姜硕，刘健华，等.电针对侧脑室注射L-AAA致抑郁模型大鼠行为学的影响[J].中国老年学杂志，2013，33（8）：1820-1822.

[80]张敏敏，符文彬.从体质特征论治中老年痛风性关节炎[J].广州中医药大学学报，2013，30（1）：115-116.

[81]粟胜勇，樊凌，符文彬.针灸心肾论治颈椎病颈痛并失眠的临床研究[J].中华中医药杂志，2013，28（1）：90-92.

[82]肖瑶，朱可鎏，符文彬，等.广州地区医院患者对针灸满意度模糊综合评价研究[J].新中医，2012，44（12）：94-97.

[83]谢长才，许能贵，符文彬，等.针刺对Ⅳ型变态反应模型豚鼠干预作用的研究[J].广州中医药大学学报，2009，26（2）：138-140，199.

[84]王素愫，杨海芳，徐振华，等.针刺奇经八脉为主治疗中风后吞咽障碍42例临床观察[J].新中医，2008（5）：71-72.

[85]徐书君，梁兆晖，符文彬.针灸从心肾论治颈椎病慢性颈痛：临床随机对照研究[J].中国针灸，2012，32（9）：769-775.

[86]罗文杰，符文彬，吴焕林，等.针刺治疗广泛性焦虑临床研究文献的系统评价[J].中国老年学杂志，2012，32（15）：3206-3207.

[87]狄忠，姜硕，梁兆晖，等.针灸治疗颈椎病颈痛的远期疗效问题及

对策[J].中华中医药杂志，2012，27（8）：1991-1993.

[88]钟平，许菲，侯玉茹，等.灸法配合药物治疗肝肾不足型帕金森病的疗效[J].中国老年学杂志，2012，32（13）：2720-2721.

[89]樊凌，符文彬，许能贵，等.针灸对抑郁症患者主观报告结局指标的影响[J].中国针灸，2012，32（5）：385-389.

[90]粟胜勇，樊凌，符文彬.心肾针灸论治颈椎病颈痛并失眠临床观察[J].新中医，2012，44（5）：86-88.

[91]姜硕，符文彬.符文彬从心、胆、肾论治焦虑症经验[J].中医杂志，2012，53（8）：703-705.

[92]姜硕，狄忠，符文彬.浅论针灸处方中针刺顺序问题[J].中医杂志，2012，53（7）：620-622.

[93]肖瑶，符文彬，潘华峰，等.中国越南患者对针灸满意度对比调查分析[J].中华中医药杂志，2012，27（4）：1185-1188.

[94]樊凌，符文彬，许能贵，等.疏肝调神针灸方案治疗抑郁症的随机对照研究[J].中华中医药杂志，2012，27（4）：841-846.

[95]张继福，梁兆晖，董嘉怡，等.患者报告结局评价技术在针灸疗效评价中的适用性研究[J].广州中医药大学学报，2012，29（2）：145-149.

[96]樊凌，符文彬，吴泰相，等.针灸治疗抑郁症随机对照试验的文献质量研究[J].中国老年学杂志，2012，32（3）：445-447.

[97]袁志刚，符文彬.符文彬教授三步阶梯疗法治疗肩周炎经验介绍[J].新中医，2012，44（2）：144-145.

[98]杨蕾，符文彬，张光彩，等.腹针治疗颈椎病有效性的系统评价[J].中华中医药杂志，2012，27（2）：319-323.

[99]林霓鹏，符文彬，赵晶，等.四花穴化脓灸临床治验[J].新中医，2011，43（12）：164-165.

[100]董嘉怡，何珊，符文彬.董氏奇穴治疗脑梗死后肩手综合征临床观察[J].新中医，2011，43（11）：81-83.

[101]张绍华，符文彬.符文彬针灸治疗失眠经验[J].中医杂志，2011，52（19）：1692-1693.

[102]何颖，符文彬.符文彬教授运用眼针结合巨刺法和远道刺法治疗急性痛风性关节炎的临床经验[J].广州中医药大学学报，2011，28（5）：541-543.

[103]张珊珊，杜震生，朱晓平，等.针灸治疗失眠症古今理论分析[J].

新中医，2011，43（9）：91-92.

[104]张绍华，符文彬.《备急千金要方》灸法灸量应用浅探[J].中医杂志，2011，52（9）：803-804.

[105]黄叶飞，符文彬，吴泰相，等.针灸治疗围绝经期抑郁症有效性和安全性的系统评价[J].中华中医药杂志，2011，26（5）：908-914，1242.

[106]樊凌，符文彬，许能贵，等.针灸治疗抑郁临床性文献发表量的趋势分析[J].中华中医药杂志，2011，26（5）：959-962.

[107]王妍文，符文彬，欧爱华，等.腹针治疗颈椎病临床随机对照研究的系统评价[J].针刺研究，2011，36（2）：137-144.

[108]聂容荣，黄春华，符文彬.从脾胃论治脑卒中后抑郁症疗效观察[J].中国针灸，2011，31（4）：325-328.

[109]朱晓平，符文彬，张光彩，等.针灸治疗颈椎病远期疗效的系统评价[J].中国老年学杂志，2011，31（6）：918-921.

[110]粟胜勇，符文彬.符文彬教授针灸心肾论治颈椎病慢性颈痛经验介绍[J].新中医，2011，43（1）：149-150.

[111]孙健，刘健华，王谦，等.电针对抑郁症大鼠海马组织AC-cAMP-PKA信号通路的影响[J].中国老年学杂志，2010，30（24）：3672-3674.

[112]粟胜勇，符文彬.颈椎病颈痛与失眠的相关性研究[J].中国老年学杂志，2010，30（22）：3233-3235.

[113]樊凌，符文彬，许能贵，等.针灸治疗抑郁随机对照试验的临床文献系统评价[J].中国老年学杂志，2010，30（18）：2561-2563.

[114]聂容荣，黄春华，李芳，等.热敏灸治疗原发性痛经临床观察[J].中国中医药信息杂志，2010，17（8）：62-63.

[115]梁兆晖，朱晓平，符文彬.基于患者报告结局测量的针刺治疗颈椎病疗效评价及相关性分析[J].中华中医药杂志，2010，25（8）：1229-1232.

[116]张倩如，符文彬.针灸并用治疗膝骨性关节炎疗效观察[J].中国针灸，2010，30（5）：375-378.

[117]梁兆晖，杨宇华，于鹏，等.针刺治疗颈椎病颈痛疗效及影响因素的Logistic回归分析（英文）[J].World Journal of Acupuncture-Moxibustion，2010，20（1）：1-6.

[118]孙健，段权，王谦，等.针刺调肝法治疗肝阳上亢型轻度高血压的临床研究[J].新中医，2009，41（8）：94-95.

[119]梁兆晖，杨宇华，于鹏，等.针刺治疗颈椎病颈痛疗效及影响因素的Logistic回归分析[J].中国针灸，2009，29（3）：173-176.

[120]梁兆晖，朱晓平，伍洲梁，等.针刺治疗慢性颈椎病颈痛疗效评价[J].新中医，2008（10）：70-72.

[121]白艳甫，符文彬.符文彬教授治疗焦虑症经验介绍[J].新中医，2008（4）：10.

[122]王聪，符文彬.针灸治疗抑郁发作性心境障碍的方法特征[J].中国临床康复，2006（27）：113-115.

[123]罗璧玉，符文彬.麦粒灸联合常规针刺治疗颈椎病颈痛的临床疗效分析[J].中国针灸，2018，38（9）：931-933.

[124]李慧，符文彬，梁伟雄，等.针灸治疗颈型颈椎病临床试验疗效与不良事件的期中分析[J].中华中医药学刊，2017，35（7）：1665-1669.

[125]樊凌，吕爱平，符文彬，等.针刺对抑郁症大鼠海马5-HT、NE、BDNF水平和神经元细胞凋亡相关基因表达的影响[J].中华中医药杂志，2016，31（8）：3204-3207.

[126]李湘力，蔡敬宙，林泳，等.腹针治疗老年便秘型肠易激综合征的疗效及对生活质量的影响[J].中国老年学杂志，2015，35（19）：5552-5554.

[127]聂容荣，黄春华，符文彬.针刀疗法配合远道取穴针刺治疗腰椎间盘突出症的临床疗效观察[J].广州中医药大学学报，2014，31（6）：906-910.

[128]文幸，符文彬，王谦，等.COPD稳定期患者中医辨证分型与背俞穴阳性反应点的相关性[J].中国老年学杂志，2013，33（7）：1557-1558.

[129]聂容荣，符文彬.扶阳固本在针灸治疗脑病中的思考[J].中国老年学杂志，2012，32（17）：3861-3863.

[130]钟平，符文彬，徐振华，等.针灸疏经调脏法对脑梗死偏瘫早期的康复作用：随机对照研究[J].中国针灸，2011，31（8）：679-682.

[131]张光彩，黄叶飞，朱晓平，等.针灸治疗中风后抑郁症疗效的Meta分析[J].新中医，2011，43（2）：127-129.

[132]王妍文，符文彬，朱晓平，等.针灸治疗颈椎病临床随机对照文献的质量评价[J].广州中医药大学学报，2011，28（1）：75-78.

[133]余卫华，符文彬，战晓农，等.电温灸器治疗慢性功能性便秘的

临床观察[J].中国老年学杂志，2009，29（12）：1556.

[134]樊莉，吴思平，李滋平，等.眼针配合运动针法治疗脑梗死恢复期偏瘫临床观察[J].新中医，2009，41（6）：93-94.

[135]樊莉，符文彬，蒙昌荣，等.应用汉密顿抑郁量表评估正穴位与非穴位针刺治疗抑郁性神经症的疗效[J].中国临床康复，2005（28）：14-16.

[136]李颖文，符文彬，朱晓平.针刺治疗抑郁性神经症27例临床观察[J].中医杂志，2008（5）：431-433.

附录5　学生名录

一、指导老师或师带徒

1. 徐振华：广东省中医院大德路总院针灸病房主任、主任医师、医学博士、博士研究生导师、医院拔尖人才指导老师

2. 樊莉：广东省中医院大学城医院传统疗法中心主任、主任医师、医学硕士、硕士研究生导师、医院拔尖人才指导老师

3. 刘健华：广东省中医院针灸效应及机制重点研究室主任、研究员、医学博士、博士研究生导师、医院拔尖人才指导老师，教育部"新世纪优秀人才"，"千百十人才培养工程"省级人才

4. 孙健：广东省中医院芳村医院传统疗法中心主任、主任医师、医学博士、博士研究生导师、广州中医药大学"千百十人才培养工程"计划指导老师，广东省首批名中医师带徒，广东省杰出青年中医药人才

5. 王聪：广东省中医院大德路总院传统疗法中心副主任医师、医学硕士、硕士研究生导师，广东省首批名中医师带徒

6. 粟漩：佛山市南海区第九人民医院副院长、主任医师、医学硕士、硕士研究生导师、师带徒

7. 廖钰：肇庆市中医院针灸科主任、主任医师、师带徒

8. 何希俊：中山市中医院保健科主任、主任医师、硕士研究生导师、师带徒

9. 徐丽华：广州市中西医结合医院针灸科主任、主任医师、硕士研究生导师、师带徒

10. 黄东勉：海南省中医院原副院长、主任医师、硕士研究生导师、师带徒

11. 罗和平：海南省中医院副院长、主任医师、硕士研究生导师、师带徒

12. 王凯：广州市增城区中医医院副主任医师、医学博士、师带徒

13. 何宇峰：中山市中医院康复科主任医师、师带徒

14. 宋曼萍：海南省人民医院主任医师、师带徒

15. 张晓阳：三亚市中医院治未病中心主任、主任医师、师带徒

16. 牛淑芳：海口市中医医院治未病中心主任、副主任医师、师带徒

17. 陈鸣：海口市中医医院副院长、主任医师、师带徒

18. 萨仁：三亚市中医院针灸科主任、主任医师、全国名中医、师带徒

19. 汪胤：清远市中医院康复科主任医师、师带徒

20. 程耀南：高州市中医院针灸科主任、主任医师、师带徒，茂名青年名中医

21. 朱秀平：中山市古镇人民医院康复科主任、主任医师、师带徒

22. 刘渝松：重庆市中医骨科医院针灸科主任、主任医师、师带徒

23. 吴二虎：广州市海珠区中医医院副主任医师、师带徒

24. 邓行行：琼海市中医院针灸科副主任医师、师带徒

25. 许电：琼海市中医院副院长、副主任医师、师带徒

26. 严俊霞：新疆生产建设兵团奎屯中医院副院长、副主任医师、师带徒

27. 罗树雄：东莞市中医院主任医师、硕士研究生导师、师带徒

28. 陈裕彬：广东省中西医结合医院副主任医师、师带徒

29. 曾晓智：云浮市人民医院党委副书记、广东省名中医、主任医师、师带徒

30. 梁海龙：广东省中医院医务处副处长、副主任医师、师带徒

31. 李想：广东省中医院骨科副主任医师、师带徒

32. 杨金龙：云浮市中医院副主任医师、师带徒

33. 刘达星：云浮市中医院副主任医师、师带徒

34. 罗艳文：云浮市中医院主治医师、师带徒

35. 黄文立：云浮市中医院主治医师、师带徒

36. 陈蕴熙：云浮市中医院医师、师带徒

37. 欧麟飞：新兴县中医院主治医师、师带徒

38. 廖羽明：罗定市中医院主治医师、师带徒

39. 谈秀芝：郁南县中医院医师、师带徒

40. 覃冠强：云浮市云城区腰古中心卫生院医师、师带徒

41. 陈文强：云浮市云安区镇安镇中心卫生院主治医师、师带徒

42. 刘媛媛：广东省中医院珠海医院传统疗法中心主任、主任医师、师带徒

43. 幸思忠：深圳市宝安区卫生健康局局长、副主任医师、医学博士、硕士研究生导师、师带徒

44. 周鹏：深圳市宝安区中医院院长、主任医师、医学博士、博士研究生导师、师带徒

45. 崔晓峰：深圳市宝安区中医院副主任医师、师带徒

46. 雷丽芳：广东省中医院针灸科护士长、主任护师、师带徒

47. 陈世云：深圳市宝安区中医院副主任医师、医学博士、硕士研究生导师、师带徒

48. 李迎真：深圳市宝安区中医院副主任医师、师带徒

49. 秦烨：深圳市宝安区中医院针灸医院针灸科副主任、师带徒

50. 于忠双：深圳市宝安区中医院干部保健科主任、师带徒

51. 陈柏书：深圳市宝安区中医院治未病中心主任、副主任医师、医学博士、硕士研究生导师、师带徒

52. 宁荣佳：深圳市宝安区中医院医师、师带徒

53. 孙冬玮：深圳市宝安纯中医治疗医院、医学博士、副主任医师、师带徒

54. 张嘉谕：深圳市宝安区中心医院医师、医学博士、师带徒

55. 燕军：深圳市宝安区沙井医院副主任医师、师带徒

56. 刘格：深圳市宝安区妇幼保健医院副主任医师、医学博士、师带徒

57. 杨晶：深圳市宝安区妇幼保健医院副主任医师、师带徒

58. 韩同坤：深圳市宝安区松岗人民医院副主任医师、师带徒

59. 何采辉：广州中医药大学顺德医院第一门诊部主任、主任中医师、医学硕士、硕士研究生导师、师带徒

60. 黎俪莎：南方医科大学顺德医院附属杏坛医院副主任医师、师

带徒

61. 谢文娟：广州中医药大学顺德医院副主任医师、医学硕士、师带徒

62. 苏利君：广州中医药大学顺德医院医师、师带徒

63. 温威：广州中医药大学顺德医院健康管理部主任、副主任医师、医学硕士、师带徒

64. 陈滢滢：广东省中医院医院管理研究所研究实习员、硕士、师带徒

65. 陈璇如：广东省中医院二沙岛医院医师、师带徒

66. 李玄英：香港大学深圳医院主治医师、医学博士

67. 颜洪亮：梅州市中医医院针灸科主任、主任医师、师带徒

68. 曾婷苑：梅州市中医医院副主任护师、师带徒

69. 熊嘉盛：梅州市中医医院主治医师、医学硕士、师带徒

70. 李达峰：梅州市中医医院主治医师、师带徒

71. 姚志琼：梅州市中医医院医师、师带徒

72. 张钻辉：梅州市中医医院主治医师、师带徒

73. 黄于顺：梅州市中医医院主治医师、师带徒

74. 周晓晖：海南省中医院针灸康复科主任、主任医师、师带徒

75. 卢瑞丽：海南省中医院主任医师、师带徒

76. 冯琦钒：海南省中医院主治医师、医学博士、师带徒

77. 吴林：海南省中医院主治医师、医学硕士、师带徒

78. 王丽娟：海南省中医院主治医师、医学硕士、师带徒

79. 黄小珊：海南省中医院副主任医师、医学硕士、师带徒，2022级在职博士

80. 刘兰兰：海南省人民医院副主任医师、师带徒

81. 桂树虹：海南省人民医院副主任医师、师带徒

82. 梁超：海口市中医医院主任医师、医学博士、师带徒

83. 陆征麟：海口市中医医院副主任医师、医学硕士、师带徒

84. 韩秋琼：海口市中医医院主治医师、医学硕士、师带徒

85. 赵婷：儋州市人民医院主治医师、医学硕士、师带徒

86. 陈震益：广东省中医院主治医师、医学博士、教学名师指导老师

87. 郑燕萍：深圳市宝安区中医院副主任医师、医学硕士、教学名

师指导老师

88. 翟亮：深圳市宝安区中医院主治医师、医学硕士、教学名师指导老师

89. 张瑜：深圳市宝安区中医院主治医师、医学博士、教学名师指导老师

90. 刘佩东：深圳市宝安区中医院、医学博士、教学名师指导老师

91. 魏晓伟：汕头市儒安堂师承医师、师带徒

92. 张葆青：广东省中医院骨科副主任医师、师带徒

93. 陈滋满：广东省中医院眼科主任医师、师带徒

94. 贾小庆：广东省中西医结合医院主任医师、全国优才项目指导老师

95. 赵斌斌：广州市海珠区中医医院副主任医师、师承项目指导老师

96. 凌耀权：广东省中医院珠海医院康复科副主任医师、师带徒

97. 苏莹：广东省中医院珠海医院传统疗法科医师、师带徒，2021级在职博士

98. 符传庆：文昌市中医院针灸科副主任医师、师带徒

99. 梁惠陶：广东省中医院二沙岛分院副主任医师、师带徒

100. 王锦：梅州市中医医院院长、主任医师、师带徒

101. 吴震南：广州中医药大学华南针灸研究中心医师、师带徒

102. 李敬夷：北京大学首钢医院医师、师带徒

103. 谢尚能：东莞市中医院骨科副主任医师、全国优才项目指导老师

104. 黄祖辉：东莞市中医院骨科副主任医师、全国优才项目指导老师

105. 梁粤：广东省中医院斗门医院副院长、针灸康复科主任医师、师带徒

106. 唐润东：深圳市宝安区中医院主治医师、2022级在职博士、教学名师指导老师

107. 陈婕：东莞市中医院主任医师、针灸科副主任、师带徒

108. 陈龙安：东莞市中医院主治医师、师带徒

109. 陈晓传：东莞市谢岗医院中医科主任、副主任医师、师带徒

110. 李红儿：东莞市中医院主治医师、师带徒

111. 李秀兰：东莞市中医院主治医师、师带徒

112. 李智：广州市南沙区中医院副主任医师、师带徒

113. 杨谕晨：广州市南沙区中医院主治医师、师带徒

114. 龚泽锋：广州市南沙区中医院主治医师、师带徒

115. 刘家文：广州市南沙区东涌镇社区卫生服务中心医师、师带徒

116. 梁焕欣：广州市南沙区中医院主治医师、师带徒

117. 郭珊珊：东莞市横沥镇社区卫生服务中心副主任医师、师带徒

118. 张国强：江门市五邑中医院康复科主治医师、师带徒

119. 钟淑芬：江门市五邑中医院康复科主治医师、师带徒

120. 陈小凯：惠州市第三人民医院副院长、康复中心主任医师、广东省名中医、师带徒

121. 李旅萍：惠州市第三人民医院康复中心副主任、副主任医师、师带徒

122. 李俊滔：惠州市第三人民医院康复中心副主任医师、师带徒

123. 郑璇燕：惠州市第三人民医院康复中心副主任医师、师带徒

124. 曾令虹：惠州市第三人民医院康复中心副主任医师、师带徒

125. 曾飞翔：惠州市第三人民医院康复中心主治医师、师带徒

126. 李翊：惠州市第三人民医院康复中心主治医师、医学博士、师带徒

127. 温冬艳：惠州市第三人民医院康复中心主治医师、师带徒

128. 覃宇：惠州市第三人民医院康复中心主治医师、师带徒

129. 王邵华：惠州市第三人民医院康复中心医师、师带徒

130. 孙玉姣：广东药科大学附属第一医院主治医师、医学博士、师带徒

131. 幸冰峰：广东药科大学附属第一医院中医科副主任、副主任医师、师带徒

132. 耿丽娟：化州市中医院副院长、副主任医师、师带徒

133. 江秋锋：化州市中医院医师、师带徒

134. 李康菊：化州市中医院医师、师带徒

135. 李雨桓：化州市中医院医师、师带徒

136. 吴绮芹：化州市中医院主治医师、师带徒

137. 吴若诗：化州市中医院医师、师带徒

138. 赵晓敏：化州市中医院治疗师、师带徒

139. 陈慧铿：高州市中医院主任医师、师带徒

140. 黄冯：高州市中医院主治医师、师带徒

141. 郑光先：阳江市中医医院主任医师、师带徒

142. 张剑锋：阳江市中医医院副主任医师、师带徒

143. 唐梁英：阳江市中医医院副主任医师、师带徒

144. 邓丽兴：阳江市中医医院副主任医师、师带徒

145. 黄瑞聪：阳江市中医医院副主任医师、师带徒

146. 郭苏爱：阳江市中医医院主治医师、师带徒

147. 陈宝钦：阳西总医院中医医院副主任医师、师带徒

148. 衣哲：阳西总医院人民医院副主任医师、师带徒

149. 李孔正：阳江市人民医院副主任医师、师带徒

150. 谢桂：阳江市阳东区人民医院副主任医师、师带徒

151. 林林雁：龙川县中医院副主任医师、师带徒

152. 邓萍萍：龙川县中医院主治医师、师带徒

153. 杨文慧：龙川县中医院医师、师带徒

154. 陈义坤：海口市中医医院主治医师、师带徒

155. 欧阳礼：海口市中医医院主治医师、师带徒

156. 林明慧：海口市中医医院主治医师、师带徒

157. 张萌芮：海口市中医医院主治医师、师带徒

158. 郑克冰：海口市中医医院主治医师、师带徒

159. 陈全福：广东省中医院医务处长、主任医师、第五批全国优才项目

160. 吕海涛：广东省中医院琶洲医院主任、副主任医师

161. 闵晓莉：广东省中医院针灸大科芳村传统中心副主任医师

162. 方芳：广东省中医院针灸大科大院传统中心副主任医师

163. 周游：广东省中医院呼吸大科医师、博士后、硕士研究生导师

164. 陈淑琪：广东省中医院针灸大科医师、医学博士

165. 赖蕾芯：广东省中医院针灸大科医生

166. 杜斯琪：广东省中医院针灸大科珠海医院针灸科医师、博士

167. 梁坤：广东省中医院针灸大科斗门医院康复科主治医师

168. 贺昀：广东省中医院针灸大科斗门医院康复科主治医师

169. 苏临荣：广东省中医院针灸科主治医师

170. 崔海英：广东省中医院针灸科主治医师

171. 罗杰：林芝市藏医院院长、副主任医师

172. 洛桑曲吉：林芝市藏医院主治医师

173. 普布色珍：林芝市藏医院医师

二、学位教育

1. 郭元琦：2002级在职硕士研究生，原广东省中医院主任医师，现中国香港沙田仁爱医院注册中医师

2. 李颖文：1998级七年制硕士研究生，现广东省中医院芳村医院副主任医师

3. 罗家栋：1998级七年制硕士研究生，主治医师

4. 蒙昌荣：2003级在职硕士研究生，广东省中医院大德路总院针灸门诊副主任医师

5. 米建平：2004级在职硕士研究生，现广东省中医院二沙岛医院传统疗法中心主任、主任医师、硕士研究生导师

6. 文幸：2004级在职硕士研究生，原广东省中医院二沙岛医院副主任医师

7. 陈秋凡：2004级硕士研究生，现佛山市南海区公共卫生医院主任医师

8. 张倩如：2005级在职硕士研究生，现广东省中医院珠海医院副主任医师

9. 陈裕：2005级在职硕士研究生，现广东省中医院纪委办公室（监察处）主任（处长）、硕士研究生导师、副主任医师

10. 梁兆晖：2005级硕士研究生，2010级博士研究生，原广东省中医院副主任医师

11. 黄曙晖：2005级在职硕士研究生，现广东省中医院大学城医院主治医师

12. 张鹏：2005级硕士研究生，现湖南省中医院针灸科副主任医师

13. 于鹏：2005级硕士研究生，原广东省中医院医师

14. 张洁怡：2001级七年制硕士研究生，现广东省中医院大德路总院传统疗法中心主治医师

15. 王谦：2006级硕士研究生，现广东省中医院芳村医院主治医师

16. 白艳甫：2001级七年制硕士研究生，现广州市中西医结合医院主任医师

17. 张珊珊：2006 级硕士研究生，现深圳市宝安区松岗人民医院副主任医师

18. 袁薇：2006 级硕士研究生，现广西中医药大学第一附属医院副主任医师

19. 冯珊：2001 级七年制硕士研究生，现钦州市第一人民医院副主任医师

20. 杨宇华：2001 级七年制硕士研究生，现惠州卫生职业技术学院主治医师、讲师

21. 孔翊翌：2006 级在职硕士研究生，现广东省中医院主治医师

22. 段权：2006 级在职硕士研究生，现广东省中医院大德路总院针灸病房主治医师

23. 董嘉怡：2006 级在职硕士研究生，现广东省中医院大德路总院针灸病房主治医师

24. 符文杰：2006 级在职硕士研究生，现佛山市南海区妇幼医院副主任医师

25. 林素幸：2007 级在职博士研究生，现中国台湾林素幸中医诊所医师

26. 张耀昌：2007 级在职博士研究生，现中国台湾张耀昌中医诊所医师

27. 王文炫：2007 级在职博士研究生，现中国台湾王文炫中医诊所医师

28. 张继福：2002 级七年制硕士研究生，现广东省中医院芳村医院门诊办主任、主治医师

29. 伍洲梁：2002 级七年制硕士研究生，2011 级博士研究生，现广东省中医院二沙岛医院传统疗法中心主治医师

30. 杨斌：2007 级硕士研究生，现广州市中医医院医师

31. 叶家盛：2002 级七年制硕士研究生，现中山市中医院副主任医师

32. 钟艳：2002 级七年制硕士研究生，现贵阳市第六人民医院副主任医师

33. Falota Christian Florin（陈真悟）：2007 级硕士研究生，现罗马尼亚医师

34. 吴章荣：2007 级在职硕士研究生，现中国台湾普济堂中医诊所

医师

35. 彭淑珍：2007级在职硕士研究生，现中国台湾彭淑珍中医诊所医师

36. 吴君如：2007级在职硕士研究生，现中国台湾医师

37. 蔡世明：2007级在职硕士研究生，现中国台湾医师

38. 樊凌：2008级博士研究生、博士后，原广东省中医院副主任医师，现瑞士医师

39. 粟胜勇：2008级博士研究生，现广西中医药大学第一附属医院主任医师、博士研究生导师，全国青年岐黄学者

40. 朱晓平：2008级在职博士研究生，现广东省中医院大学城医院传统疗法中心副主任医师

41. 廖祐杰：2008级在职博士研究生，现中国台湾兴德堂中药行医师

42. 刘家维：2008级在职博士研究生，现中国台湾国泰医院复健科医师

43. 陆俊龙：2008级在职博士研究生，现中国台湾奇美医院中医部医师

44. 简嘉良：2008级在职博士研究生，现中国台湾简嘉良中医诊所医师

45. 王英名：2008级在职博士研究生，现中国台湾王英名中医诊所医师

46. 张光彩：2008级硕士研究生，2013级在职博士研究生，现海南省中医院副主任医师

47. 邓贤斌：2003级七年制硕士研究生，现广东省中医院芳村医院经典科副主任医师

48. 葛小苏：2003级七年制硕士研究生，现广州市荔湾区金花街社区卫生服务中心副主任、副主任医师

49. 罗璧玉：2003级七年制硕士研究生，现广州市番禺区中医院副主任医师

50. 吴轩宜：2003级七年制硕士研究生，现暨南大学附属暨华医院副主任医师

51. Spencer OH（吴承铉）：2008级在职硕士研究生，现加拿大Spencer OH诊所医师

52. 李荣刚：2008级在职硕士研究生，现加拿大李荣刚诊所医师

53. 蒋丽：2009级博士研究生，博士后，现广东省中医院副主任医师

54. 黄叶飞：2009级博士研究生

55. 罗文杰：2009级在职博士研究生，原广东省中医院二沙岛医院心脏科副主任医师

56. 狄忠：2009级博士研究生，现浙江中医药大学第三附属医院主治医师、博士后

57. 聂容荣：2009级博士研究生，现桂林医学院附属医院康复治疗部主任、主任医师、教授

58. 林峻安：2009级在职博士研究生，现中国台南峻安中医诊所医师

59. 蔡信峰：2009级在职博士研究生，现中国台湾私立中国医药学院讲师

60. 林哲玲：2009级在职博士研究生，现中国台北医学大学主治医师

61. 陈福展：2009级在职博士研究生，现福济中医诊所医师

62. 林师彬：2009级在职博士研究生，现中国医药大学北港附设医院主治医师

63. 杨蕾：2009级硕士研究生，原黄冈市中医医院医师

64. 张绍华：2009级硕士研究生，现深圳市第二人民医院大鹏新区南澳医院副主任医师

65. 王妍文：2009级硕士研究生，现洛阳市中医院涧西院区副主任医师

66. 温秀云：2004级七年制硕士研究生，2012级博士研究生，中山大学博士后，广东药科大学教师

67. 苏临荣：2004级七年制硕士研究生，现广东省中医院珠海医院主治医师

68. 陈海滨：2004级七年制硕士研究生，现东莞市虎门医院主治医师

69. 罗家星：2004级七年制硕士研究生

70. 林琳：2004级七年制硕士研究生

71. 廖雅婷：2004级七年制硕士研究生，2015级在职博士研究生，现广州青蓝中医诊所有限公司负责人

72. 吴光海：2009级硕士研究生，2014级博士研究生，现越南国立针灸医院治疗中医新方法中心主任、治疗高效中心副主任

73. 阮孟强：2009级硕士研究生，越南公安医院医师

74. 邓生辉：2009级硕士研究生，2012级博士研究生，现越南莲慈光（LIEN TU QUANG）医院医生

75. 姜硕：2010级博士研究生，现浙江省中医院主治医师

76. 袁锋：2010级博士研究生，现广东省中医院副主任医师、博士后

77. 樊志奇：2010级博士研究生，现深圳市太空科技南方研究院博士后

78. 范颖：2010级在职博士研究生，现中国香港屯门仁爱医院医师

79. 徐瑞琦：2010级在职博士研究生，现中国台湾龙兴中医诊所医师

80. 史良铭：2010级在职博士研究生，现中国台湾信华中医诊所医师

81. 衷晟越：2010级在职博士研究生，现中国台湾永森中医诊所医师

82. 刘仁正：2010级在职博士研究生，现中国台北东青中医诊所医师

83. 何颖：2005级七年制硕士研究生，现广州医科大学附属第一医院主治医师

84. 赵蒨琦：2005级七年制硕士研究生，2018级在职博士研究生，现广东省中医院主治医师

85. 许菲：2005级七年制硕士研究生，2021级在职博士研究生，现广东省中医院主治医师

86. 徐书君：2005级七年制硕士研究生，2012级博士研究生，现广东省中医院主治医师

87. 袁志刚：2005级七年制硕士研究生，现深圳市龙岗区人民医院主治医师

88. 张敏敏：2010级硕士研究生，现灵宝市第一人民医院主治医师

89. 林霓鹏：2010级硕士研究生，现厦门市鼓浪屿干部疗养院主治医师

90. 陈远芳：2010级硕士研究生，主治医师

91. 肖瑶：2011级博士研究生，现广州医科大学副教授

92. 吴倩：2006级七年制硕士研究生，2013级博士研究生，中山大学心理学博士后，现广东省中医院副主任医师

93. 李富铭：2006级七年制硕士研究生，现广州中医大学金沙洲医院主治医师

94. 林楚华：2006级七年制硕士研究生，2020级在职博士研究生，现广东省中医院大学城医院主治医师

95. 黄彬：2006级七年制硕士研究生，现广东省中医院主治医师、人事处工作

96. 龚玉滢：2006级七年制硕士研究生，现广州市番禺区中心医院主治医师

97. 许晓虹：2011级硕博连读，2013级博士研究生，现多伦多大学医学院工作

98. 蔡丞俞：2011级硕士研究生，现广州固生堂工作

99. 周嘉欣：2007级七年制硕士研究生，现广州市番禺区中心医院主治医师

100. 谭其琛：2007级七年制硕士研究生，现广东省中医院芳村医院主治医师

101. 关智聪：2007级七年制硕士研究生，现广州市番禺疗养院主治医师

102. 赵晓燕：2007级七年制硕士研究生，现美国South Cove Community Health Center（南湾社区健康服务中心）医师

103. 陈盛烨：2007级七年制硕士研究生，现汕头医科大学第一附属医院主治医师

104. 李昭凤：2012级博士研究生，现山东中医药大学副教授、博士后

105. 李家英：2012级在职博士研究生，现中国香港中医联合诊所医师

106. 赵丽：2012级在职博士研究生，现中国香港赵丽诊所医师

107. 陈美贤：2012级在职博士研究生，现中国香港益民中医针灸治疗中心医师

108. 陈泽鹏：2012级在职博士研究生，现中国香港陈泽鹏中医诊所医师

109. 黄田毅：2012级在职博士研究生，自主执业

110. 武仲遵：2012级博士研究生，现越南胡志明医科大学中医科医师

111. 刘雅洁：2008级七年制硕士研究生，现中国中医科学院博士研究生

112. 黄靖宇：2008级七年制硕士研究生，现南方医科大学中西医结合医院主治医师

113. 曹江川：2008级七年制硕士研究生，自主执业

114. 曾芳月：2008级七年制硕士研究生，现苏州市中西医结合医院主治医师

115. 周晓媚：2008级七年制硕士研究生，现深圳市宝安区人民医院康复科主治医师

116. 黄维俊：2008级七年制硕士研究生，现东莞市同济光华医院中医科主任

117. 伍亚男：2013级博士研究生，现贵州中医药大学讲师

118. 张雪淳：2013级非医攻博，现北京书谱护国公学中医教师

119. 胡美娜：2009级七年制硕士研究生，原广东省第二中医院医师

120. 崔启生：2009级七年制硕士研究生，现南方医科大学附属何贤纪念医院主治医师

121. 王洁：2009级七年制硕士研究生，现北京核工业医院主治医师

122. 李旻颖：2009级七年制硕士研究生，2017级博士研究生，现广东省中医院医师

123. 周俊合：2009级七年制硕士研究生，2016级博士研究生，现广东省中医院医师、华南师范大学博士后

124. 胡晓晴：2009级七年制硕士研究生，现北京市昌平区中西医结合医院主治医师

125. 陈嘉仪：2009级七年制硕士研究生，现广东省中医院珠海医院主治医师

126. 周思远：2013级硕士研究生，现佛山市中医院主治医师

127. 罗丁：2014级博士后，广东省中医院副主任医师、硕士研究生导师

128. 张得龙：2014级博士后，华南师范大学副教授、硕士研究生导师

129. 刘月：2014级博士研究生，海南科技职业大学临床医药学院科研副院长

130. 卢璐：2014级博士研究生，东莞市寮步医院副主治医师

131. 王静：2014级博士研究生，中山市中医院针灸科副主任医师

132. 马瑞：2014级博士研究生，现广东省中医院副主任医师

133. 罗伯阳：2014级博士研究生，中国香港中医师

134. 凌宇：2010级七年制硕士研究生，现广东省中医院珠海医院传统疗法科主治医师

135. 邝宇平：2010级七年制硕士研究生，现佛山市三水区人民医院主治医师

136. 张桂盈：2010级七年制硕士研究生，现广州市青蓝中医诊所有限公司医师

137. 陈小梅：2010级七年制硕士研究生，现佛山市三水区中医院主治医师

138. 何江山：2010级七年制硕士研究生，2018级博士研究生，现中山大学附属第八医院中医科主治医师

139. 张文丽：2010级七年制硕士研究生，现佛山市三水区中医院主治医师

140. 郭小川：2015级博士研究生，现成都市第三人民医院康复医学科副主任医师

141. 区晓鹏：2015级在职博士研究生，现澳大利亚中医学会副会长

142. 刘康霖：2015级在职博士研究生，澳大利亚医师

143. 单越涛：2015级在职博士研究生，澳大利亚医师

144. 黄伟：2015级博士研究生，澳大利亚医师

145. 李灵杰：2011级七年制硕士研究生，上海中医药大学博士研究生

146. 陈韵怡：2011级七年制硕士研究生，自主执业

147. 高旭：2011级七年制硕士研究生，海南省中医院主治医师

148. 李声：2016级博士后，现广东省中医院副研究员、硕士研究生导师

149. 李薇晗：2016级博士研究生，深圳市宝安区中医院针灸科主治医师

150. Olti Dyrmishi（阿尔巴尼亚），2016级博士研究生

151. Luis Glielmi（阿根廷），2016级硕士研究生，阿根廷临床心理学医师

152. LUIS LEON PEDREROS SEPULVEDA：2016级硕士研究生，智利国际中医药学院院长

153. MIREYA PAZ DE LOURDES ALVEAR ZIEGLER：2016级硕士研究生，智利国际中医药学院教师

154. 黄夏晴：2017级在职硕士研究生，合景堂中医门诊主治医师

155. 宁百乐：2017级博士后，现广东省中医院副主任医师、硕士研究生导师

156. 侯永辉：2017级在职博士研究生，石家庄市第一人民医院康复科副主任医师

157. 樊文赟：2017级博士研究生，广州市南部战区空军医院主治医师

158. 霍健彬：2012级七年制硕士研究生，广州市中医医院主治医师

159. 曾海：2017级硕士研究生，暨南大学博士研究生

160. 潘佳慧：2012级七年制硕士研究生，海南省中医院主治医师

161. 沈文骏：2012级七年制硕士研究生，深圳市第二人民医院主治医师

162. 戚芷琪：2012级七年制硕士研究生，深圳市宝安区妇幼保健院主治医师

163. 张蕴之：2017级硕士研究生，中国人民解放军联勤保障部队第九二八医院，主治医师

164. 刘晶：2017级硕士研究生，自主执业

165. 梅氏清心（越南）：2017级硕士研究生，2020级博士研究生

166. 陈玲：2018级博士后，现广东省中医院主治医师、硕士研究生导师

167. 傅文：2018级博士研究生，河南中医药大学第一附属医院风湿免疫科住院医师

168. 高静：2015级非医攻博，河南中医药大学第一附属医院康复科博士后

169. 康梦如：2018级博士研究生，现中山大学孙逸仙纪念医院主治医师

170. 姚伟东：2013级七年制硕士研究生，中山大学附属第八医院医师

171. 赵琳：2013级七年制硕士研究生，现广州中医药大学2020级中西医结合博士研究生

172. 梁晓伦：2018级硕士研究生，中山大学附属第八医院医师

173. 张欣怡：2018级硕士研究生，海南医科大学第二附院医师

174. 黄申怡：2018级硕士研究生，中山大学附属第八医院医师

175. 赵旭：2018级硕士研究生，自主执业

176. 黄诗惠（马来西亚）：2018级硕士研究生，自主执业

177. 杨依璇（澳大利亚）：2018级在职硕士研究生

178. 黄小燕：2018级在职硕士研究生，中山大学附属第三医院医师

179. 杨卓霖：2019级博士后，现广东药科大学教师

180. 林佳婷：2019级博士研究生，现南方医科大学顺德医院医师

181. 张媛：2019级博士研究生，厦门大学附属龙岩中医院针灸科住院医师

182. 武莉华：2019级博士研究生，河南中医药大学教师

183. 刘亚敏：2019级博士研究生，河北省中医院针灸科住院医师

184. 钟平：2019级在职博士研究生，广东省中医院主治医师

185. 阎路达：2019级在职博士研究生，广州中医药大学第七临床医学院办公室主任、主治中医师

186. 朱旬：2019级在职博士研究生，深圳市宝安区人民医院副主任医师

187. 林慧敏（新加坡）：2019级博士研究生

188. 杨茂财（泰国）：2019级博士研究生

189. 张方圆：2019级硕士研究生，佛山市三水区人民医院中医科住院医师

190. 朱悦：2019级硕士研究生，深圳中山泌尿外科医院住院医师

191. 孙英：2019级硕士研究生，佛山市三水区人民医院中医科住院医师

192. 黄熙畅：2014级七年制研究生，2021级博士研究生

193. 吴鸾冕：2014级七年制研究生，Shanghai Chinese Medical Clinic of Dubai（上海迪拜中医门诊部）医师

194. 杨月琴：2019级硕士研究生，江门市新会区妇幼保健院住院医师

195. 李毓莹：2019级硕士研究生，东莞市妇幼保健院儿童康复科住

院医师

196. 黄秀珊：2019级在职硕士研究生，东莞市中西医结合医院医师

197. 杨晴：2020年博士研究生，广东药科大学中医经典教研室教师

198. 匡家毅：2020年在职博士研究生，桂林市中医医院副主任医师

199. 刘毅：2020年在职博士研究生，广州中医药大学深圳医院主治医师

200. 王金金：2020年在职博士研究生，副主任医师，温州医科大学附属第一医院康复科副主任医师

201. 宋晓磊：2020年在职博士研究生，河南中医药大学附一院主治医师

202. 林培挺：2020年在职博士研究生，深圳市龙岗区人民医院康复科主治医师

203. 赵蜜蜜：2020级硕士研究生

204. 陈珊：2020级硕士研究生

205. 董甸：2020级硕士研究生

206. 刘露：2020级硕士研究生

207. 谢星宇：2020级硕士研究生

208. 邹婧怡：2020级硕士研究生

209. 安琪：2021级博士后

210. 封艳艳：2021级博士后

211. 邓颖：2021年博士研究生

212. 刘同焕：2021年在职博士研究生，广东省中医院主治医师

213. 谢逸飞：2021级硕士研究生

214. 万敏：2021级硕士研究生

215. 周忆蓉：2021级硕士研究生

216. 吉祥：2021级硕士研究生

217. 叶子愚：2021级硕士研究生

218. 顾小叉：2021级硕士研究生

219. 高金凤：2021级硕士研究生

220. 韦斯博：2016级八年制硕士研究生

221. 王舢泽：2022级博士后，广东省中医院医师

222. 梁雪松：2022级博士后，广东省中医院主治医师

223. 吴炳鑫：2022级博士研究生

224. 唐润东：2022级在职博士研究生，深圳市宝安区中医院主治医师

225. 黄靖宇：2022级在职博士研究生，南方医科大学中西医结合医院主治医师

226. 谢琰：2022级在职博士研究生，广州医科大学附属第五医院康复科主治医师

227. 陈本洌：2017级八年制硕士研究生

228. 王晶：2022级硕士研究生

229. 程威豪：2022级硕士研究生

230. 李雅雯：2022级硕士研究生

231. 叶宵欣：2022级硕士研究生

232. 李锦云：2022级硕士研究生

233. 张琬欣：2022级硕士研究生

234. 方慧：2022级硕士研究生

235. 周易：2018级八年制硕士研究生

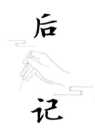

崇德修医业 开创新篇章

  符文彬出生于海南省临高县东英镇伴康村一个普通的农民家庭，家里虽贫困，但父母一直鼓励孩子努力学习，希望孩子有朝一日能"金榜题名"改变命运。符文彬小学期间适逢"农业学大寨"，天天劳动，课堂学习的时间较少，暑假还要积肥料、种甘蔗，小学毕业时连拼音拼写都不懂。1977年9月，他离家到十多千米外的奇地附中念初中。因"文化大革命"刚结束，国家百废待兴，学校刚成立，没有课室和宿舍，同学们一边割茅草建宿舍和课室，一边在漏水的茅草房里上课。虽然很累、很辛苦，但符文彬学习劲头十足。在校长陈继发的领导下，老师们孜孜不倦，尽职尽责，寓教于乐，深入浅出，对符文彬的影响很大，他寒暑假均留校自修，兼管理学校日常工作。初中两年是符文彬学习进步最快的两年，在陈校长的鼓励下，1979年9月他考上了临高中学（现临高一中），分在高一（3）班。由于家在农村，杂志、课外读物少，符文彬高中时期语文考试经常不及格，对英语更是陌生，需要从字母开始学习，但他不放弃，反而更加努力。学校为了高考成立尖子班后，他又考上了号称"尖子班"的高二（1）班，由临高中学最优秀的老师授课，有吕子强、郑庭进、麦永才等老师，老师们呕心沥血传授知识，是学生学习的榜样。1981年符文彬高考名落孙山后，为了圆大学梦，他继续读高三，勤奋学习。周末或假期回乡下后，他白天经常在树下学习，夜晚还在煤油灯下自修。因太过刻苦，他父亲经常劝说，不要学太多，不然大脑会"膨胀"坏的。功夫不负有心人，1982年符文彬终于在高考中过了国家重点线。父母一直希望孩子上师范院校或医学院校，毕业就有"铁饭

"碗"保证，但他自己对生物医学较感兴趣，第一志愿报了厦门大学生物系未被录取，第二志愿报了广州中医学院（现为广州中医药大学）中医专业，被录取后调到了针灸专业。广州中医学院是 1956 年由周恩来总理亲自指示成立的全国最早四所中医高等院校之一，是教育部重点院校。当时针灸学在中医院校属冷门学科，只招广东省和广西壮族自治区两省区的学生，每年40人，后来才逐步面向全国招生，并成立针灸系、针灸推拿学院，现为"针灸康复临床医学院"，符文彬也被聘为针灸推拿学系"名誉主任"。刚上大学时符文彬对中医的阴阳、五行、经脉、气血等非常陌生，更不用说针灸。上学后才知道国外对针灸的认可度比中药更高，只有少数国家承认中药，但许多国家已承认针灸医学的合法性，把针灸纳入国家健康医疗保险体系，正如毛主席所说"针灸是中医里面的精华之精华，要好好地推广、研究""针灸不是土东西，针灸是科学的，将来世界各国都要用它"。

医学是治病救人的，来不得一点点马虎。符文彬在学习针灸经典的同时，不断丰富自己的知识结构，学习现代医学基础、临床知识和研究进展，充实自己的知识面，为日后临床、教学、研究打下了良好基础。他珍惜在大学的每一天，除适当的体育锻炼外，每天都啃书到晚上12点，经常自修到课室里只剩他一个人。他认为自己只学会了医学大海中的皮毛，还需要在浩瀚的海洋中继续遨游，他相信总有一天能实现梦想。大学第三学年是符文彬人生的一个转折点，见习时有幸跟随岭南现代针灸的奠基人、针灸临床大师司徒铃教授学习，司徒铃教授是针灸界的泰斗，曾为印度尼西亚总统、泰国富商等知名人士治病，有"针到病除"的卓名，在东南亚一带享有较高声誉。他跟随司徒铃教授临证时目睹其治病之灵验、手法之娴熟，暗下决心以老师为标杆，努力学习。符文彬当时非常刻苦好学，深得司徒铃教授喜爱，先生在世时每逢周末便叫他到家里，将其所学尽授，先生仙逝前的三天还特别叮嘱师母将其一生手抄的几万份原始临床诊疗记录、原始书稿、秘本、自用的针灸器具等宝贵学术遗产转交给符文彬保存、整理。司徒铃教授是他的恩师，是他针灸事业的领路人。

大学第五学年，符文彬被分在广东省中医院实习，把课本知识和跟师学习的经验应用于临床，实习期间得到许多患者的好评。他在内科病房负责2位专家患者，一位是从加拿大留学归国的鲍霭斌教授，因系统性红斑狼疮、冠心病住院，住院期间多次心绞痛发作，他常用针灸帮其缓解；另一位是广东省中医院眼科主任胡锦贞教授，因支气管扩张急性发作住院。由于符文彬作为主管医生，治疗效果较好，毕业时鲍教授推荐他到中山工作，而胡教授也向广东省中医院极力推荐符文彬，还有其他带教老师们举推，最终他留在广东省中医院针灸科工作。胡教授移居香港开展中医工作后，还经常回来跟他学习针灸。

符文彬刚毕业在急诊轮科时，一位癫痫发作的患者，注射安定后症状仍未缓解，符文彬针刺四关穴加水沟、百会约5分钟后，该患者症状缓解，他也得到家属的信任，并推荐他到广州市第一人民医院急诊科诊治一位神志清、左侧肢体肌力0级的大面积脑梗死患者。患者转到针灸科住院后，第一天他用眼针治疗即显奇效，左下肢能抬举，肌力从0级到3级，患者热泪盈眶。符文彬虽跟师学习，但毕竟经验少、知识体系不完整，为了成为优秀的医生，他参加工作后开始"面壁十年图破壁"，白天上班，晚上钻研经典医书，每周一、周二还到15千米外的广州外国语学院（现广东外语外贸大学）学习英语，周末泡在图书馆，有大半年每天只睡3个小时。持之以恒的学习，使他的知识不断长进，当时虽然年轻，但符文彬门诊患者的数量与其他两位老主任不相上下，许多外国留学生慕名而来跟他学习，他培养了美国、加拿大、英国、比利时、德国、法国、智利、新西兰、秘鲁、厄瓜多尔、阿根廷、澳大利亚、阿尔巴尼亚、泰国、新加坡、马来西亚、越南、印度尼西亚、日本、韩国、朝鲜、斯里兰卡、以色列、瑞典、俄罗斯、捷克、荷兰、罗马尼亚、希腊、斯洛文尼亚、意大利、西班牙、埃及、突尼斯、墨西哥、巴西等49个国家及地区的留学生，国内进修生超过200人。1995年符文彬应以色列医学院的邀请到该院讲课，并进行医疗指导，这是他第一次被邀请出访国外。以色列医学和教育水平十分发达，非常重视传统医学如针灸学等，这是他梦想走出国门为国争光的第一步。1996年符文彬被广东省中医院评为首批"拔尖人才"。1997年被泰国国际航空有限公司邀请到泰国为退役的三军总司令和泰国王室保健，因而声名远扬；后为文莱王室、印度尼西亚高层、肯尼亚总理、秘鲁驻华大使、马达加斯加驻华大使、波多黎各副总督以及多国驻广州总领事等保健，均获好评。他还多次得到美国、以色列、泰国、新加坡、马来西亚、印度尼西亚、越南、日本、斯里兰卡、智利、秘鲁、肯尼亚等30多国的邀请，进行讲学和医疗指导。

符文彬不断积累经验，逐渐形成自己的临床思维。1999年通过广州中医药大学评审晋升为副高职称，2003年被评为硕士生导师，2004年晋升为正高职称，2007年被评为博士生导师，2014年开始招收博士后。2000年符文彬受命担任广东省中医院针灸科主任，当时针灸科只有 10 名医生，在全院 100 多个科室中排名倒数几名，如何发展学科是符文彬这位年轻科主任思考的问题。通过调研，查找问题根源，思考针灸未来发展趋势，符文彬提出以"发挥针灸特色与优势、提高临床疗效为工作核心，提升科学研究的广度和深度并指导临床，不断提高综合服务能力，培养高素质人才，逐步扩大学科影响力，建设成为国内一流、国际知名的针灸临床、科研、教学和人才培养基地"为学科发展目标，通过人才培养，发挥中医特色，塑造针灸品牌，以科学研究促进学科建设，针灸科在符文彬的带领下每2年上一个台阶，2006年针灸学科已排在医院的前列。"十年磨一剑"，经过10年的建设，追求和打造卓越的学术团队，学科已形成临床、科研、教学三位一体，在国内外颇具有影响力。2010 年组建由门诊、病房、分院、教研室、研究室、实验室、流派工作室等十多个科室组成的针灸大科，符文彬担任首位大科主任。目前针灸大科人才队伍层次高，现有医生116人，包括正高职称16人、副高职称28人、中级职称51人；其中，博士后12人，博士38人，硕士60人，研究生比例达到81.03%；还包括博士生导师6人，硕士生导师17人。针灸大科综合服务能力强，处理疑难重症的能力在国内处于先进水平，病种涵盖内科、外科、妇科、儿科、骨科、急诊科、五官科、皮肤科各科，患者来自国内及美国、英国、法国、意大利、荷兰、丹麦、希腊、日本、澳大利亚、丹麦、瑞典、荷兰、叙利亚、泰国、马来西亚、越南、印度、印度尼西亚、柬埔寨、老挝、肯尼亚等世界各地。针灸大科近5年被邀至国内及欧美、东南亚、非洲、南美等地会诊、讲学及学术交流的医生超过500人次。在科研方面，针灸大科水平突出，先后主持国家级课题36项，省部级课题61项，厅局级课题58项；专科研究成果推动着临床诊疗方案优化，获得多项国家、教育部、广东省科技进步奖和中国针灸学会科技进步奖。在临床方面，学科专科分化合理，下设10个亚专科，融合中西医学精华，突出针灸特色，针灸治疗缺血性脑卒中、帕金森病、颈性眩晕、抑郁障碍、失眠、脊髓损伤、共济失调、多系统萎缩、肥胖症、围绝经期综合征、压力性尿失禁、慢性前列腺炎、严重功能性便秘等疑难病水平全国领先；中医特色优势明显，汇集了超100项特色技术，创新了岭南传统天灸技术、精灸技术、疏肝调神针灸技术、心胆论治针灸术、司徒氏针挑技术、司徒氏灸法技术、浅刺技术、岭南陈氏针法9项技术。在影响力方面，针灸大科制定国家标准1项，国家中医医疗技术操作规范13种、国家诊疗规范2项和团体标准3项；是国家"十一五""十二五"重点针灸专科和针类技术协作组组长单位，广东省针灸学会、中国针灸学会睡眠健康管理专业委员会挂靠单位，中国针灸学会5个标准示范基地之一；学科网络遍布全国各地，牵头的针类技术协作组成员包含23省77家医院，颈椎病协作组成员包含9省11家三甲医院，牵头广东省针灸医疗联盟有31家单位，适宜技术推广单位超过10省100余家医院。在教学方面，教学成绩硕果累累，针灸大科有"南粤优秀教师"2人、"新南方优秀教师"2人、"优秀教师"5人，承担省部级教学课题8项，校级教学课题13项， 担任3部教材主编，9部教材副主编，获广东省教育厅教育教学成果二等奖1项，广州中医药大学教育教学成果奖特等奖、一等奖、二等奖各1项。

随着符文彬自己和学科在国内外影响力的不断扩大，他意识到自己的知识结构尚有不足，也需要不断更新，后跟随国医大师张学文、国医大师石学敏学习治疗脑病。2005年符文彬考上湖南中医药大学针灸推拿学专业在职博士，跟随严洁教授学习基础研究，结交了不少针灸名家。

随着知名度不断增加，符文彬多次应邀在国内和国际会议进行专题演讲，2007年他被推选为广东省针灸学会会长，是全国最年轻的省会会长，也是广东省和中央保健会诊专家，到海外多国进行讲学，为各国知名人士进行医疗保健。2017年符文彬被广东省人民政府授予"广东省名中医"称号，2018年被评为"广东省医学领军人才"，2020年担任中国针灸学会常务理事和睡眠健康管理专业委员会主任委员，同时兼任中国针灸学会临床分会、针推结合专业委员会和皮内针专业委员会副主任委员，世界中医药学会联合会中医手法专业委员会副会长，教育部高等学校中医学类专业核心课程"针灸治疗学"课程联盟副理事长，2023年担任中国针灸学会副会长。符文彬主编国家卫生健康委员会"十三五"规划教材、全国中医住院医师规培教材《针灸学》，广州中医药大学特色和创新教材《临床针灸学》《针灸临床特色技术》；担任全国中医药行业高等教育"十二五""十三五""十四五"国家级规划教材《针灸治疗学》副主编；主编《司徒铃针灸传薪集》《针灸奇法治病术》《司徒铃针灸医论医案选》《岭南天灸疗法精要》《符文彬针灸医道精微》《针灸临床特色疗法》等著作13本；曾任《中国老年学杂志》副主编，现任《中华针灸电子杂志》副总编辑，是 *Nature and Science of Sleep*、*Cells*、*International Journal of Molecular Sciences*、*Frontiers in Psychiatry*、*Molecular Immunology*、*Journal of Affective Disorders*、*Experimental Neurology*、《中国针灸》等杂志特约审稿人。符文彬还在《中国针灸》、*Pain*、*Frontiers in Psychiatry* 等杂志上发表学术论文296篇（SCI 46篇）；主持国家级课题10项、省部级课题35项；获国家科技进步奖二等奖1项，教育部科技进步奖一等奖2项，广东省科技进步奖二等奖3项、三等奖1项，中国针灸学会科技进步奖二等奖4项，华夏医学科技奖三等奖1项，广东省教育厅第三批本科高校在线教学（课程类）二等奖1项；拥有国家发明专利3项，实用型专利7项；有4项针灸技术被纳入国家中医诊疗技术推广项目。

符文彬是伴随着国家从"文化大革命"到改革开放繁荣昌盛而成长起来的，一直坚信"知识就是财富，一分耕耘，一分收获"。高尔基说："一个人追求的目标越高，他的才力就发展得越快，对社会就越有益。"符文彬常说，为国家效力，更好地解除患者的痛苦，培养更多德、智、体、美、劳全面发展出类拔萃的针灸复合型人才是他永远追求的目标。为了实现自己的目标，符文彬传承经典、守正创新，持之以恒地奋斗。